中医内科临床治疗学

黄少鹏 黄飞霞 裴 霞 主编

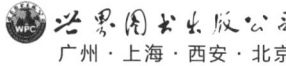

中国出版集团公司
世界图书出版公司
广州·上海·西安·北京

图书在版编目（CIP）数据

中医内科临床治疗学 / 黄少鹏，黄飞霞，裴霞主编. --广州：世界图书出版广东有限公司，2022.7
　ISBN 978-7-5192-9635-3

Ⅰ.①中… Ⅱ.①黄… ②黄… ③裴… Ⅲ.①中医内科—中医临床—中医治疗学 Ⅳ.①R25

中国版本图书馆 CIP 数据核字(2022)第 103734 号

书　　名	中医内科临床治疗学 ZHONGYI NEIKE LINCHUANG ZHILIAOXUE
主　　编	黄少鹏　黄飞霞　裴　霞
责任编辑	曹桔方
装帧设计	米非米
责任技编	刘上锦
出版发行	世界图书出版有限公司　世界图书出版广东有限公司
地　　址	广州市海珠区新港西路大江冲 25 号
邮　　编	510300
电　　话	020-84460408
网　　址	http://www.gdst.com.cn
邮　　箱	wpc_gdst@163.com
经　　销	各地新华书店
印　　刷	广州市迪桦彩印有限公司
开　　本	710mm×1000mm　1/16
印　　张	20.5
字　　数	430 千字
版　　次	2022 年 7 月第 1 版　2022 年 7 月第 1 次印刷
国际书号	ISBN 978-7-5192-9635-3
定　　价	80.00 元

版权所有　侵权必究

咨询、投稿：020-84460408　gdstcjf@126.com

前 言

中医内科是中医学的主干学科,也是中医临床各科的基础,其以丰富的思想理论和实践经验有效地指导着众多病证的诊断和治疗,对传承与创新中医辨证论治的相关理论和方法具有重要的作用。近年来,随着中医学的不断完善与发展,并经过长期的医疗实践,中医在内科临床治疗中积累了丰富的经验。一些有效方剂、中成药不断应用于临床,并取得良好的疗效,深受广大临床医生和患者的欢迎。为了满足中医临床医务工作者的需要,特编写本书。

本书以实用性为原则,将理论与实践相结合,分别叙述了呼吸、循环、消化、泌尿、血液、内分泌与代谢等系统的常见疾病与多发疾病,并详细论述了相应疾病的病因病机、辨证思路和辨证论治等,同时适当加入了针灸、推拿、食疗等特色疗法。本书内容科学实用,结构清晰,内容详实,重点突出,贴近临床,不仅适用于中医药专业人员使用,对其他专业临床医生也有一定的参考价值。

本书在编写过程中,由于编者经验有限,若有疏漏或不足之处,恳请广大读者提出宝贵意见,以期再版时予以改进、提高,使之逐步完善。

目　录

第一章　呼吸系统疾病 /1
　第一节　急性上呼吸道感染 /1
　第二节　慢性阻塞性肺疾病 /9
　第三节　支气管哮喘 /21
　第四节　支气管扩张症 /37
　第五节　呼吸衰竭 /45
　第六节　肺炎 /51
　第七节　肺结核 /61
　第八节　原发性支气管肺癌 /71
　第九节　慢性肺源性心脏病 /76

第二章　循环系统疾病 /83
　第一节　急性心力衰竭 /83
　第二节　慢性心力衰竭 /88
　第三节　心律失常 /96
　第四节　高血压 /104
　第五节　动脉粥样硬化 /108
　第六节　心绞痛 /115
　第七节　心肌梗死 /124
　第八节　心脏瓣膜病 /130
　第九节　病毒性心肌炎 /140

第三章　消化系统疾病 /147
　第一节　功能性消化不良 /147
　第二节　肠易激综合征 /150
　第三节　慢性胃炎 /155
　第四节　消化性溃疡 /158
　第五节　胃癌 /162

第六节 食管癌 /166

第七节 原发性肝癌 /170

第八节 病毒性肝炎 /177

第九节 肝硬化 /184

第四章 泌尿系统疾病 /191

第一节 急性肾小球肾炎 /191

第二节 急进性肾小球肾炎 /196

第三节 慢性肾小球肾炎 /199

第四节 IgA肾病 /205

第五节 肾病综合征 /209

第六节 急性间质性肾炎 /217

第五章 血液系统疾病 /222

第一节 缺铁性贫血 /222

第二节 再生障碍性贫血 /227

第三节 溶血性贫血 /234

第四节 白细胞减少和粒细胞缺乏症 /242

第五节 白血病 /247

第六节 过敏性紫癜 /257

第七节 血栓性血小板减少性紫癜 /262

第六章 内分泌系统与代谢疾病 /267

第一节 尿崩症 /267

第二节 甲状腺功能亢进症 /271

第三节 甲状腺功能减退症 /280

第四节 亚急性甲状腺炎 /290

第五节 慢性淋巴细胞性甲状腺炎 /294

第六节 糖尿病 /301

第七节 肥胖症 /313

参考文献 /320

第一章

呼吸系统疾病

第一节 急性上呼吸道感染

急性上呼吸道感染是指鼻腔和咽喉部呼吸道黏膜的急性炎症的总称。70%～80%由病毒引起,少数为细菌所致。急性上呼吸道感染的临床表现不一,从单纯的鼻黏膜炎到广泛的上呼吸道炎症,轻重不等。本病全年皆可发生,以冬春季节多发,一般病势较轻,病程较短,预后较好。

本病与中医学的"感冒"相类似,又称"伤风""冒风""冒寒""重伤风"等。

一、病因病机

急性上呼吸道感染是人体感受六淫之邪、时行毒邪所致,主要是风邪致病。感邪之后是否发病与正气盛衰有关。

(一)卫外功能减弱,外邪乘机袭入

包括生活起居不当,寒温失调,如贪凉露宿、冒雨涉水等以致外邪侵袭而发病;过度劳累,耗伤体力,肌腠不密,易感外邪而发病;气候突变,六淫之邪肆虐,冷热失常,卫外之气未能及时应变而发病;素体虚弱,卫外不固,稍有不慎即可感邪而发病。

(二)病邪犯肺,卫表不和

肺主皮毛,职司卫外,而卫气通于肺,卫气的强弱与肺的功能关系密切。外邪从口鼻、皮毛而入,肺卫首当其冲,感邪之后,很快出现卫表及上焦肺系症状。卫表被郁,邪正相争,而见恶寒、发热、头痛和身痛等;肺气失宣而见鼻塞、流涕和咳嗽等。《素问·太阴阳明论》曰:"伤于风者,上先受之。"《素问·咳论》曰:"皮毛者肺之合也,皮毛先受邪气,邪气以从其合也。"

(三)病邪少有传变,病情轻重有别

病邪一般只犯肺卫,很少有传变,病程短而易愈。但亦有少数感邪深重,老幼

体弱或原有某些慢性疾病者,病邪从表入里,迅速传变,可引起某些合并症或继发病。

综上所述,本病病位在肺卫,其病因病机主要是外邪乘虚而入,以致卫表被郁,肺失宣肃,一般病情轻浅。因四时六气各异或体质强弱、阴阳偏盛之不同,临床表现虚实寒热各异。

二、辨病

(一)症状与体征

临床表现有以下类型。

1. 普通感冒

俗称"伤风",又称急性鼻炎或上呼吸道感染,为病毒感染引起。起病较急,主要表现为鼻部症状,如喷嚏、鼻塞和流清水样鼻涕,也可表现为咳嗽、咽干、咽痒或烧灼感甚至鼻后滴漏感。咽干、咳嗽和鼻后滴漏与病毒诱发的炎症介质导致的上呼吸道传入神经高敏状态有关。2~3天后鼻涕变稠,可伴咽痛、头痛、流泪、味觉迟钝、呼吸不畅、声嘶等,有时由于咽鼓管炎致听力减退。严重者有发热、轻度畏寒和头痛等。一般无发热及全身症状或仅有低热、不适、轻度畏寒和头痛。体检可见鼻腔黏膜充血、水肿、有分泌物,咽部可为轻度充血。一般经5~7天痊愈,伴并发症者可致病程迁延。

2. 急性病毒性咽炎和喉炎

急性病毒性咽炎由鼻病毒、腺病毒、流感病毒、副流感病毒以及肠病毒、呼吸道合胞病毒等引起。临床表现为咽痒和灼热感,咽痛不明显,咳嗽少见。流感病毒和副流感病毒感染时可伴有发热和乏力。体检可见咽部明显充血和水肿,可扪及颌下淋巴结肿大且触痛。

急性病毒性喉炎多为流感病毒、副流感病毒及腺病毒等引起,临床表现为明显声嘶、讲话困难,可有发热、咽痛或咳嗽,咳嗽时咽喉疼痛加重。体检可见喉部充血、水肿,局部淋巴结轻度肿大和触痛,有时可闻及喉部的喘息声。

3. 急性疱疹性咽峡炎

多由柯萨奇病毒A引起,表现为明显咽痛、发热,病程约为1周。查体可见咽部充血,软腭、腭垂、咽及扁桃体表面有灰白色疱疹及浅表溃疡,周围伴红晕。多发于夏季,多见于儿童,偶见于成人。

4. 急性咽结膜炎

主要由腺病毒、柯萨奇病毒等引起。表现为发热、咽痛、畏光、流泪,咽及结膜明显充血。病程4~6天,多发于夏季,由游泳传播,儿童多见。

5.急性咽扁桃体炎

病原体多为溶血性链球菌,其次为流感嗜血杆菌、肺炎链球菌、葡萄球菌等。起病急,咽痛明显,伴发热、畏寒,体温可达39℃以上。查体可发现咽部明显充血,扁桃体肿大、充血,表面有黄色脓性分泌物。有时伴有颌下淋巴结肿大、压痛,而肺部查体无异常体征。

（二）常见并发症

少数急性上呼吸道感染患者可并发急性鼻窦炎(鼻塞、脓涕、头痛、畏寒、发热等症状)、中耳炎(发热,耳痛剧烈,听力减退,耳鸣、耳闷,穿孔后耳聋减轻,偶伴眩晕等症状)、气管-支气管炎(咳嗽为主,初为干咳,后出现黏液性痰,发热38℃左右,多于3~5天后降至正常。体检时可闻及干、湿啰音或哮鸣音)、慢性支气管炎急性发作(在1周内出现脓性或黏液性痰,痰量明显增加或伴有发热等炎症表现,1周内"咳""痰""喘"任何一个症状显著加剧或重症患者明显加重)。以咽炎为表现的上呼吸道感染,部分患者可继发溶血性链球菌引起的风湿热(主要表现包括心肌炎、关节炎、舞蹈病、皮下小结和环形红斑,次要表现包括关节痛、发热等)、肾小球肾炎(起病时症状轻重不一,除水肿、血尿之外,常有食欲减退、疲乏无力、恶心呕吐、头痛、精神状态差和心悸气促,甚至发生抽搐,部分患者因先驱感染没有控制,可发热,体温一般在38℃左右,部分患者有轻中度高血压)等,少数患者可并发病毒性心肌炎(心脏受累的症状可表现为胸闷、心前区隐痛、心悸、气促等),应警惕。

三、类病辨别

（一）临床诊断要点

①根据病史、鼻咽部的症状和体征,结合周围血常规和阴性胸部X线检查可临床诊断。

②一般无须病因诊断,特殊情况下可进行细菌培养和病毒分离或病毒血清学检查等确定病原体。

（二）鉴别诊断

须与初期表现为感冒样症状的其他疾病鉴别。

1.过敏性鼻炎

起病急骤,常表现为鼻黏膜充血和分泌物增多,伴有突发的连续喷嚏、鼻痒、鼻塞、大量清涕,无发热,咳嗽较少。多由过敏因素如螨虫、灰尘、动物毛皮、低温等刺激引起。如脱离过敏原,数分钟至1~2小时内症状即消失。检查可见鼻黏膜苍白、水肿,鼻分泌物涂片可见嗜酸性粒细胞增多,皮肤针刺过敏试验可明确过敏原。

2.流行性感冒

为流感病毒引起,可为散发,时有小规模流行,病毒发生变异时可大规模暴发。起病急,鼻咽部症状较轻,但全身症状较重,伴高热、全身酸痛和眼结膜炎症状。取患者鼻腔洗液中黏膜上皮细胞涂片,免疫荧光标记的流感病毒免疫血清染色,置荧光显微镜下检查,有助于诊断。近来已有快速血清PCR方法检查病毒,可供鉴别。

3.急性气管、支气管炎

表现为咳嗽、咳痰,鼻部症状较轻,血白细胞可升高,胸部X线片常可见肺纹理增强。

4.急性传染病前驱症状

很多病毒感染性疾病前期表现与急性上呼吸道感染类似,如麻疹、脊髓灰质炎、脑炎、肝炎、心肌炎等病。患病初期可有鼻塞、头痛等类似症状,应予重视。如果在1周内,呼吸道症状减轻但出现新的症状,需进行必要的实验室检查,以免误诊。

5.传染性非典型肺炎("非典")

传染性非典型肺炎是严重急性呼吸综合征的曾称,英文缩写为SARS,病原体是SARS冠状病毒(SARS-CoV),主要通过近距离飞沫传播。早期症状是高热(38℃以上)、乏力、全身不适、干咳无痰,个别人偶有少量痰并带血丝;多无普通感冒之鼻塞、流涕、流泪、喷嚏、咽痛等症状。胸部X线检查可见不同程度的片状、斑片状浸润阴影或呈网状样改变。部分病变发展迅速,严重病例双肺可呈大片实变阴影。血白细胞计数正常或下降,淋巴细胞绝对数减少,部分病例血小板可减少,抗生素治疗无效,冠状病毒抗体测试阳性等可作鉴别。

四、中医治疗

(一)一般措施

①加强体育锻炼,进行有规律的适度运动,增强体质。

②注意保暖,天气突变时,尤须注意增减衣物。

③居所及工作环境要定时通风,并且注意室温,避免过凉或过热;可采用食醋熏蒸的方法进行室内消毒,每立方米空间以5~10 mL的食醋,加水1~2倍进行稀释,加热熏蒸2小时左右,每日1次或隔日1次。

④尽量避免与感冒患者接触,在感冒流行季节少去公共场所,以减少传播机会;避免受凉、淋雨以及过度疲劳等发病诱因。

⑤反复发生上呼吸道感染者,可酌情接种疫苗,还可以健脾补肺,固表止汗。

(二)辨证论治

中医学理论认为本病邪在肺卫,以实证居多,亦有虚实夹杂者,治当因势利导,解表祛邪,既要辨明外感六淫、时行疫毒,又要分清虚实、顾护正气,同时照顾兼证,据证施治。邪实者慎防补益过早,以免留邪;体虚者,则须扶正固本,兼以祛邪,不宜专行发散,重伤肺气。

1.风寒束表

主症:鼻塞声重,清涕喷嚏,无汗头痛,身痛腰痛,骨节疼痛,无咽干痛或咽痒少咳;或恶风发热;或略胸满。舌苔薄白而润,脉浮或浮紧。

治法:发汗解表,宣肺平喘。

方药:麻黄汤加减。麻黄、杏仁各 10 g,桂枝、甘草各 6 g。诸药合用,功可发汗解表,宣肺平喘。失眠或肝火头胀者去麻黄 10 g,加紫苏叶 10 g;兼里热烦躁者加生石膏 10 g;鼻塞流涕者加辛夷 10 g。

2.风热犯表

主症:发热重,恶寒轻,咽痛口渴,头痛,鼻塞少涕,少咳,少痰,舌边尖红,苔薄白微黄,脉浮数。

治法:清热解表,利咽止咳。

方药:抗感退热方。柴胡、连翘、荆芥、黄芩、炒牛蒡子各 10 g。全方功可清热解表,利咽止咳。咽痛甚者加射干 10 g;咳多者加紫苏叶、杏仁各 10 g。

3.暑湿伤表

主症:身热,微恶风,汗少或汗出热不解,头重胀痛,肢体酸重或疼痛,咳嗽痰黏,鼻流浊涕,心烦口渴或口中黏腻,渴不多饮,胸闷呕恶,大便或溏,舌质红,苔薄黄而腻,脉濡数。

治法:清暑祛湿解表。

方药:新加香薷饮加减。金银花、扁豆花各 10 g,香薷、连翘、厚朴各 6 g。诸药合用,功可清暑祛湿解表。暑热偏盛者加柴胡、黄芩各 10 g;咳痰者加紫苏叶、杏仁、鱼腥草各 10 g;湿困卫表,身重少汗,恶风者加藿香、佩兰各 10 g;里湿偏盛者加苍术、陈皮各 10 g。

4.表寒里热

主症:咽痒咳嗽,咳声轻浅,鼻塞声重,痰少色黄白;或发热,恶寒,或口渴;舌质淡红,苔薄白,脉滑。

治法:宣肺疏风,止咳化痰。

方药:前贝止嗽散。紫菀、桔梗、荆芥、百部、陈皮、白前、浙贝母、甘草各 10 g,前胡 20 g。全方功可宣肺疏风,止咳化痰。发热者加柴胡、黄芩各 10 g,咽痛者加木蝴蝶、蝉蜕各 10 g,涕清者加紫苏叶 10 g,便稀者加葛根 15 g。

体虚之人祛邪力度酌减,扶正力度因人而异。以上方药,水煎服,每日 1 剂。重症每日可连服 2 剂。

（三）特色专方

①防感汤 1 号：牛蒡子、柴胡、桔梗各 10 g，用水浸泡 15 分钟，煮沸后煎 20 分钟即可，复煎 1 次。每日 1 剂，分两次餐后温服，儿童酌减。适合于从事禽类宰杀、贩运、烹饪的人员及其他与禽类、禽产品有密切接触的人群。

②防感汤 2 号：牛蒡子、柴胡、桔梗、黄芪、扁豆花各 10 g，用水浸泡 15 分钟，煮沸后煎 20 分钟即可，复煎 1 次。每日 1 剂，分两次餐后温服，儿童酌减。具有清热解毒、益气化湿的功效，适合于从事禽类宰杀、贩运、烹饪的人员及其他与禽类、禽产品有密切接触且脾虚夹湿者。

③病炎清 1 号：鱼腥草、黄芩、生石膏各 30 g，贯众 9 g。每日 2 次，早晚各服 1 次，每次 100 mL。重症可每日 3 次，每次 100 mL 口服。具有清热解毒、退热泻火之功效，治疗甲型流感病毒上呼吸道感染疗效确切。凡时行感冒，症见发热、咽痛、头身痛者，即可用之，在其流行期间，可作为通方用以治疗与预防，均有卓效。

④病炎清 10 号：柴胡、大青叶、野菊花、金银花、黄芩、防风、辛夷、射干各 10 g，葛根 15 g，甘草 5 g，每日 2 次，分早晚各服 1 次，每次 100 mL。治疗以宣肺疏邪为原则。该方组方严谨，体现外感热病清、宣、透之原则，临床常用于治疗季节性甲型流感。

⑤茵陈苡仁汤：茵陈蒿 15 g，黄芩 12 g，薏苡仁 20 g，杏仁 10 g，茯苓 12 g，泽泻 12 g，金银花 12 g，枳壳 10 g，厚朴 6 g。每日 1 剂，水煎服。本方具有解表化湿、清热和胃之功，尤适用于岭南湿热偏盛之地。

⑥清热宣肺汤：金银花、黄芩、蒲公英、桑白皮、岗梅根各 15 g，鱼腥草 30 g，连翘、辛夷、苍耳子、桔梗各 12 g，薄荷 6 g（后下），甘草 6 g。每日 1 剂，水煎服。本方根据叶天士"温邪上受，首先犯肺"的意旨立方，具有清热解表、宣肺疏风之功。

⑦清热散结汤：蒲公英、金银花、浙贝母、牡蛎各 30 g，紫花地丁、玄参各 20 g，板蓝根 15 g，王不留行 12 g，夏枯草 10 g。每日 1 剂，水煎服。扁桃体肿大者，多为痰热壅结于咽所致，本方具有清热解毒、化痰散结之效，可用于治疗急性扁桃体炎。

⑧清瘟解毒汤：金银花、连翘、僵蚕、薄荷、牛蒡子、射干、千层纸、马勃、柴胡各 10 g，黄芩、桔梗、浙贝母各 15 g。以免煎颗粒开水冲服，每次 1 剂，8 小时 1 次。本方着眼清宣解毒，用药多清扬疏散不黏滞，既能辛散宣透，去皮毛之邪，又清化在里之壅滞，全方轻清凉散，开宣肺气，使上焦温邪疏散，肺气宣畅，病证霍然。经多年研究研制的清瘟解毒汤通过临床观察发现，能明显缩短 B 型流感病毒感染引起的发热时间，明显改善咽喉肿痛诸临床症状，且有见效快，无激素及解热镇痛药的不良反应等特点，是治疗 B 型流感病毒感染的有效方剂。

⑨荆防银翘汤：银花、连翘、柴胡、大青叶各 15 g，羌活、桔梗、前胡、葛根各

10 g,薄荷 5 g,生甘草 5 g。每日 2 剂,水煎服,6 小时 1 服。本方清、轻、辛、散,温凉并用,有辛凉解表、清热解毒、祛风透邪、泄肺利咽之功,治疗冬季流感,效果良好。

(四)中成药

①连花清瘟胶囊:连翘、金银花、炙麻黄、炒苦杏仁、石膏、板蓝根、绵马贯众、鱼腥草、广藿香、大黄、红景天、薄荷脑、甘草。口服,每次 4 粒,每日 3 次。本品具有清瘟解毒,宣肺泄热之功效,适用于治疗感冒之热毒袭肺证。

②热毒清口服液:白蚤休、黄芩、大青叶、连翘、板蓝根、射干、甘草。口服,1 次 10 mL,1 日 3 次。本品具有清热解毒、泻火退热、利咽止咳之功,可用于外感高热、风热感冒、急性气管炎、急性咽炎、急性扁桃体炎。

③抗病毒口服液:板蓝根、石膏、芦根、生地黄、郁金、知母、石菖蒲、广藿香、连翘等。口服,每次 10~20 mL,每日 3 次。本品具有清热祛湿、凉血解毒之功效,可用于风热感冒、温病发热。

④银黄口服液:金银花、黄芩。口服,每次 10~20 mL,每日 3 次。本品具有清热疏风,利咽解毒之功效,可用于外感风热、肺胃热盛所致之感冒;急慢性扁桃体炎、急慢性咽炎、上呼吸道感染见咽干、咽痛、口渴、发热等症候者。

⑤正柴胡饮冲剂:柴胡、陈皮、赤芍、防风、甘草、生姜。口服,每次 10 g,每日 3 次,开水冲服。本品具有表散风寒,解热止痛之功效,适用于外感风寒初起之恶寒发热、无汗、头痛、鼻塞、喷嚏、咽痛、咳嗽、四肢酸痛等症。

⑥小柴胡冲剂:柴胡、姜半夏、黄芩、党参、甘草、生姜、大枣。口服,每次 10~20 g,每日 3 次。本品具有解表散热、疏肝和胃之功效,适用于外感邪在少阳,寒热往来,胸胁苦满,心烦喜吐,口苦咽干者。

⑦银柴合剂:忍冬藤、柴胡、薄荷、芦根、枇杷叶、薄荷油。口服,每次 15 g,每日 3~4 次,开水冲服。本品有清热解毒之功效,可用于感冒发热、急性气管炎、急性咽炎、急性扁桃体炎。

⑧板蓝根冲剂:板蓝根。口服,每次 15 g,每日 3 次,温开水冲服。本品具有清热解毒、凉血利咽之功效,可用于肺胃热盛所致之风热感冒;急性扁桃体炎见咽喉肿痛、口咽干燥等症候者。预防时行感冒,口服 5 日,每日 15 g。

⑨感冒冲剂:忍冬藤、板蓝根、前胡、桔梗、葛根、甘草、牛蒡子、薄荷脑。口服,每次 1~2 袋,每日 3 次,开水冲服。小儿用量酌减。本品具有清热解表,宣肺止咳之功,适用于发热、头痛咳嗽、咽喉肿痛之风热感冒。临床可用于治疗上呼吸道感染、急性扁桃体炎、咽喉炎。

⑩风寒感冒冲剂:麻黄、葛根、紫苏叶、防风、桂枝、白芷、陈皮、苦杏仁、桔梗、甘

草、干姜。冲剂,口服,每次1袋,每日3次。小儿酌减。本片具有解表发汗,疏风散寒之功效,为治疗外感风寒型感冒之常用药。

⑪通宣理肺丸:紫苏叶、前胡、桔梗、苦杏仁、麻黄、甘草、陈皮、半夏、茯苓、枳壳、黄芩。口服,每次2丸,每日2～3次,温开水送服。本品具有解表散寒,宣肺止咳之功效,适用于风寒表证咳嗽偏重者。

⑫防风通圣丸:甘草、石膏、黄芩、桔梗、防风、川芎、当归、白芍、大黄、薄荷、麻黄、芒硝、荆芥穗、白术、栀子、滑石。口服,每次6 g,每日2次,温开水送服。本品具有解表通里,清热解毒之功效,可用于外寒内热、表里俱实之证。

⑬九味羌活丸(颗粒、口服液):羌活、防风、苍术、细辛、川芎、白芷、黄芩、地黄、甘草。丸剂:姜葱汤或温开水送服,每次6～9 g,每日2～3次;口服液:口服,每次20 mL,每日2～3次;颗粒剂:姜汤或开水冲服。每次15 g,每日2～3次。本品具有疏风解表,散寒除湿之功效,可用于外感风寒夹湿所致之感冒。

⑭桑菊感冒片(冲剂):桑叶、菊花、连翘、苦杏仁、桔梗、芦根、薄荷、甘草。片剂,每次4片;冲剂,每次1袋。每日2次,口服,热水冲服。本品具有疏风清热、宣肺止咳之功效,可用于风热感冒或温病初起,原方为桑菊饮。

⑮羚羊感冒片:金银花、连翘、羚羊角粉、淡竹叶、牛蒡子、淡豆豉、桔梗、荆芥、薄荷、甘草。片剂,口服,每次4～6片,每日2次。外感风寒者忌用。忌食辛辣刺激物。本方具有辛凉透表,清热解毒之功效,可用于外感风热表证。

⑯银翘解毒片:金银花、连翘、薄荷、淡豆豉、荆芥、牛蒡子、桔梗、淡竹叶、甘草。口服,每次4～8片,每日3次。本品具有疏风解表、清热解毒之功效,适用于症见发热、头痛、咳嗽、口干、咽喉疼痛之风热感冒。

⑰痰热清注射液:成人痰热清注射液20 mL加入5%葡萄糖注射液250 mL中,静脉滴注,每日1次,疗程3天,小儿按每千克体重0.3～0.5 mL给药。痰热清注射液组方中金银花、连翘清宣疏散,黄芩、山羊角等清解里热。研究表明,本品在清热、化痰、解痉等方面效用满意,而且安全性高,尚未发现不良反应。

⑱穿琥宁注射液:肌内注射,成人每次40～80 mg,每日3次,小儿酌减或遵医嘱;静脉滴注,每次400～600 mg,加入5%葡萄糖注射液250～500 mL中,每日1～2次,小儿酌减或遵医嘱。本品具有清热解毒之功效,适用于风热感冒。

⑲双黄连粉针剂:静脉滴注。临用前,先以适量注射用水充分溶解,再用氯化钠注射液或5%葡萄糖注射液500 mL稀释。每次每千克体重60 mg,每日1次或遵医嘱。本品具有清热解毒,轻宣透邪之功效,可用于风温邪在肺卫,或风热闭肺证,证见发热、微恶风寒或不恶寒、咳嗽气促、咳痰色黄、咽红肿痛等及急性上呼吸道感染。

⑳清开灵注射液:胆酸、珍珠母、猪去氧胆酸、栀子、水牛角、板蓝根、黄芩苷、金

银花。肌内注射,每日 2～4 mL。重症患者静脉滴注,每日 4～8 支(20～40 mL),以 10% 葡萄糖注射液 200 mL 或氯化钠注射液 100 mL 稀释后使用。本品具有清热解毒,化痰通络,醒神开窍之功效,可用于上呼吸道感染见发热者。使用需注意有表证恶寒发热者慎用。

(五)针灸疗法

①体针疗法:治以祛风解肌,取穴以手太阴、阳明经及督脉上的腧穴为主。主穴:列缺、合谷、大椎、风池、太阳穴。配穴:风寒感冒者,配风门、肺俞;风热感冒者,配曲池、尺泽;气虚感冒者,配肺俞、足三里;夹湿者,配阴陵泉、中脘;夹暑者,配曲池、委中;全身酸疼者,配身柱;鼻塞者,配迎香;咽喉肿痛者,配少商点刺出血。操作方法:主穴用毫针泻法;风寒感冒,大椎行灸法;风热感冒,大椎行刺络拔罐。配穴足三里用补法;少商、曲池、委中用刺络出血。

②耳针疗法:取耳穴肺、气管、内鼻、脾、三焦、耳尖等。局部消毒后,耳尖穴点刺出血,余穴每次选 2～3 个,双侧同时针刺,捻转泻法,留针 10～20 min。

③电针疗法:取大椎、曲池、合谷、风池等穴。每次选取 2 穴,以毫针刺入,产生针感后,加电刺激,选取适当的波形和频率,以患者出现能耐受的麻胀感为度,每次通电时间 10～20 min。

④刺络疗法:取尺泽、委中、少商、大椎、耳尖、耳垂等。大椎挑刺出血,并拔罐 5～10 min;尺泽、委中用三棱针点刺出血,令其血流自止;少商、耳尖、耳垂诸穴,点刺出血数滴即可。

⑤皮肤针疗法:风寒感冒取脊柱两侧、肘窝、大小鱼际、鼻部;风热感冒取胸背部、风池、大椎、合谷、曲池。以中度或重度刺激,每日治疗 2～3 次。

⑥头针疗法:取感觉区、胸腔区,平刺,每次捻转 1～3 min,留针 15 min。

⑦光针疗法:取大椎、风池、风门、膈俞、合谷、曲池、鱼际、外关。每次选穴 2～4 个,用氦氖激光器照射,功率一般为 1～10 mW,照射距离为 20～30 mm,每日照射 1 次,重症每日照射 2 次,每次每穴照射 2～5 min。

⑧灸法:取大椎、肺俞、风门、足三里。隔姜灸常规操作,每穴 5～7 壮,每日 1 次,5 次为 1 个疗程;或用艾条灸,每日 1 次,每次灸 15 min,5 次为 1 个疗程。

第二节　慢性阻塞性肺疾病

一、病因病机

本病多由慢性咳喘病证逐渐加重演变而成,发病缓慢。久病正虚或年老体弱者,更易感受外邪,致使病情加重,故本病的病因涉及内因、外因两个方面。

(一)脏腑功能失调(内因)

主要与肺、脾、肾关系尤为密切。由于咳嗽、咳痰经久不愈,气喘反复发作,致使肺脏虚损,肺虚则气失所主,以致气短、喘促加重。子盗母气,脾脏受累,运化失职,以致痰饮内生,病久及肾而使肾虚,肾不纳气。《类证治裁》云:"肺为气之主,肾为气之根,肺主出气,肾主纳气,阴阳相交,呼吸乃和。"肾虚则根本不固,摄纳无权,吸入之气不能摄纳于肾,则气逆于肺,呼多吸少,气不得续,气短不足以息,动则喘促尤甚。

(二)六淫邪气侵袭(外因)

肺居上焦,与皮毛相合,开窍于鼻,且肺为娇脏,易受邪侵。脏腑功能失调,卫外不固,外感六淫之邪更易侵袭肺卫,导致宣降失和,肺气不利,引动伏痰,则易发生咳嗽、喘促等症。

综上所述,本病病位在肺,累及脾、肾。平时以本虚为主,复感外邪则虚中夹实。病程日久,肺、脾、肾虚损更趋严重,终致喘脱。

二、辨病

慢性阻塞性肺疾病(COPD)起病缓慢,病程较长,患者多有慢性支气管炎等病史,每因外邪侵袭而诱发。

(一)主要症状

1.慢性咳嗽、咳痰

随病程发展可终身不愈。常晨间咳嗽明显,夜间有阵咳或排痰。一般为白色黏液或浆液性泡沫样痰,偶可带血丝,清晨排痰较多。急性发作期痰量增多,可有脓性痰。

2.气短、喘息或呼吸困难

该症状早期在劳力时出现,以后逐渐加重,是COPD的标志性症状。部分患者特别是重度患者或急性加重时可出现喘息胸闷。

3.其他

晚期患者可有体重下降,食欲减退等。

(二)体征

早期体征不明显,随疾病进展,胸廓前后径增大,肋间隙增宽,剑突下胸骨下角增宽,呈桶状胸;呼吸动度减弱,触诊双侧语颤减弱或消失;叩诊肺部呈过清音,心浊音界缩小,肺下界和肝浊音界下降;听诊两肺呼吸音减弱,呼气延长,部分患者可闻及湿性啰音和(或)干性啰音,心率增快,心音遥远,肺动脉瓣第二心音亢进,如剑突下出现收缩期心脏搏动及其心音较心尖部明显增强时,提示并发早期肺心病。

(三)主要并发症

1. 自发性气胸

多为肺大泡破裂而成。如有突然加重的呼吸困难,并伴有明显的发绀,患侧肺部叩诊为鼓音,听诊呼吸音减弱或消失,应考虑并发自发性气胸,通过X线检查可以确诊。肺气肿时肺野透亮度增高,气胸体征不够典型,诊断困难,应注意鉴别。

2. 慢性呼吸衰竭

常在COPD急性加重时发生,其症状明显加重,发生低氧血症和(或)高碳酸血症,可具有缺氧和二氧化碳潴留的临床表现。

3. 慢性肺源性心脏病

COPD引起肺血管床减少及缺氧致肺动脉痉挛、血管重构,导致肺动脉高压、右心室肥厚扩大,最终发生右心功能不全。

三、类病辨别

(一)诊断

1. 诊断要点

主要根据吸烟等高危因素史、临床症状、体征及肺功能检查等综合分析而确定。不完全可逆性气流受限是COPD诊断的必备条件。不完全可逆性气流受限依据吸入支气管舒张药后 $FEV_1/FVC<70\%$ 及 $FEV_1<80\%$ 预计值可确定。(FEV_1 指第一秒用力呼气量,FVC指用力肺活量,FEV_1/FVC 指 FEV_1 占FVC百分率。)少数无咳嗽、咳痰症状患者,只要肺功能检查时 $FEV_1/FVC<70\%$,而 $FEV_1 \geq 80\%$ 预计值,排除其他疾病后,亦可诊断为COPD。临床早期诊断、早期干预可以改善患者预后,因此必须加强对COPD的诊断意识。凡有呼吸困难、慢性咳嗽和(或)咳痰症状,以及危险因素暴露史的患者应怀疑COPD。

2. 严重程度分级

根据 FEV_1/FVC、$FEV_1\%$ 预计值和症状可对COPD的严重程度做出分级,见表1-1。

表1-1 慢性阻塞性肺疾病的严重程度分级

分级	分级标准	分级	分级标准
Ⅰ级:轻度	$FEV_1/FVC<70\%$	Ⅲ级:重度	$FEV_1/FVC<70\%$
	$FEV_1 \geq 80\%$ 预计值		$30\% \leq FEV_1<50\%$ 预计值

续表

分级	分级标准	分级	分级标准
Ⅱ级:中度	有或无慢性咳嗽、咳痰症状 $FEV_1/FVC<70\%$ $50\%\leqslant FEV_1<80\%$预计值 有或无慢性咳嗽、咳痰症状	Ⅳ级:极重度	有或无慢性咳嗽、咳痰症状 $FEV_1/FVC<70\%$ $FEV_1<30\%$预计值 或$FEV_1<50\%$预计值 伴慢性呼吸衰竭

3.病程分期

急性加重期指在疾病过程中,短期内咳嗽、咳痰、气短和(或)喘息加重,痰量增多,呈脓性或黏液脓性,可伴发热等症状。稳定期则指患者咳嗽、咳痰、气短等症状稳定或症状较轻。

4.严重程度的评估

为了降低未来不良健康事件的发生风险,应重视COPD给患者造成的长期和短期影响。必须对COPD患者的严重程度进行评估。临床上建议结合患者肺功能、症状评分及急性加重风险综合评估。评估的目标在于确定疾病的严重程度,包括气流受限程度、对患者健康状况的影响、未来不良事件的风险(如急性加重,住院或死亡),从而指导治疗。

(二)鉴别诊断

1.支气管扩张

以咳嗽、咳痰反复发作为特点,常表现为咯大量脓性痰或反复咯血。查体常有肺部固定性湿性啰音。部分胸部X线片显示肺纹理粗乱或呈卷发状或多发蜂窝状影像,高分辨率CT可见支气管扩张改变。

2.支气管哮喘

多在儿童或青少年期起病,常有家族或个人过敏史,以发作性喘息为特征,突发突止,发作时两肺布满哮鸣音,应用解痉药后症状可明显缓解,也可自行缓解。哮喘的气流受限多为可逆性,其支气管舒张试验阳性。慢性支气管炎合并支气管哮喘时,表现为气流受限不完全可逆,应全面详细分析病史,以明确诊断。

3.肺结核

活动性肺结核可有午后低热、乏力、盗汗等结核中毒症状,痰检可发现抗酸杆菌,胸部X线片检查可发现病灶。

4.支气管肺癌

多数患者有长期吸烟病史,近期出现顽固的刺激性咳嗽、咳痰,可有痰中带血或原有慢性咳嗽性质发生改变,胸部X线片及CT可发现占位性病变。痰细胞学检查、纤维支气管镜检查以及肺活检,有利于明确诊断。

5.弥漫性泛细支气管炎

主要见于亚裔患者,多数患者为男性和非吸烟者,几乎所有患者合并慢性鼻窦炎,胸片和CT可见弥漫性以小叶为中心的结节影,伴充气过度征。

6.闭塞性细支气管炎

起病年龄较轻。非吸烟者,可有风湿性关节炎病史或急性烟雾暴露。发生于肺或骨髓移植后,胸部CT呼气相可见低密度影。

7.其他原因所致呼吸气腔扩大

临床上呼吸气腔均匀规则扩大而不伴有肺泡壁的破坏时,也常习惯称为肺气肿,如代偿性肺气肿、老年性肺气肿、Down综合征中的先天性肺气肿等,临床也可以出现劳力性呼吸困难和肺气肿体征,但肺功能测定没有气流受限的改变,即$FEV_1/FVC \geq 70\%$,与COPD不同。

四、中医治疗

(一)治疗原则

应抓住治标、治本两个方面,祛邪与扶正共施,依其标本缓急,有所侧重。标实者,根据病邪的性质,分别采取祛邪宣肺、降气化痰、温阳利水,甚或开窍、息风、止血等法。本虚者,当以补养心肺、益肾健脾为主,或气阴兼调,或阴阳两顾。正气欲脱时则应扶正固脱,救阴回阳。

(二)辨证论治

1.外寒内饮证

症候:咳逆喘满不得卧,气短气急,咯痰稀白,呈泡沫状,胸部膨满,恶寒,周身酸楚,口干不欲饮,面色青暗,喘急胸闷,咳嗽痰多清稀,伴有恶寒发热、头痛等症状,舌苔薄白,脉浮紧。

治法:温肺散寒,内逐水饮。

方药:小青龙汤加减。常用药物:麻黄、桂枝、干姜、细辛、半夏、甘草、五味子、白芍。

加减:若咳而上气,喉中如水鸡声,表寒不著者,可用射干麻黄汤;饮郁化热,烦躁而喘,脉浮,用小青龙加石膏汤兼清郁热。

2.痰浊壅肺证

症候:胸膺满闷,短气喘息,稍劳即著,咳嗽痰多,痰黏或咯吐不爽,色白黏腻或呈泡沫,畏风易汗,脘痞,腹胀,纳少,倦怠乏力,口腻,口干而渴,喘促气粗,心胸烦闷,可有发热恶风,舌暗,苔薄腻或浊腻,脉小滑。

治法:化痰降气,健脾益肺。

方药:苏子降气汤合三子养亲汤加减。常用药物:紫苏子、前胡、白芥子、半夏、厚朴、陈皮、白术、茯苓、甘草。

加减:痰多,胸满不能平卧,加葶苈子、莱菔子泻肺祛痰平喘;肺脾气虚,易出汗,短气乏力,痰量不多,酌加党参、黄芪、防风健脾益气,补肺固表;若属外感风寒诱发,痰从寒化为饮,喘咳,痰多黏白泡沫,见表寒里饮证者,加麻黄、桂枝、细辛、干姜散寒化饮;饮郁化热,烦躁而喘,脉浮,用小青龙加石膏汤兼清郁热;若痰浊夹瘀,唇甲紫暗,舌苔浊腻者,可用涤痰汤加丹参、地龙、桃仁、红花等。

3.痰热郁肺证

症候:咳逆,喘息气粗,胸满,烦躁,目胀睛突,痰黄或白,黏稠难咯或伴身热,微恶寒,有汗不多,口渴欲饮,溲赤,便干,舌边尖红,苔黄或黄腻,脉数或滑数。

治法:清肺化痰,降逆平喘。

方药:越婢加半夏汤或桑白皮汤加减。常用药物:麻黄、黄芩、石膏、桑白皮、杏仁、半夏、紫苏子、贝母、黄连、山栀子、生姜。

加减:痰热内盛,胸满气逆,痰质黏稠不易咯吐者,加鱼腥草、金荞麦、瓜蒌皮、海蛤粉、芒硝清热化痰利肺;痰鸣喘息,不得平卧,加射干、葶苈子泻肺平喘;痰热伤津,口干舌燥,加天花粉、知母、芦根以生津润燥;痰热壅肺,腑气不通,胸满喘逆,大便秘结者,加大黄、芒硝通腑泄热以降肺平喘;阴伤而痰量已少者,酌减苦寒之味,加沙参、麦冬等养阴。

4.痰蒙神窍证

症候:神志恍惚,表情淡漠,谵妄,烦躁不安,撮空理线,嗜睡,甚则昏迷或伴肢体抽动,咳逆喘促,咳痰不爽,舌质暗红或淡紫,苔白腻或黄腻,脉细滑数。

治法:涤痰,开窍,息风。

方药:涤痰汤加减。常用药物:半夏、茯苓、橘红、胆星、竹茹、枳实、石菖蒲、远志、郁金。

加减:另可配服至宝丹或安宫牛黄丸以清心开窍。若痰热内盛,身热,烦躁,谵语,神昏,苔黄舌红者,加葶苈子、天竺黄、竹沥;肝风内动,抽搐,加钩藤、全蝎;血瘀明显,唇甲发绀,加丹参、红花、桃仁活血通脉;如皮肤黏膜出血,咯血,便血色鲜者,配清热凉血止血药,如水牛角、生地黄、牡丹皮、紫珠草等。

5.痰瘀阻肺证

症候:咳嗽痰多,色白或呈泡沫,喉间痰鸣,喘息不能平卧,胸部膨满,憋闷如塞,面色灰白而暗,唇甲发绀,舌质紫暗,苔腻,脉滑。

治法:涤痰祛瘀,泻肺平喘。

方药:葶苈大枣泻肺汤合桂枝茯苓丸。常用药物:葶苈子、大枣、桂枝、茯苓、牡丹皮、桃仁、赤芍。

加减：痰多者，加三子养亲汤化痰、下气平喘；若腑气不利、大便不畅者，加大黄、厚朴通腑除壅。

6.阳虚水泛证

症候：心悸，喘咳，咳痰清稀，痰多呈泡沫状，面浮，胸满不能平卧，心悸怔忡，尿少肢冷，下肢浮肿，甚则一身悉肿，腹部胀满有水，脘痞，纳差，怕冷，面唇青紫，舌胖质暗，舌苔白滑，脉沉细。

治法：温肾健脾，化饮利水。

方药：真武汤合五苓散加减。常用药物：附子、桂枝、茯苓、白术、猪苓、泽泻、生姜、赤芍。

加减：若水肿势剧，上凌心肺，心悸喘满，倚息不得卧者，加沉香、黑白丑、椒目、葶苈子、万年青根行气逐水；血瘀甚，发绀明显，加泽兰、红花、丹参、益母草、北五加皮化瘀行水。

7.肺肾气虚证

症候：呼吸浅短难续，声低气怯，气不接续，甚则张口抬肩，倚息不能平卧，咳嗽，痰白如沫，咯吐不利，胸闷，心悸怔忡，形寒汗出或腰膝酸软，小便清长或尿有余沥，唇甲发绀，舌淡或黯紫，或舌红苔少，脉沉细数无力或结代。

治法：补肺纳肾，降气平喘。

方药：平喘固本汤合补肺汤加减。常用药物：党参、黄芪、炙甘草、冬虫夏草、熟地黄、核桃仁、脐带、五味子、灵磁石、沉香、紫菀、款冬花、紫苏子、法半夏、橘红。

加减：肺虚有寒，怕冷，舌质淡，加肉桂、干姜、钟乳石温肺散寒；兼有阴伤，低热，舌红苔少，加麦冬、玉竹、生地黄养阴清热；气虚瘀阻，颈脉动甚，面唇发绀明显，加当归、丹参、苏木活血通脉；如见喘脱危象者，急用参附汤送服蛤蚧粉或黑锡丹补气纳肾，回阳固脱；病情稳定阶段，可常服皱肺丸。

（三）专方专药

①参七虫草胶囊：由西洋参、参三七、冬虫夏草组成。本品有补肺益肾，活血的功效。适用于肺肾气阴两虚兼瘀血之肺胀者。

②故芪益肺汤：由补骨脂、炙黄芪、川芎组成。本品有益气补肾，活血的功效。适用于气短、便溏、胸闷之脾肾气虚者。

③化痰降气胶囊：由白芥子、紫苏子、白前、金沸草等组成。本品有化痰止咳的功效。适用于痰浊阻滞、肺气上逆者。

④益气活血方：由法半夏、茯苓、川芎、炒谷芽、炒麦芽、百合、山药、沙参、佛手、山楂、金沸草、浙贝母组成。本品有滋阴，化痰止咳，理气消食的功效。适用于阴

虚、痰阻、食滞者。

⑤苇茎宣痹汤：由苇茎、射干、枇杷叶、桃仁、郁金、冬瓜仁、薏苡仁、杏仁、滑石、黄芩、瓜蒌、前胡、葶苈子组成。本品有清热宣肺,化痰止咳的功效。适用于痰热壅肺者。

⑥加减补肺汤：由黄芪、党参、补骨脂、百部、桑白皮、丹参组成。本品有益气,补肺肾,止咳化痰,活血的功效。适用于肺肾气虚咳喘者。

⑦益肺健脾方：由黄芪、党参、白术、茯苓、防风、半夏、陈皮、地龙、款冬花、甘草组成。本品有益气,化痰止咳的功效。适用于气虚咳喘者。

⑧参元益气、活血胶囊：由黄芪、党参、水蛭、丹参、延胡索、地龙等组成。本品有益气活血通络的功效。适用于气虚血瘀者。

⑨愈肺宁丸剂：由人参、黄芪、白术、防风、紫河车、核桃、菟丝子、山茱萸、五味子、瓜蒌、丹参、桃仁等组成。本品有益气补肾纳气,活血的功效。适用于肺肾气虚、血瘀者。

⑩参蛤益肺胶囊：由西洋参、蛤蚧、虫草菌丝、紫河车、川贝母、参三七等组成。本品有补益肺肾,化痰,活血的功效。适用于肺肾不足者。

⑪扶肺平喘饮：由太子参、黄芪、生地黄、天花粉、白术、茯苓、沙参、麦冬、桔梗、紫菀、桑叶、紫苏子、地龙、丹参、川芎、当归、五味子、甘草、蛤蚧组成。本品有补气滋阴,化痰止咳,活血通络的功效。适用于气阴两虚,痰瘀阻滞者。

⑫复方薤白胶囊：由薤白、瓜蒌、半夏、黄连等组成。本品有理气宽中,化痰,除满的功效。适用于痰浊壅盛者。

⑬补肺胶囊：由黄芪、党参、白术、防风、蛤蚧、五味子、桔梗组成。本品有益气固表,纳气平喘的功效。适用于肺肾气虚,易于感冒、气短咳喘者。

⑭保肺定喘汤：由黄芪、党参、丹参、熟地黄、地龙、麦冬、当归、桔梗、淫羊藿、甘草等组成。本品具有益气活血,清热化痰,止咳平喘功效。适用于COPD迁延期和缓解期。

⑮天龙喘咳灵：由青天葵、款冬花、法半夏、熟附子、五味子等组成。本品清热化痰,祛瘀,补益肺脾,温肾纳气并举,攻补兼施并用。适用于COPD迁延期。

⑯补肾健脾清肺平喘汤：由桔梗、川贝母、枳壳、五味子、麻黄、白果、天冬、茯苓、沙参、生地黄、山茱萸、冬虫夏草、蛤蚧、葶苈子组成。本品具有补肾健脾,清肺平喘功效。适用于痰湿壅肺,脾肾两虚的喘证患者。

⑰清肺止咳方：由北沙参、炒黄芩、天冬、麦冬、苦杏仁、川贝母、人参、川百合、冬瓜子、瓜蒌皮组成。本品具有清肺热,益气化痰,止咳功效。适用于咳嗽痰多,口干自汗者。

⑱补肾定喘方：由熟地黄、炒山药、补骨脂、丝瓜络、五味子、炙黄芪、葶苈子、炙

麻黄、炒地龙、代赭石、露蜂房、炙款冬花、炙紫菀、金银花、麦冬、天冬组成。本品具有补肾纳气,化痰平喘,止咳活血功效。适用于气短、动则尤甚,胸闷气喘,痰白黏不易咳,腰膝酸软,舌质红、苔淡黄白,脉沉涩者。

⑲冬病夏治片:由黄芪、黄精、补骨脂、陈皮、沙棘、百部、赤芍等组成。本品具有益气助阳,健脾补肾,止咳化痰,活血化瘀功效。适用于冬病夏治慢性支气管炎阳气虚痰瘀阻滞者。

⑳肺康方煎剂:由生黄芪、山茱萸、丹参、葶苈子、黛蛤散、水蛭、白前等组成。本品有补肺益肾,益气填精,纳气定喘,活血化瘀,凉血清心的功效。适用于COPD肺动脉高压患者中肺肾气虚、痰瘀互阻者。

(四)针灸治疗

1.针刺疗法

实证主穴:肺俞、膻中、天突、尺泽。

虚证主穴:肺俞、膻中、膏肓、定喘。

配穴:足三里、膈俞、肾俞、太渊、丰隆、关元、列缺。有风寒表证者加大椎、合谷、风门;风热配大椎、曲池;痰浊壅肺者加脾俞、足三里;肺气虚配气海;肾气虚配太溪;肺肾气虚者加肾俞、复溜、太溪;肾阳虚加配命门、足三里;肾阴虚加配太溪、三阴交、阴郄。

操作:以上穴位每次取主穴2~3个,辅穴1~2个,用毫针针刺,进针后行平补平泻手法,得气后留针30分钟,间隔10分钟行针1次,每日1次,6次为1个疗程,共治2个疗程。

2.艾灸疗法

选穴:大椎、肺俞、膏肓、肾俞、脾俞、膻中、气海、关元。痰浊壅肺:选肺俞、丰隆、天突、膻中、风门、太渊、阴陵泉;痰热郁肺:选丰隆、内关、膻中、鱼际、内庭、尺泽;肺肾气虚:选肺俞、膏肓、肾俞、膻中、气海、太渊、足三里。

操作:每次选3~5穴,艾柱如枣核大,用艾灸直接灸或隔药灸(姜或附子饼等)3~5壮或用麦粒灸,不发疱,以皮肤温热微红为度,每日灸1~3次。

3.耳针疗法

选穴:心、肺、脾、肾、神门、平喘、肾上腺、气管、内分泌、对屏尖。

操作:每次取2~3穴,用微针强刺激,留针5~10分钟,每日1次;或王不留行籽埋穴,每次2~3穴,每日自行按压2~3次,以耳红热为度。

(五)推拿

①头面部及项部操作:第一步从头顶部到枕部用五指拿法,从枕部到项部用三指拿法,3~5遍。第二步推桥弓穴,先推一侧,自上而下20~30次,再推另一侧。

第三步面部分法,自额至下颌用分法向左右两侧操作两三遍。第四步扫散法,先在一侧头部胆经循行区域从前上方向后下方操作10余次,再换一侧。

②躯干部操作:第一步横擦前胸部,沿锁骨下缘开始到十二肋,往返两三遍。第二步横擦肩背、腰部。从肩背部到腰骶部,往返两三遍。第三步斜擦两肋。两手掌分别于两肋间隙,沿肋骨向前下方操作,约半分钟。

③上肢操作:先操作一侧上肢,再操作另一侧。第一步直擦上肢,手背内外两侧均用掌擦至温热。第二步拿上肢,自肩部拿至腕部。第三步运肩关节,理手指,最后搓抖上肢。第四步重复头面部操作,加震百会、大椎、命门。按揉心俞、肺俞、脾俞、肾俞、命门,擦肾俞、命门。每次推拿约20分钟,擦法以透热为度,手法力度为中等程度。每周5次,共8周。

(六)外治法

1.穴位敷贴疗法

选穴:实证贴敷双侧肺俞、天突、尺泽、风门、丰隆、外关、膻中、大椎、脾俞。虚证贴敷双侧膏肓、肾俞、气海、天突、足三里、肺俞、脾俞、百劳、太溪。

贴敷方法:用延胡索30 g,细辛30 g,白芥子30 g,甘遂15 g共研末,加姜汁、面粉,制成直径2~2.5 cm的药饼敷于穴位上,贴敷30~60分钟。外敷隔膜,以局部红晕微痛为度,每天1次,每次4~5穴,10天为1个疗程。

2.穴位封闭疗法

选用中成药注射剂,如黄芪注射液、当归注射液、喘可治注射液、鱼腥草注射液、喜炎平注射液等。

主穴:定喘、肺俞;配穴:膻中、天突、尺泽、孔最、足三里、丰隆。每次选2~4穴,根据病情选择适当药物,每穴每次封闭0.2~2 mL药物。第1个月每周封闭2次,第2个月每周封闭1次,第3个月每15日封闭1次,第4个月封闭1次,4个月共封闭15次为1个疗程。

3.穴位埋线疗法

选穴:膻中、喘息、定喘、肺俞、心俞、膈俞、大椎、身柱。

操作:第一次埋线时选3~6穴,选穴位后,常规消毒,用0.5%普鲁卡因进行皮内局部麻醉,再以皮肤三角针穿以铬制羊肠线(0号),穿过皮层(直或横均可)下达腱膜层,用针摩擦几下,获得酸胀感后出针。将线剪断(埋线1~5 cm),再点上碘酒,线头不要露出皮肤表面,否则容易引起疼痛、感染、脱线。每季度1次,连续1~2次,好发季节前再加强1次,如第一次埋线后症状已消失,仍应在好发季节前加强1次。

4.穴位割治疗法

这种疗法是通过用某些特殊刀械或针具在特定穴位上的操作,造成物理性的较强而持久的刺激,以使经络气血正常运行,机体阴阳和脏腑功能得以调整,从而达到治疗目的。临床常用的有针刀割治疗法、奇穴割治疗法、腧穴割治疗法、挑刺疗法等4种。

选穴:膻中。

操作:常规消毒后,局部麻醉浸润,切开穴位处表皮1 cm,割去皮下脂肪,缝合,外敷纱布包扎即可,每10~15日做1次,一般1~2次。

5.皮肤针疗法

选穴:取鱼际、前臂的手太阴经循行部、两侧胸锁乳突肌部。每部各叩击15分钟,依次轻叩,以皮肤微红为度。

6.按压疗法

①痰浊壅肺:选肺俞、丰隆、天突、膻中、风门、太渊、阴陵泉。用泻法按压穴位,用力可较大,可逆时针点压揉动穴位,按压时间较短,刺激感要强。

②痰热郁肺:选丰隆、内关、膻中、鱼际、内庭、尺泽。每穴按压时间持续5~30秒,可顺时针点压揉动穴位,刺激感要强。

③肺肾气虚:选肺俞、膏肓、肾俞、膻中、气海、太渊、足三里。按压手法要求力度逐渐增大,每穴按压时间持续30~60秒,可逆时针点压揉动穴位。

(七)食疗

①秋梨川贝膏:雪花梨1000 g,款冬花、百合、麦冬、川贝母各30 g,冰糖50 g,蜂蜜200 g。将款冬花、百合、麦冬、川贝母切碎,加水煎取浓汁,去渣;将梨去皮、核切碎,加入药浓汁中;再加入冰糖、蜂蜜,文火熬成稠状膏滋。每次食膏15 g,每日2次,用温开水冲服。功效:润肺养阴,止咳化痰。适用于肺阴虚引起的口咽干燥、咳嗽、痰黏者。

②黄精杏肺汤:黄精12 g,甜杏仁1 g,萝卜250 g,猪肺(也可用羊肺)500 g,生姜3片,食盐适量。将猪肺洗净,去血水,切块;萝卜洗净去皮切片,同放锅中,加入黄精、甜杏仁、生姜、清水适量煮沸,文火炖至烂熟,加食盐调味食用。功效:补肺止咳,滋阴清热。适用于痰黏难咳出、动则气短的COPD患者。

③人参蛤蚧粥:蛤蚧粉2 g,人参粉2 g,糯米100 g。先将糯米煮成稀粥,待粥熟时加入蛤蚧粉、人参粉,搅匀,趁热食用。适用于阳虚畏寒、久咳虚喘的COPD患者。

④虫草炖鸡:冬虫夏草5条,鸡1只,生姜、绍酒少许,瘦肉500 g。将洗净的鸡切成大块,把瘦肉也切成较大的块,同时放入清水、生姜、绍酒,用文火煲2个小时。将冬虫夏草用水浸泡后,把煲熟的肉和汤倒入炖盅内,放入冬虫夏草,盖上盅盖,隔水炖20分钟即可。功效:补肾壮阳,强身健体。适用于肾阳虚体弱者。

⑤石竹杏仁绿豆粥:生石膏 40 g,鲜竹叶 15 g,苦杏仁 15 g,绿豆 50 g,桔梗 10 g,陈皮 20 g,白糖适量,粳米 150 g。将生石膏加适量清水,先煎 30 分钟后,加入鲜竹叶、苦杏仁、桔梗、陈皮煎煮,煮沸后,改文火煎煮,约 30 分钟后,过滤去渣取汁备用。粳米洗净,与绿豆一同置入锅中,加入适量清水,置武火烧沸后,再改用文火煎煮,至粥熟后,倒入药汁与白糖,稍煮片刻,温热服食。每日 1 剂,分 3 次食完。连食 3～5 日。

⑥桂花核桃冻:鲜桂花 15 g,核桃仁 250 g,奶油 100 g,白糖适量。将核桃仁加清水磨成浆汁,锅洗干净,加清水适量烧沸,再加白糖搅匀,然后把核桃仁浆汁、白糖汁混合搅匀,放入奶油和匀后置武火上烧沸,出锅入食盒中,待冷后放入冰箱内冻结。食用时,用刀划成小块,装入盘中,撒上鲜桂花即成。每日 1 剂,分 2 次食用,连服 3～5 天。

⑦虫草小米粥:冬虫夏草 10 g,瘦肉 50 g,小米 100 g,生姜 5 g,食盐、味精适量。将冬虫夏草用布包好,瘦肉去筋膜,洗净切碎,小米洗净后加入适量清水,所有食材一同放入砂锅中煎煮,用武火烧沸,改用文火煎煮,至粥熟后,加入食盐、味精调味,再稍煮即可食用。每日 1 剂,分 2 次食完,连服 5～7 日。

⑧鱼腥草猪肺汤:鲜鱼腥草 90 g(干品 30 g),猪肺 200 g,食盐、味精各适量。先将猪肺冲洗、沥水、切块待用,再将鱼腥草入砂锅内,加清水适量煎煮,去渣取汁,把药汁与猪肺块一同入锅,先武火煮沸,再用文火炖煮猪肺至烂熟时,加入食盐、味精即可。每日 1 剂,饮汤、食猪肺,亦可佐餐食用。

⑨紫河车骨脂汤:紫河车 1 个,补骨脂 15 g,淮山药 30 g,大枣 10 枚,生姜 10 g,料酒 15 g,花椒 3 g,食盐、大蒜、酱油、葱段、胡椒粉、味精各适量。先将紫河车洗净,用食盐搓后入沸水锅烫煮片刻,再用清水洗净、切块、入砂锅,加料酒、生姜、食盐等炒透;再往砂锅加水与药材一同煨炖,至熟烂后调味即成。食紫河车、饮汤。趁热食用,1 剂分 2 次食完,每日 1 剂,连服 2～3 剂。

⑩麦冬贝母粥:麦冬粉、贝母粉各 10 g,粳米 50 g,冰糖适量。用粳米、冰糖煮粥,等米开汤未稠时,调入麦冬粉、贝母粉,改文火稍煮片刻(再煮 2～3 沸),粥稠即成。每日早晚温服。

⑪麻黄附子粥:麻黄 3 g,制附子 3 g,干姜 3 g,粳米 50 g,葱白 2 茎,红糖少许。将麻黄、制附子、干姜研为极细粉末。先用粳米煮粥,等粥煮沸后,加入药材粉末及葱白、红糖同煮为粥。或用麻黄、制附子、干姜煎汁,去渣后加入粳米、葱白、红糖,一并煮粥。每日 1 剂,分 2 次温热服食,连服 3 天。

⑫狗肉炖附子:狗肉 100 g,熟附子 5 g,生姜 10 g,生抽、食盐、米酒、陈皮各适量。将狗肉洗净切块,生姜切片。先用锅煮狗肉,熟后再加入生姜、熟附子、陈皮、生抽、食盐、米酒,加清水适量,炖 2～3 个小时,至狗肉烂熟即可。每日 1 剂,分 2 次服食,连服 2～3 天。

第三节 支气管哮喘

一、病因病机

支气管哮喘在中医中可归入哮病的范畴。支气管哮喘的发生为痰伏于肺,每因外邪侵袭、饮食不当、情志刺激、体虚劳倦等诱因引动而触发,以致痰壅气道,肺气宣降功能失常。

(一)病因

1. 外邪侵袭

外感风寒或风热之邪,未能及时表散,邪蕴于肺,壅阻肺气,气不布津,聚液生痰。如《临证指南医案·哮》说:"若夫哮证,亦由初感外邪,失于表散,邪伏于里,留于肺俞。"或因吸入烟尘、花粉、动物毛屑、异味气体等,影响肺气的宣降,津液凝聚,痰浊内生而致哮。

2. 饮食不当

过食生冷,寒饮内停,或嗜食酸咸甘肥,积痰蒸热,或进食海膻发物,以致脾失健运,痰浊内生,上升于肺,壅塞气道,诱发本病。《医碥·喘哮》曰:"哮者……得之食味酸咸太过,渗透气管,痰入结聚,一遇风寒,气郁痰壅即发。"故古又有称为"食哮""鱼腥哮""卤哮""糖哮""醋哮"者。

3. 体虚病后

身体素质不强,则易受邪侵。如幼儿支气管哮喘往往由于禀赋不足所致,故有称"幼稚天哮"者。若病后体弱,如幼年患麻疹、顿咳或反复感冒、咳嗽日久等导致肺虚;肺气不足,阳虚阴盛,气不化津,痰饮内生;或阴虚阳盛,热蒸液聚,痰热胶固,均可致哮。一般而言,素质不强者多以肾虚为主,而病后所致者多以肺虚为主。

(二)病机

本病病理因素以痰为主,如朱丹溪说:"哮喘必用薄滋味,专主于痰。"痰的产生主要由于人体津液不归正化,凝聚而成,如伏藏于肺,则成为发病的潜在"夙根",因各种诱因如气候、饮食、情志、劳累等诱发,这些诱因每多错杂相关,其中尤以气候变化为主。《景岳全书·喘促》曰:"喘有夙根,遇寒即发或遇劳即发者,亦名哮喘。"《症因脉治·哮病》亦指出"哮病之因,痰饮留伏,结成窠臼,潜伏于内,偶有七情之犯,饮食之伤或外有时令之风寒束其肌表,则哮喘之症作矣"。进而论之,哮喘"夙根"论的实质,主要在于脏腑阴阳失调,素体偏盛偏虚,对津液的运化失常,肺不能布散津液,脾不能输化水精,肾不能蒸化水液,而致凝聚成痰,若痰伏于肺则成为潜在的病理因素。本病发作时的基本病理变化为"伏痰"遇感引触，痰随气升，气因痰阻，相互搏结，壅塞气道，肺管狭窄，通畅不利，肺气宣降失常，引动停积之痰，而致痰鸣如吼，气息喘促。《证治汇补·哮病》说："哮即痰喘之久而常发者，因内有壅塞之气，外有非时之感，膈有胶固之痰，三者相合，闭拒气道，搏击有声，发为哮病。"若病因于寒，素体阳虚，痰从寒化，属寒痰为患，则发为冷哮；病因于热，素体阳盛，痰从热化，属痰热为患，则发为热哮；如"痰热内郁，风寒外束"引起发作者，可以表现为外寒内热的寒包热哮；痰浊伏肺，肺气壅实，风邪触发者则表现为风痰哮；反复发作，正气耗伤或素体肺肾不足者，可表现为虚哮。若长期反复发作，寒痰伤及脾肾之阳，痰热耗灼肺肾之阴，则可从实转虚，在平时表现肺、脾、肾等脏气虚弱之候。肺虚不能主气，气不化津，则痰浊内蕴，肃降无权，并因卫外不固，而更易受外邪的侵袭诱发；脾虚不能化水谷为精微，上输养肺，反而积湿生痰，上贮于肺，则影响肺气的升降；肾虚精气亏乏，摄纳失常，则阳虚水泛为痰或阴虚虚火灼津成痰，上升于肺，加重肺气之升降失常。由于三脏之间的相互影响，可致同病，表现肺脾气虚或肺肾两虚之象。在平时亦觉短气、疲乏，并有轻度喘哮，难以全部消失。一旦大发作时，每易持续不解，邪实与正虚错综并见。肺肾两虚而痰浊又复壅盛，严重者肺不能治理调节心血的运行，肾虚命门之火不能上济于心，则心阳亦同时受累，甚至发生喘脱危候。

总之，支气管哮喘是一种反复发作，缠绵难愈的疾病。部分青少年患者，随着年龄的增长，正气渐充，肾气日盛，再辅以药物治疗，可以终止发作，而中老年及体弱患者，肾气渐衰，发作频繁，则不易根除；或在平时亦有轻度哮鸣气喘，若大发作时持续不已，可出现喘急鼻扇，胸高气促，张口抬肩，汗出肢冷，面色青紫，肢体浮肿，烦躁昏昧等喘脱危候。如长期不愈，反复发作，病由肺脏影响及脾、肾、心，可导致肺气胀满，不能敛降之肺胀重症。

二、辨病

(一)主要症状

本病呈发作性。典型的支气管哮喘，发作前有先兆症状（打喷嚏、流涕、鼻痒、咳嗽、胸闷等），发作时患者突感胸闷窒息，咳嗽，迅即出现伴有哮鸣音的呼气性呼吸困难，严重者被迫采取坐位或呈端坐呼吸，甚则出现发绀，烦躁汗出。临床症状可持续数分钟或数小时，自行或用支气管扩张药治疗后症状缓解，具有在夜间及凌晨发作或加重的特点。哮喘严重发作，持续 24 小时以上，经治疗不缓解者，称为"哮喘持续状态"。患者呼吸困难加重，发绀，大汗淋漓，面色苍白，四肢厥冷，因严重缺氧、二氧化碳潴留而致呼吸衰竭。缓解期无任何症状或异常体征。某些患者在缓解数小时后可再次发作。

(二)体征

哮喘发作时胸部呈过度充气状态,双肺广泛哮鸣音,呼气音延长。轻度哮喘或哮喘发作严重时,肺部可无哮鸣音。哮喘发作严重时出现心率增快、奇脉、胸腹部反常运动和发绀。合并呼吸道感染时,肺部可听到湿啰音。非发作期体检可无阳性体征。

(三)主要并发症

发作时可并发气胸、纵隔气肿、肺不张;长期反复发作和感染可并发慢性支气管炎、肺气肿、支气管扩张、间质性肺炎、肺纤维化和肺源性心脏病。

三、类病辨别

(一)诊断

1.诊断要点

典型发作者的诊断并不困难,根据病史及以下临床症状、体征和肺功能检测即可诊断。

①反复发作喘息、呼吸困难、胸闷或咳嗽,多与接触变应原、冷空气、物理性或化学性刺激、病毒性上呼吸道感染、运动等有关。

②发作时在双肺可闻及散在或弥漫性以呼气相为主的哮鸣音,呼气相延长。

③上述症状可经治疗缓解或自行缓解。

④症状不典型者(如无明显喘息或体征)应至少具备以下一项试验阳性:a.支气管激发试验或运动试验阳性;b.支气管舒张试验阳性;c.昼夜 PEF 变异率≥20%。

⑤排除其他疾病所引起的喘息、胸闷和咳嗽。

2.分期及病情严重程度分级

可将支气管哮喘分为急性发作期、慢性持续期和缓解期。

①急性发作期:指气促、胸闷、咳嗽等症状突然发生或加重,患者常有呼吸困难,以呼气流量降低为特征,常因接触变应原等刺激物或治疗不当所致。哮喘急性发作时病情轻重不一,病情加重可在数小时或数天内出现,偶尔可在数分钟内危及生命,故应对病情做出正确的评估,有利于及时有效的紧急治疗。

②慢性持续期(亦称非急性发作期):许多哮喘患者即使没有急性发作,但在相当长的时间内总是不同频度和(或)不同程度地出现症状(喘息、咳嗽、胸闷等),因此需要依据就诊前临床表现、肺功能以及为控制其症状所需用药对其病情进行总的评估。

③缓解期:指经过治疗或未经过治疗患者的症状、体征消失,肺功能恢复到急

性发作前水平,并维持3个月以上。

(二)鉴别诊断

1. 心源性哮喘

它是由于左心衰竭引起的喘息样呼吸困难,发作时症状与哮喘相似,但患者多有高血压、冠状动脉粥样硬化性心脏病、风湿性心脏病和二尖瓣狭窄等病史和体征。常咳粉红色泡沫痰,左心扩大,心率增快,心尖部可闻及奔马律,双肺可闻及广泛哮鸣音及湿啰音。

2. 慢性阻塞性肺疾病(COPD)

患者有慢性咳嗽、喘息史,有加重期。有肺气肿体征,两肺可闻及湿啰音。

3. 变态反应性肺浸润

见于热带嗜酸性细胞增多症、多源性变态反应性肺泡炎等疾病。患者可出现哮喘症状,但症状较轻,常有发热,且多有寄生虫、花粉、化学药品、职业粉尘等接触史。

4. 支气管肺癌

肺癌压迫或伴发感染导致支气管阻塞时,可出现类似哮喘样发作,出现呼吸困难,肺部可闻及哮鸣音,但患者发病常无诱因,咳嗽可伴有血痰。胸部X线、胸部CT、痰查脱落细胞、纤维支气管镜或核磁共振等检查,有助于鉴别诊断。

5. 其他

还应注意与变态反应性支气管肺曲霉病、支气管内膜结核、弥漫性泛细支气管炎、声带功能障碍等疾病的鉴别。

四、中医治疗

(一)急性发作期及慢性持续期治疗

关于哮喘急性发作期的中医病因病机,近年来国内中医界进行了深入而有意义的研究。传统中医学理论认为:本病的发生,常因患者先天不足、肾中阴阳亏虚的基础上兼有伏痰存留,实属一正虚邪盛、虚实夹杂的病理症候。中医学有"急则治其标",哮喘急性发作"急治其肺"之说,因此,本阶段应当重在"降气化痰,平喘止咳"的原则基础上,兼用扶正固本(补肾为主)之品。

1. 辨证论治

(1)冷哮

主症:咳喘、喉中哮鸣如水鸡声,干咳或咳吐稀痰,不能平卧,胸膈满闷如窒,面色苍白或青灰,背冷,口不渴或渴喜热饮;或兼见恶寒、打喷嚏、流清涕、头痛。舌质红苔白滑,脉浮紧。

治法：宣肺散寒，豁痰平喘。

方药：小青龙汤加减。炙麻黄、地龙、桂枝、五味子、干姜各 10 g，法半夏 12 g，补骨脂、淫羊藿、巴戟天各 15 g，细辛 3 g，甘草 9 g。诸药合用，功可宣肺散寒，化痰平喘兼益肾纳气。喘甚痰多者加苏子、白芥子、莱菔子各 15 g；纳差者加白术、砂仁、茯苓各 10 g；胸闷甚者加厚朴、枳实各 10 g。

(2) 热哮

主症：喘促胸闷，喉中哮鸣，声若曳锯，张口抬肩，不能平卧，或痰色黄而胶黏浓稠，呛咳不利，胸闷烦躁不安，面赤，口渴喜饮。或大便秘结，或伴发热、头痛，有汗。舌质红苔黄腻或滑，脉滑数。

治法：宣肺清热，涤痰降气平喘。

方药：越婢加半夏汤加味。炙麻黄 12 g，苇茎、石膏各 24～30 g，法半夏、地龙、竹沥、黄芩、生姜各 10 g，补骨脂、淫羊藿、桑白皮各 15 g，鱼腥草 30 g。全方功可宣肺清热，涤痰平喘，兼益肾固本。哮喘剧者加苏子、白芥子、莱菔子各 15 g；热痰壅盛，阻塞气道，气急喘甚者，加吞服猴枣粉，1 日 2 次，每次 0.3 g。

哮喘主要发病环节在于肾虚的基础上兼有痰浊内伏，"气道不畅"，痰液需要排出，而解决气道通气功能是治喘关键所在。因此提出，凡气道痉挛、哮鸣有声音，其治疗原则以通为顺，用疏通方法，肺气开，其气方能降。治喘先开肺，肺开喘自息。宣肺气包含两个含义：一为调节平滑肌收缩与扩张，增强呼吸肌的调节功能从而改善气道通气效应；另为清除管道障碍物，控制炎症细胞浸润，消除水肿，引流痰液，保持管道通畅。在哮喘发作期间，以实证为多见，故不论过敏之故，还是感染之因，治疗原则均应"宣肺"，宣肺可使邪气及痰液外达不致郁闭于内。现代药理证实，一些宣肺平喘药物如麻黄、地龙等有调节平滑肌收缩与舒张功能，从而改善气道的通气效应。常用的宣肺方药有麻黄汤、三拗汤、小青龙汤、麻杏石甘汤等。如见痰黄黏稠者，表明患者肺部感染有炎症、热症，故常配以清热解毒药物，目的在于减轻气道炎症，消除管壁肿胀，减少分泌物渗出，缓解或防止气道狭窄，清除管道障碍物，从而使气道保持通畅，改善通气功能。

(3) 支气管哮喘危症

主症：支气管哮喘发作，喘促气急，不能平卧，肉瞤筋惕，神气怯倦或烦躁不宁，面色青紫，汗出如油，四肢厥冷，舌色青黯，苔白滑，脉微欲绝。

治法：益气回阳救脱。

方药：四逆加人参汤加味。附子 20～30 g（先煎 30 分钟以上），干姜 10 g，人参 20 g，炙甘草 15 g。阳气津液两脱者，宜回阳固阴，益气生脉，用回阳急救汤加减：人参 20 g，附子 20～30 g（先煎半小时），肉桂、干姜、炙甘草、麦冬、五味子各 15 g，麝香 1 g（另包用汤药冲服）。方中附子回阳救逆为主药，辅以干姜之辛热，使回阳救逆之力更大,加人参以益阴救逆,此属回阳复阴之法,以炙甘草为佐使,调和诸药,共奏回阳救脱之功。而后方中加入麦冬、五味子,实取"生脉饮"益气复脉之故。

以上方药,水煎服,每日1剂。重症每日可连服2剂。

2.专方专药

①参蛤三七散:人参100 g,蛤蚧2对(去头足,焙黄),三七10 g,炙麻黄、苏子各20 g,地龙、补骨脂、巴戟天、钩藤各30 g,研细末,每次3 g,每日3次,口服,7天为1个疗程。待咳喘缓解,每日服1次,长期坚守,以巩固疗效。临床上亦可改为汤剂,随症加味。本散具有补益脾肺,纳气平喘的功效。此方系国医大师朱良春先生治喘名方,适合于久病哮喘正气较虚者。

②温阳散寒汤:麻黄、附子、桃仁、地龙各10 g,细辛3 g,虎耳草30 g等6味,共煎汤剂,每毫升含生药1.15 g。每次20 mL,每日3次口服,可连服7~15天。本方具有温肺散寒平喘的功效,用于急性发作期或慢性持续期中医辨证属寒哮者。

③解痉化痰汤:炙麻黄、杏仁、苏叶、百部、黄芩、川贝各10 g,地龙、紫菀各15 g,钩藤20 g,僵蚕6 g,白前12 g,五味子、炙甘草各9 g。每日1剂,水煎服,可连续服用7~14日。

④皂角泻肺汤:皂角、麻黄、厚朴各10 g,白芥子、胆南星各30 g,苦杏仁、地龙、槟榔各15 g,冰片0.5 g(分3次冲入),细辛3 g。加减变化:冷哮加干姜、川椒各10 g;热哮加生石膏、鱼腥草各30 g,桔梗15 g,人工牛黄0.5 g(分冲)。每日1剂,水煎3次取汁,兑匀分3次服。本方泻肺逐痰平喘,主治支气管哮喘急性发作。

⑤平喘抑哮汤:生南星、生半夏、炒川芎、枸杞子、菊花、象贝、南沙参各9 g,石见穿、生牡蛎、炙鳖甲各30 g,夏枯草12 g,蜈蚣、壁虎各2条,炙甘草6 g,水煎服,每日1剂。本方系近代名医时振声先生治哮之效方,功可化痰活血,平喘解痉,用以治疗顽固性哮喘经久不愈者,有较好疗效。

⑥四子克喘汤:炙麻黄、杏仁、苏子、莱菔子、干姜、细辛、川贝各10 g,石膏30 g,甘草8 g,白芥子、五味子、米壳各6 g。水煎服,每日1剂。此方乃在麻杏石甘汤、小青龙汤及三子养亲汤基础上加味而成。诸药寒温并用,降气化痰,平喘止咳,用以治疗支气管哮喘急性发作,只要坚持服药,效果较好。

⑦固本平喘汤:炙麻黄、杏仁、甘草、黄芩、地龙、当归各10 g,苏子、白芥子、莱菔子、淫羊藿、补骨脂、巴戟天、川芎各15 g,北芪30 g。此为基本方,如寒证加细辛、桂枝、附子等;如热证加连翘、鱼腥草等;如痰多加橘红、法半夏等味。每日1剂,煎服。

笔者临床每以此方为主治疗支气管哮喘急性发作,疗效颇佳。

3.中成药

①雷公藤多苷片:本片具有抗炎和免疫抑制作用,可用于支气管哮喘急性发作

期的临床观察治疗。有学者使用雷公藤多苷(口服,每日 40 mg 或 60 mg,治疗 4 周)治疗支气管哮喘,并研究其对患者 Th1、Th2 细胞因子的影响,结果显示:雷公藤多苷对支气管哮喘患者 Th2 细胞因子的产生具有明显的抑制作用,是治疗支气管哮喘的重要机制;雷公藤多苷对 Th1 细胞因子的产生也有抑制作用,说明雷公藤多苷抑制 Th1、Th2 细胞因子产生的作用无特异性。

②广地龙胶囊:原生药粉研制而成。1 日 3 次,每次 3~5 g,装胶囊吞服。适用于热哮者。

③复方蟾蜍丸:活蟾蜍 10 只,白胡椒 60 g,半夏 50 g,陈皮末 20 g,蛤蚧 2 条(中等大),田七末 12 g。将蟾蜍去皮及内脏,每只腹内纳入白胡椒 6 g,半夏末 5 g,陈皮末 2 g,用线缝好,外用黄泥包好,置柴火或炭火中煅存性,取出,去黄泥,研末;将蛤蚧置于瓦上焙黄脆为度(勿烤焦),研末;将上两药末与田七末混合和匀,此为 1 料,均分为 30 包,装瓶,密封备用。发作时每天早晚各服 1 包,温开水送服。一般服药 1~2 料,小儿用量酌减。适用于肺肾两虚者。

④清开灵注射液:含牛黄、郁金、黄连、黄芩、山栀、朱砂等。每次取 20~40 mL 加入 5%葡萄糖注射液 250~500 mL 静滴,每日 1 次。适用于痰瘀阻肺、表寒里热的支气管哮喘患者的辅助治疗。

⑤双黄连注射液:每千克体重用本品 1 mL,加入生理盐水或 5%葡萄糖注射液中,静脉滴注,每日 1~2 次;口服,每日 3 次,儿童每次 20 mL,成人每次 40 mL。适用于伴有感染的哮喘患者,可起到加强抗炎和抗病毒作用。

4. 针灸疗法

实证宜针,常用穴位有大椎、身柱、风门、肺俞、丰隆、膻中、合谷、外关、商阳、鱼际等。虚证宜灸,常用穴位有肺俞、璇玑、膻中、天突、气海、关元、膏肓、神阙、三阴交、肾俞、复溜、命门等。每次选穴 8~10 个或针或灸,每日 1 次,10 天为 1 个疗程。并配合穴位埋线疗法,选取定喘、大椎、肺俞、厥阴俞、中府、尺泽等穴,埋植羊肠线,20~30 天 1 次,连续数次。

5. 其他特色疗法

(1)雾化吸入疗法

①辨证论治方:冷哮用麻黄、桂枝、杏仁、甘草各 10 g,苏子、橘红各 5 g;热哮用麻黄 5 g,杏仁、黄芩各 10 g,石膏 30 g,桑白皮 15 g,金银花 20 g。水煎 2 次,混合,再浓煎并反复过滤,沉淀,取液 50 mL,瓶装,消毒备用。超声雾化,口腔吸入,每次雾化时间为 30 分钟。5~7 日为 1 个疗程。

②三子养亲汤:苏子、白芥子、莱菔子、葶苈子、细辛、麻黄、天竺黄、胆南星、陈皮、丹参、甘草,剂量视证而定。浓煎并反复过滤,沉淀,取液 50 mL,瓶装,消毒备用。超声雾化,口腔吸入,每日 1 剂,趁热雾化吸入 2 小时,每日 2 次。

(2)穴位注射疗法

临床常用药物有:曲安奈德混悬液、654-2(山莨菪碱)、灭活卡介苗、丙种球蛋白、胸腺肽、转移因子等。根据药物的特点、经络理论和病情取穴,按常规方法进行穴位注射。实施时可根据药物的不同而选用之。该疗法是临床上常被采用的治疗哮喘的有效手段,它是基于中医学"治脏者,治其俞"的原则,将中医学针刺疗法同现代注射疗法有机地结合起来,从而达到一定治疗效果的一种方法。通过穴位施针刺激和所注药物的作用,可使血液中补体、溶菌酶等非特异性机体免疫物质增多,还可以使有过敏性疾病患者的特异性免疫物质 IgA 含量升高,IgE 含量明显降低。当穴位受到综合刺激后,局部组织便产生某些化学介质,通过儿茶酚胺或乙酰胆碱的释放,改变细胞内的 cAMP 和(或)cGMP 水平,从而达到防治哮喘的目的。关于用药剂量,应结合药物常规量而定,疗程一般4~8周为佳。

(3)穴位割治疗法

①针刀割治疗法。a.取穴:第一组取定喘、肺俞;第二组取风门、肾俞,两组均取双侧穴位。b.操作方法:穴位表皮常规消毒后,用2%利多卡因2 mL加注射用水 4 mL,混合后每穴分别注入 1.5 mL。局封后用小针刀快速直刺穴位,针刀尖方向斜向脊柱,与表皮成45°角,深度3.33~5 cm。针刀进入皮下组织作"米"字形提插切4刀,然后拔出针刀,按压针刀口并用创可贴封贴之。两组穴位交替选用。哮喘发作时每星期治疗1次,治疗1个月为1个疗程,疗程之间间隔1周。本法治疗具有易于操作、穴位刺激量大、得气时间维持长等优点,适用于不同年龄、不同病程的患者。

②奇穴割治疗法。用肥皂水洗净患者双手,两手掌心向上并排放在手术台上。以2%碘酊及75%酒精消毒掌二穴(约在第2、3指间缝后,掌指关节前)或掌五穴(约在大鱼际正中),铺无菌洞巾。术者戴无菌手套以1%普鲁卡因4 mL加0.1%肾上腺素 1 mL(儿童酌减)局麻穴位。左手绷紧手术部位皮肤,右手持手术刀在穴位上做纵行切口,长约1 cm,深约0.5 cm。用弯剪将溢出的脂肪剪除 1 g左右(根据患者脂肪的多少而定),再用弯止血钳伸入刀口深处,夹二三次深部软组织至患者有酸、麻、胀感觉通往前臂及手指。然后缝合皮肤,敷消毒纱布,胶布固定。同法做另一只手,7天拆线。西医学认为,割治疗法的机制可能是施术后切断了大脑皮层与肺部兴奋灶的联系,建立大脑皮层与手部兴奋灶的联系,转移了兴奋灶,从而达到平喘作用。

③腧穴割治疗法。第1次取膻中穴,第2次取肺俞(双)或玉堂穴,第3次取华盖或定喘穴(双)。局部常规消毒后,铺无菌洞巾,术者戴无菌手套,以1%普鲁卡因作皮内和皮下注射(术前须做皮试)。用手术刀在穴位上做1 cm左右的纵行切口,后用止血钳分离切口,暴露脂肪组织并用剪刀剪去少许脂肪组织,然后用裹有

纱布的镊子柄伸入切口内按摩胸骨,使其产生酸、胀、麻的感觉,再以丝线缝合皮肤切口1针,同时将长1cm左右的2号医用羊肠线一段固定在切口内脂肪组织的下方,最后用无菌纱布敷盖手术部位。1周拆线,3周后可行第2次割治。

④挑刺疗法。通常取背俞及其附近的阳性反应点,如色素沉着点、皮色变淡的点、小结节、条索状物为挑刺点,亦可取双手内侧第二指关节横纹正中(拇指除外)。局部皮肤常规消毒后,先用三棱针直刺穴位,继而卧针上挑皮肤,背俞穴挑刺深度常为2~3mm,以能挑出白色纤丝或出血为度;手四横纹穴以能挑拨出白色或黄色黏稠液体及挤压出血滴为宜。挑治当天要注意局部皮肤不接触水并保持清洁,以免发生感染。

(4)穴位结扎疗法

①需要准备的器材。1号医用羊肠线(需事先在温生理盐水中浸软,根据所选穴位的个数剪成长15cm的线段,以75%酒精浸泡半小时至1小时,用无菌生理盐水冲洗后备用)、弯蚊式止血钳、镊子、持针器、三角皮肤缝合针、手术刀及柄、4号丝线、敷料、固定胶布。

②临床取穴。a.主穴:肺俞、定喘、膻中、风门、大椎、大杼。b.随证配穴:伴咳嗽者加列缺、尺泽、孔最;痰多者加丰隆、足三里、脾俞;气促息短者加关元、太溪、肾俞;瘀象重者加血海、三阴交;胸痛心悸者加心俞、膈俞、厥阴俞。

③操作方法。通常选取1至2个主穴和1至2个配穴,以指甲在所选穴位处掐出"×",或以龙胆紫药液涂点作为标记,对穴区常规消毒,铺无菌洞巾,医者戴无菌胶皮手套,用1%普鲁卡因对穴位皮肤行浸润麻醉(术前须做皮试);用手术刀切开术区皮肤并深达基层,切口长1.5cm为宜,然后用镊子柄端或弯止血钳插入切口对穴位进行按摩,以患者感觉到穴区有酸、麻、重、胀感为度。将穿有备好羊肠线的三角缝合针以持针器夹持,沿切口方向从其一端进针,再从另一端出针,左右手各执两线头拉紧打结后留5cm线头并将之埋入切口深层。最后,用4号丝线将切口缝合1针,无菌敷料包扎,胶布固定。术后注意保持切口处的清洁,择期换药,术后7天拆线。根据患者体质可每半个月或1个月进行穴位结扎1次,连续3次为1个疗程。

(5)穴位激光照射疗法

主穴通常取肺俞、膻中、定喘、天突。寒偏重者加合谷、至阳、关元;热偏重者加大椎、风门、孔最;痰多者加丰隆、足三里、脾俞;有瘀象者加血海、膈俞、三阴交;肺脾气虚者加脾俞、足三里、魄户、膏肓、胸段华佗夹脊、周荣、大包;脾肾两虚加肾俞、关元、脾俞、足三里、灵台、身柱。照射方法用医疗氦氖激光器或CO_2激光器均可,每次选取1~2个主穴和2~3个配穴。照射功率可根据激光器型号的不同选用3~6 mW为宜。照射距离5 cm左右,光斑直径1.5~2 mm,单穴照射时间3~

5 min,每周连续照射5次,休息两天后进行下一周的治疗,4周为1个疗程。

(6)中药穴位导入法

第一,根据患者哮喘之临床分型(一般分为外感型、痰湿壅肺型、肺脾两虚型、肺肾两虚型、脾肾两虚型)进行辨证处方遣药。将选择好的处方药物用600~800 mL水浸泡30分钟后先以武火煎开,继以文火再煎15分钟,滤出药液250 mL。把两次所煎好的药液充分混合后,平均分开置于两个容器内。第二,将预先制备好的2块10 cm×15 cm大小、0.5 cm厚的纱布垫(儿童使用时,垫子尺寸可适当缩小),分别浸入两个有药液的容器内,备用。连接好穴位导入治疗仪,将浸有适宜温度药液的药垫,其中一个平置于以第四胸椎水平为中心的平面上,使肺俞(双)、魄户(双)、厥阴俞(双)、膏肓(双)各穴均被覆盖;另一个药垫平置于以第一胸椎水平为中心的平面上,使定喘(双)、百劳(双)、大杼(双)各穴位均被覆盖(注意勿使两药垫相接触)。第三,在预置好的两个药垫上,分别放置配备的比药垫尺寸略小的铅板,再在其上压置500 g的砂袋或袋装食盐。第四,将阴阳极导线板分别联结到两块铅板的接线柱上(阴阳板与哪块铅板联结没有严格的要求),接通电源,调节电流控制开关,使刺激达到患者感到适宜的强度。治疗时间通常为30分钟,治疗结束后让患者静卧5分钟后再坐起、行走。每天治疗1次,10次为1个疗程,疗程之间间隔3天。

需要说明的是:穴位注射、穴位割治、激光照射等治疗方法,适宜于急性发作期轻、中度患者的施治;慢性持续期、缓解期亦可实施。

(二)临床缓解期治疗

所谓缓解期,系指经过治疗或未经治疗症状、体征消失,肺功能恢复到急性发作前水平,并维持4周以上者。

而当患者处于缓解期,甚至临床根本无症状、体征可辨者,此时是否需要中医药治疗?

在临床实践中,本病急性发作时咳逆喘气,哮鸣有声,而黏痰一经咯出,则病情常可迅速缓解。由此说明宿痰停伏于体内,遇某种诱因(如感受风寒或风温、劳倦、食用某些致敏食物等)而触发,是急性发作期的基本病因病理。然宿痰内伏则与病者先天禀赋不足、肾之阳气亏虚密切相关。肾阳乃机体阳气之根,总司气化,又可摄纳肺所吸入之清气。若阳虚则温化失常,脾肺水津不布,继而化痰生饮,伏留于体内,遇感而诱发哮喘。由于先天不足,故患者大多自幼发病;随着年龄的增长,肾中精气渐充,部分患者可逐渐自行痊愈;反复发病者,肾虚更甚,摄纳失常,故时至成年,则较难治愈;病程日久,每致阴阳俱虚。因此可以认为,肾虚是发病之本,临证治疗时,无论是慢性持续期还是急性发作期,即便痰浊内盛,哮喘严重,亦主张适当选用益肾温阳,纳气平喘之品,以提高临床疗效。

而当患者处于缓解期或似于常人,无症状体征可辨;或表现为程度轻重不等的肺脾肾虚损之象。肺气虚者每见声低气怯,动则尤甚,或自汗,易感冒;脾气虚者运化失常而出现食少便溏,形瘦无华;肾中阳气不足者则可见腰膝酸软,畏寒肢冷,脉沉迟无力等候。三脏俱虚为其本,其中肾虚为发病之关键。这是因为久病哮喘,肺脾气虚,日久必穷及肾,致使摄纳无权;或肾阳素亏,无以温补脾肺,势必形成肺脾肾阳气俱虚之证。即便患者无任何临床症状体征可辨,但仍存在有一定的"潜在肾虚",只是没有显现出来罢了。

国内各地中西医结合研究表明,肾虚(主要为肾阳虚)常贯穿于支气管哮喘发生、发展的全过程。大量研究结果表明,"肾虚"本质可从内分泌、细胞和分子水平以及生理生化指标的检测结果等方面得到部分证实,如患者的内环境、神经—内分泌系统异常,表现为下丘脑-垂体-肾上腺皮质功能不全,尿中 17-羟皮质类固醇及 17-酮类固醇含量低于正常人,周围血液中血浆皮质醇水平低下等,而用补肾阳为主的方药治疗后,可以改变上述有关指标,从而进一步从中西医结合角度支持支气管哮喘"肾虚"说。

1.辨证论治

(1)脾肺气虚

主症:咳嗽短气,痰液清稀,面色㿠白,自汗畏风,食少,纳呆,便溏,舌淡、边有齿痕,苔白,脉濡弱。

治法:健脾益气,培土生金。

方药:玉屏风散合四君子汤加味。黄芪 30 g,党参 15 g,白术、茯苓、补骨脂、淫羊藿、当归、丹参、炙甘草各 12 g,山药 20 g,五味子 9 g。诸药同用,健脾益气,培土生金为主,兼益肾纳气,活血化瘀。若表虚自汗,加大枣 5 枚,浮小麦 30 g,若无效加制附子 6~10 g,龙骨、牡蛎各 30 g;食少腹胀、痰多者加半夏、陈皮、前胡各 10 g。平时可常服六君子丸或资生丸益肺健脾。

(2)肺肾两虚

主症:咳嗽短气,自汗畏风,动则加重,腰膝酸软,脑转耳鸣,盗汗遗精,舌淡脉弱。

治法:益气温阳,肺肾双补。

方药:用四君子汤合固本防喘汤加减。熟地、党参 20 g,白术、茯苓、补骨脂、巴戟天、淫羊藿、丹参、川芎各 15 g,当归、半夏各 12 g,黄芪 30 g,菟丝子 18 g。全方同用,补肾为主,兼顾肺脾及活血化瘀。咳嗽气喘者,加白芥子、炙麻黄、苏子、地龙各 10 g;平时常服金匮肾气丸、六君子丸或补肾防哮丸以培其根本。

以上方药,每日 1 剂,缓解期可长期服药,以增强体质,预防哮喘复发。

2.专方专药

临床缓解期采用补肾为主的治法,对于预防本病的反复发作或进行性加重更具有重要意义。原则上,选方用药须结合本病病机特点,重在益肾温阳,且又当兼顾补脾益肺,活血化瘀,祛除内伏之痰。以下几首笔者常用经验方剂,各具特色,临证时可酌情选用之。

①固本防喘胶囊:本方系近年来总结的一防治支气管哮喘的有效经验方。药由黄芪、雄蜂蛹、淫羊藿(仙灵脾)、太子参、补骨脂、菟丝子、附子、法半夏、巴戟天、丹参等药组成,经提取研粉制成胶囊,每粒0.5 g,相当于生药3.6 g。该方既适用于成人,又适用于儿童,特别是伴有反复呼吸道感染的患儿,2岁以下每次服1粒,随年龄增长逐渐加大剂量,至14岁左右可服5粒,每日3次,连服3~6个月为1个疗程(宜于8、9月份开始服用)。近年已广泛运用于成人,疗效亦好。

本方功可补肾温阳,健脾益肺,化瘀活血,兼祛伏痰,平喘止咳,颇合咳喘诸病病机。临床用于防治支气管哮喘,以及慢性支气管炎、肺气肿、肺心病等。尤适合于缓解期服用;发病期间亦可服之。

若无成药,亦可用固本防喘胶囊加减,即固本防喘汤:北芪、菟丝子各30 g,白术、太子参、补骨脂、巴戟天、淫羊藿、丹参、川芎各15 g,法半夏、黄芩、附子、桂枝各10 g。并可随证略做加减,水煎服,每日1剂。疗程视病情而定。一般每年服药2~3个月。连续或间断服药。

②补肾防哮丸:补骨脂、淫羊藿、巴戟天、熟地黄、山茱萸、菟丝子、丹参、白术各30 g,黄芪、当归各60 g,五味子、附子各15 g,法半夏、胆南星各20 g,胎盘1具。按比例研粉,炼蜜为丸(或泛水为丸)。每日早晚各服9 g(小儿酌减)。本方重在培补先天,温肾壮阳,以增强抗病能力;兼顾补益脾肺之气,培养后天,以杜绝生痰之源;同时选用法半夏、胆南星等祛除内伏之痰;久患者络,故用当归、丹参活血化瘀。综观全方,颇合本病缓解期病机特点。用诸临床,有效率在82%~95%之间(发作次数逐渐减少,发作时症状明显减轻,部分患者逐渐停止发作)。对于季节性发作者,宜于好发季节前2个月左右开始连服3~6个月;常年性发作者,可于喘止后(亦可于立秋后)连服3~6个月。可连服3~5年,以病情稳定不复发为度(发作期间亦可服之)。

以上方药具有补肾温阳、益气健脾、敛汗固表、兼祛伏痰、活血化瘀等多种功效,对控制支气管哮喘复发具有良好效果。如前所述,支气管哮喘(包括慢性支气管炎)患者大都存在下丘脑-垂体-肾上腺皮质功能不全,免疫功能失调等。经服固本防喘胶囊等方后,内分泌功能得到改善,免疫功能明显增强(血清免疫球蛋白、补体 C_3、LTT、E-RFT水平均较治疗前有显著性提高)。临床发现,儿童长期坚持服用固本防喘胶囊后,体质明显好转,感冒次数明显减少,哮喘发作次数逐渐减少,直至完全消除。

③河车大造丸(中成药):对支气管哮喘亦有较好的疗效。每次服10 g(小儿酌减),每日3次。服法可参考补肾防哮丸。本方适用于肾中阴阳俱虚者。

④健脾温肾膏:黄芪、党参各300 g,茯苓、白术、谷芽、麦芽、白果仁、淮山药各150 g,麻黄100 g,细辛60 g,陈皮90 g,菟丝子、仙茅、淫羊藿、补骨脂、女贞子、枸杞子各120 g,蛤蚧2对。随症加减。水浸12小时后,取3次滤液,浓缩至2~2.5 L。若血虚加阿胶300~400 g,气阴两虚加龟板胶100~150 g,冰糖0.5~1 kg,炼制成膏备用。每年冬至开始,每次1匙,每日2~3次,冲服。可连续或间断用1~2年。

⑤补肾防喘片(温阳片):补肾防喘片含附子、生地黄、熟地黄各6 g,山药、淫羊藿、补骨脂、菟丝子各9 g,陈皮1.5 g;另滋阴片含生地、熟地、天冬各6 g,山药、黄精各9 g,女贞子15 g,陈皮1.5 g。两方均按比例制成浸膏片,每1剂可服用两天(其中补肾防喘片已制成中成药)。根据季节性发作(患者易于10月左右复发)的特点,从8月初就开始服药,至10月底止,共3个月左右,连服3~5年。免疫学研究发现:温阳片能抑制血清IgE的季节性升高,提高抑制性T细胞(TS)功能,同步观察治疗前后TS和血清IgE的相关变化,发现温阳片组IgE与TS治疗前后呈明显负相关,对照组则无明显线性相关。提示温阳片可能通过免疫调节而发挥预防复发作用。临床证实,长期坚持服用温阳片,对本病有较显著疗效,患者发作次数明显减少甚至极少再发,发作时症状渐见减轻,且无毒副作用。

⑥固肺益肾丹:胎盘粉、黄芪各3份,淫羊藿、巴戟天、蛇床子、胆南星、半夏、茯苓、白术各2份,防风、桂枝、白芍、陈皮各1份。共研细末,装0号胶囊。每次6粒,每日3次口服。连服3~5个月以防治本病的复发。用于临床缓解期肺脾肾俱虚,夹有痰湿的哮喘患者。

⑦玉屏风散剂:黄芪30 g,白术20 g,防风10 g,当归12 g,赤芍18 g,陈皮6 g。按上药比例配为散剂,每日服6~9 g,每日2次,用适量蜂蜜调服及温开水送服。在发病季节前2~3个月开始预防性服药。常年发病者可与其他药物同时服用,服药时间适当延长。有补肺固表、扶正祛邪作用,可有效防治支气管哮喘发作。

在选择上述方药时,临床上尚有如下几个问题需要说明一下:

a.可供运用的益肾温阳益气之品甚多,而用于哮喘的防治选用哪些药物更为适宜?临床上通过反复筛选,发现淫羊藿(仙灵脾)、巴戟天、补骨脂、黄芪、菟丝子等当为首选药物。因其不仅疗效较好,且无毒副作用。又如雄蜂蛹亦不失为防治本病的有效药物之一,特别对于儿童,疗效显著。支气管哮喘是一种反复发作、寒热并存、虚实夹杂的慢性疾病,若选用过于温燥之品(如附子),久服必然容易伤津耗气(小儿更是如此),反而对病情不利。故附子、干姜之类,一般较为少用;即便使用,量亦应小。

　　b.在防治支气管哮喘过程中虽补肾温阳具有积极作用,但并不意味着只是一味地温肾而不配合其他治法。须知机体内阴阳是时刻保持着相对平衡协调状态的,由于阴阳互根的原理,补阳时亦应适当滋阴,以"阴中求阳",即可使"阴平阳秘",故每于方中选用熟地黄、山茱萸诸药,原因即在于此。另外,缓解期肺脾肾俱虚,只不过是以肾虚最为关键罢了。温肾壮阳固然重要,益气健脾补肺亦不可少。近年来,各地多次报道黄芪、太子参等药对调整机体免疫功能有良好作用,尤其是黄芪一味,大量用之,药专力宏,疗效肯定,且无毒副作用。脾气充足,化生卫气,即可增强抗病能力,减少感冒发生,从而减少哮喘的复发。此即所谓"补后天即所以补先天",自然有利于提高本病的防治效果。

　　c.部分激素依赖型患者,可表现为肾中阴阳两虚,故宜阴阳双补。每用六味地黄汤为主,加用补骨脂、淫羊藿、黄芪、女贞子、旱莲草等味,煎汤或炼蜜为丸内服。如能坚持服药,部分患者可减少激素用量乃至逐渐撤除激素。国内近代名医姜春华先生时以本方法防治激素依赖型哮喘,颇有效验。

　　d.由于久病每易"入络",常使血瘀之征显现,故缓解期患者坚持服用活血化瘀之品亦是近年来颇受关注的中医治法之一。常用药物如丹参、当归、川芎、三七、桃仁、红花,以及虫类药如全蝎、蜈蚣、僵蚕等味,临床每常选用。通过活血化瘀之法,使瘀血渐消。实践证明,合理选用活血化瘀法有利于提高临床疗效。

　　e.为控制哮喘的反复发作,除了使用上述药物之外,还须做到防早、防小(指幼年阶段一有此病,即应及时综合防治)。过敏患者应尽可能找出致敏原,避免再次接触,如儿童易对蛋类、牛奶、鱼虾等产生过敏,当少食或禁食之;对药物、花粉、油漆、涂料、工业粉尘等易过敏者,应尽可能减少接触。及时治疗过敏性鼻炎、荨麻疹、湿疹、慢性咽炎等病,以消除可能引起哮喘反复发作的隐性病灶。平时应注意加强体育锻炼,消除有害气体、烟雾的刺激,及时防治上呼吸道感染。只有这样,才有可能有效地控制本病的反复发作。

　　3.穴位敷贴

　　夏季中药穴位敷贴是哮喘缓解期颇具中医特色的防治方法,近30余年来在临床上广泛受到关注(亦有行冬季中药敷贴者),实践证明本方法具有较显著的预防复发的效果。

　　①冬病夏治消喘膏:白芥子、延胡索各21 g,甘遂、细辛各12 g,共研末(此为1人1年的用量),于夏季三伏天开始使用。每次以1/3药末,加生姜汁调成稠膏状,分摊于6块直径约5 cm的油纸或塑料布上,贴于背部肺俞、心俞、膈俞(均为双侧)穴上,后用胶布固定;贴4~6小时。每隔10天贴1次,于初伏、中伏、晚伏各1次,共3次。连贴3~5年。宜晴天中午前后贴,阴雨天贴效果欠佳。贴药后不宜过多

活动。本法对喘息型慢性支气管炎、支气管哮喘有良好的防复发作用,疗效随贴药年限的延长而逐渐提高。敷贴前后的皮泡液巨噬细胞吞噬能力、皮泡液中 IgA、IgG 含量和淋巴细胞转化率等测定表明,本法能增强机体非特异性免疫功能;贴药后血中嗜酸性粒细胞明显减少,说明可降低机体的过敏状态;血浆皮质醇有非常显著的增加,说明本法能使下丘脑-垂体-肾上腺皮质系统功能得到改善。

亦可先在肺俞、心俞、膈俞等穴位上拔罐 5～10 分钟,后将本膏或用参术白芥散(白芥子、细辛、甘遂、吴茱萸、苍术、青木香、川芎、雄黄、丁香、肉桂、皂角各等份,红参 1/10 量,麝香、冰片适量,共研细末,上药每 10 g 加海龙 1 条研末。密封备用)于入伏、数九各敷贴 3 次,方法同上方。1 年 6 次为 1 个疗程,连续贴穴 3 个疗程以上。

②麻芥玄辛膏:麻黄 20 g,白芥子 20 g,元胡(别名延胡索、玄胡)18 g,细辛 10 g,甘草 20 g,麝香少许。经过提取有效成分按现代技术精制成膏药类剂型,规格为 3.5 cm×3.5 cm 每贴,含生药 1.5 g,进行敷贴治疗。a.取穴:胸及背部两侧对称的心俞、肺俞、膈俞、肾俞、脾俞及风门、大椎、定喘、天突、膻中等穴位交替使用。b.贴药时间:夏季组在初、中、末伏的第 1 天各贴 1 次;冬季组在任何时间均可贴治,10 天 1 次,贴 3 次为 1 个疗程,每次根据患者耐受程度贴药 3～8 小时,每穴 1 贴。冬季注意保暖,防止治疗期间感冒而使哮喘发作加重。连续治疗 3 个疗程后进行统计,分析疗效。根据中医传统"冬病夏治"的原理,分组观察不同季节与不同证型的支气管哮喘者的防治效果。

③菟丝敷贴膏:菟丝子 120 g,杜仲 100 g,白芥子、僵蚕、延胡索各 30 g,甘遂、细辛各 10 g。上药以芝麻油、红丹研制成膏,每膏 2 cm×2 cm 左右,贴于肺俞、膏肓俞、大椎 3 个穴位。若发病季节比较明显,在发作前 1 月开始贴敷,若没有明显的季节性,可贴 2 个月为 1 个疗程。若皮肤对膏药敏感有反应可间歇 3 天再贴,每张贴 3 天。治疗期间禁食一切辛辣油腻物。诸药合用意在补肾阳兼化伏痰解痉。在取穴上,肺俞主治咳嗽、哮喘;膏肓俞主治虚劳、咳嗽、哮喘、咯血;大椎主治咳嗽。本法应用对于预防控制和治疗支气管哮喘有良好的作用。临床应用时,偶有贴敷部位出现充血及痒感,一般无全身症状,于停用贴膏 3 天后症状消失或减轻,仍可继续贴敷。

关于敷贴疗法及药物,各地报道甚多。如杨氏等用白芥子、洋金花、甘遂、细辛为主,另分别加入砒霜、麝香与安息香组方制成泥丸,选患者双侧肺俞、心俞、膈俞针刺后以伤湿止痛膏进行穴位固定,于初、中、末伏第 1 天各贴药 1 次,3 次为 1 个疗程。另有学者采用指针配合穴位外敷贴药(白芥子 20 g,甘遂、细辛各 15 g,延胡索 25 g,干姜 10 g,研末用鲜姜汁调成梧桐子大药丸),亦取得满意效果。另有人认为贴敷药有寒热之分,寒型用白芥子、地龙、细辛各 20 g,延胡索、甘遂各 20 g,冰片、樟脑各 10 g,麝香 1 g,附子 60 g 组方;热型用上方去附子加天竺黄 60 g。共研细末,鲜姜汁调糊制饼贴穴。

4.针灸疗法

取足三里、三阴交、肺俞、脾俞等穴,常规针法或灸法,有增强体质、预防支气管哮喘、COPD 等病复发的效果。

5.其他特色疗法

(1)穴位按摩

常用砒椒散(砒霜 1.5 g,白胡椒 9 g,研末),用四层纱布包好,酒精适量浸渍散药使之微湿润,取少许作按摩用。取穴:①肺俞(双)、膻中;②大椎、天突。1 天 1 组,交替按摩。上药可供 1 人用 10～15 天。初伏开始,连按 3 个月;每穴不超过 30 秒钟;若皮肤出现小水疱,涂龙胆紫数次即愈。

(2)穴位封闭

取天府、足三里穴。用黄芪注射液(每 2 mL 相当于生药 4 g),每周 1 次。第 1 周注射右天府及左足三里穴,每穴 1 mL;第 2 周后左右交替注射,于缓解期连续注射 34～38 针次为 1 个疗程,连续 3 年注射 3 个疗程。本方法主要用于小儿支气管哮喘的防治(亦可加大剂量用于成人)。治疗前后的淋巴细胞转换率及血中嗜酸性粒细胞绝对值的对比,说明本法确有提高机体细胞免疫功能和降低患儿过敏的作用。同时用本法与 5% 胎盘球蛋白注射液作对照观察(方法相同),结果黄芪注射液优于胎盘球蛋白注射液($P<0.05$)。

(3)穴位药线植入

治疗方法:将 1 号铬制羊肠线与稀莶草共煮 30 分钟制成药线,冷却后剪成 0.5 cm 长供治疗组使用。将 1 号铬制羊肠线用清水煮沸,冷却后剪成 0.5 cm 长供对照组使用。取膻中穴常规消毒铺巾后,在穴位上用普鲁卡因浸润局麻,用手术刀作大约 1 cm 长切口,血管钳剥离周围组织,经过浅筋膜达到肌层敏感区,穴位按摩 1～2 分钟,将适量的药线(治疗组)或羊肠线(对照组)置于切口内,然后缝合 1 针即可,盖上消毒纱布,5～7 天后拆线,每月埋线 1 次,连续 3 个月,共埋线 3 次。

(4)耳针

缓解期可以作耳穴平喘、肺、肾、内分泌、皮质下、交感、神门及敏感点埋针,配合其他治疗,常有较好的疗效。

(5)穴位熏灸

先用七星针在心俞、肺俞、定喘、大椎等穴上敲打后,再以 2 分(1 分约等于 0.33 厘米)厚的鲜姜片贴在穴位上,进行隔姜艾条熏灸,每穴 3 壮。疗程可参照前文穴位按摩。

临床上可视情况选用上述 1～2 种方法,并配合方药内服及饮食调护等综合疗法,常可获得较好疗效。

第四节 支气管扩张症

一、病因病机

本病主因素体正气不足,复感外邪所致,或因脾肺气虚,津液不得转运敷布,致使痰湿内蕴,阻遏气道而发病。

(一)外邪侵袭

外邪入侵,以风寒、风热之邪为主。寒邪郁肺,化热生火或风热之邪,均可灼伤肺络,蒸液为痰,痰阻气道,致肺气上逆,而出现咳嗽、咯大量脓痰和(或)咯血。

(二)正气不足

先天禀赋不足或肺脾两虚。脾虚失运,水湿聚而为痰,上升于肺;肺虚卫外不固,易感外邪,肺虚宣发失司,气不布津,又因驱邪无力,致外邪反复入侵,迁延日久而致本病。

(三)痰瘀互结

肺脾亏虚,生成痰湿,加之久患者络,致血脉瘀阻,痰瘀互结,导致本病迁延不愈。在晚期易见变证迭起,出现气喘、虚劳等证。

本病病位在肺,而痰湿、火热、瘀血是主要病理因素。外邪的侵入与机体正气的虚损相关。由于本病常与幼年麻疹、百日咳或体虚之时感受外邪有关,因正气虚损,致痰湿留伏于肺,若再次感受外邪或肝火犯肺,引动内伏之痰湿,致肺气上逆而出现咳嗽、咯吐脓痰;热伤血络,则见痰中带血或大咯血;久病入络或离经之血不散而形成瘀血,又可成为新的致病因素。本病从邪热犯肺到形成肺络损伤,是一个慢性渐进过程,因此,该病的病理性质为本虚标实、虚实夹杂,主要以肺脾两虚为本,外邪侵袭为标。本病初起时病位在肺,继之可渐及肝脾,久之可累及心肾,导致病情反复发作,迁延难愈,使正气日渐耗损,因此晚期易见喘促、虚劳等变证。

二、辨病

(一)主要症状

1.慢性咳嗽、咳大量脓痰

咳嗽是支气管扩张症最常见的症状(>90%),且多伴有咳痰(75%~100%),痰液可为黏液性、黏液脓性或脓性。合并感染时咳嗽和咳痰量明显增多,可呈黄绿色脓痰,重症患者痰量可达每日数百毫升。引起感染的常见病原体为铜绿假单胞菌、金黄色葡萄球菌、流感嗜血杆菌、肺炎链球菌和卡他莫拉菌等。

2.呼吸困难

72%～83%的支气管扩张症患者伴有呼吸困难,这与支气管扩张的严重程度相关。其 FEV_1 下降;可通过高分辨率 CT 显示的支气管扩张程度及痰量进行判断。

3.咯血

50%～70%的本症患者有反复咯血,且咯血量差异大,可仅有痰中带血或有大量咯血,有时咯血量与病情严重程度、病变范围不一致。有部分患者以反复咯血为唯一症状,临床上称为干性支气管扩张。病变多位于引流良好的上叶支气管,约1/3的患者可出现非胸膜性胸痛。

4.反复肺部感染

由于扩张的支气管清除分泌物的功能丧失,引流差,易导致在同一肺段反复发生肺炎并迁延不愈。患者可出现发热、食欲减退、贫血、乏力、消瘦、焦虑等,严重者可出现气促与发绀。

(二)体征

早期或干性支气管扩张症患者可无异常体征,病变重或继发感染时下胸部、背部可听到固定而持久的局限性粗湿啰音,有时可闻及哮鸣音。随着并发症如支气管肺炎、肺纤维化、胸膜增厚、肺气肿等的发生,可有相应体征。病变严重尤其是有慢性缺氧、肺源性心脏病和右心衰竭的患者可出现杵状指。并发肺气肿、肺心病等时有相应的体征。

三、类病辨别

(一)诊断

对有反复、持久性咳嗽,咯大量脓痰,反复咯血,肺部同一部位反复感染等病史,听诊闻及固定而持久的局限性湿啰音,有杵状指(趾)等体征,以及儿童时期有诱发支气管扩张的呼吸道感染或全身性疾病病史者,一般临床可做出初步诊断。可进一步通过胸部 X 线检查、支气管造影和胸部 CT(尤其是高分辨率 CT)明确诊断。

(二)鉴别诊断

主要需与慢性支气管炎、肺脓肿、肺结核、先天性肺囊肿、支气管肺癌和弥漫性泛细支气管炎等鉴别。仔细分析病史和临床表现,以及参考胸部 X 线检查、高分辨率 CT、纤维支气管镜和支气管造影的特征,常可做出明确的鉴别诊断。

1.慢性支气管炎

多发生在中年以上的患者,在气候多变的冬春季节咳嗽、咳痰明显,多为白色黏液痰,感染急性发作时可出现脓性痰,但无反复咯血史。听诊双肺可闻及散在干湿啰音。

2.肺脓肿

起病急,高热,咳嗽,咳大量脓臭痰;胸部 X 线检查可见局部浓密炎症阴影,内有空腔液平。急性肺脓肿经有效抗生素治疗后,炎症可完全吸收消退。若为慢性肺脓肿则以往多有急性肺脓肿的病史。

3.肺结核

常有低热、盗汗、乏力、消瘦等结核毒性症状;干湿啰音多位于上肺局部;胸部 X 线检查和痰结核分枝杆菌检查有助于诊断。

4.先天性肺囊肿

X 线检查可见多个边界纤细的圆形或椭圆形阴影,壁较薄,周围组织无炎症浸润。胸部 CT 检查和支气管造影可帮助诊断。

5.弥漫性泛细支气管炎

慢性咳嗽,咳痰,活动时呼吸困难,常伴有慢性鼻窦炎;胸部 X 线检查和胸部 CT 显示弥漫分布的小结节影;大环内酯类抗生素治疗有效。

另外,支气管扩张症引起的咯血须与吐血鉴别。咯血是血由肺来,经气道随咳嗽而出,血色多为鲜红,常混有痰液,咯血之前多有咳嗽、胸闷、喉痒等症状;大量咯血后,可见痰中带血数天,大便一般不呈黑色。而吐血是血自胃而来,经呕吐而出,血色紫暗,常夹有食物残渣,吐血之前多有胃脘不适或胃痛、恶心等症状;吐血之后无痰中带血,但大便多呈黑色。

四、中医治疗

支气管扩张症在中医中可归入肺痈的范畴。关于肺痈的病因病机,近年来中医界进行了深入而有意义的研究。虽然本病的病位在肺,但是不可忽视肺以外因素的影响,如肺系(鼻、咽、喉、鼻窍)、肝、肾、胃等处的疾病。本病依临床表现可分为急性期和迁延期两个阶段。急性期以咳大量脓性痰、咯血为主要症状或伴发热、胸痛、喘促等表现。迁延期的主要临床表现为咳嗽,咳脓痰,以及机体正气不足的一系列表现。因此对支气管扩张症宜分期进行辨证论治。急性期以祛邪为主,急则治其标,宜采用清热解毒、化瘀排脓的治疗方法,邪去正安。迁延期正虚邪恋,虚实夹杂,宜清热排脓为主,佐以扶正。

(一)辨证论治

首先,应区分急性期及迁延期。其次,要掌握肺、脾、肾、胃的相互关系,掌握肺与肺系的相互影响。最后,辨虚实,实证多为痰浊、痰热、痰瘀,虚证多为肺虚、脾虚、肾虚。

1.急性期的治疗

(1)痰热伤肺

主症:咳嗽、咯大量脓样黄白色稠痰,其气味或腥臭;咯血或痰中带血,口干,口渴,可伴发热恶寒,胸痛,大便结,小便黄。

治法:清肺泻火,凉血止血。

方药:清肺止血汤加减。生地黄、牡丹皮、苇茎、桑白皮、桔梗各15 g,仙鹤草、鱼腥草各30 g,杏仁12 g。本方以生地黄、牡丹皮、仙鹤草清热凉血止血;佐以苇茎、鱼腥草清肺泻火;桑白皮、杏仁、桔梗宣肺涤痰。全方合用可收清泻肺热,凉血止血之效。热盛者加黄连12 g、黄芩15 g以清肺泻热;痰多者加瓜蒌20 g、胆南星12 g、冬瓜仁20 g以清热化痰;大便秘结不通者加大黄10 g以泻热通腑;血色瘀黯、缠绵不止者加三七末1.5 g以止血。

(2)肝火犯肺

主症:咳嗽,咯黄色脓痰,咯血,烦躁易怒,胸胁疼痛,口干、口苦,舌质红、舌苔薄黄干,脉弦数。

治法:清肝泻火,凉血止血。

方药:清肝止血汤加减。生地黄、牡丹皮、龙胆草、桑白皮、杏仁各15 g,栀子12 g,生蒲黄10 g,仙鹤草30 g。龙胆草、栀子清肝泻火为主药,生地黄、牡丹皮、生蒲黄、仙鹤草凉血止血,佐以桑白皮、杏仁宣肺化痰。全方合用可收清泻肝火,凉血止血之效。胸胁痛明显者加柴胡12 g、桃仁10 g疏肝理气、化瘀以止痛;痰多者加浙贝母、瓜蒌皮各15 g清热涤痰。

(3)相火灼金

主症:咳嗽,咳痰,或干咳无痰,痰中带血,或反复咯血,口干咽燥,潮热盗汗,面赤颧红,舌质红,少苔或无苔,脉细数。

治法:滋阴清热,凉血止血。

方药:滋阴止血汤加减。生地黄、牡丹皮、玄参各15 g,黄柏、知母、阿胶(烊化)各12 g,仙鹤草30 g,川贝母末3 g(冲服)。生地黄、玄参、牡丹皮、仙鹤草滋养肾阴,凉血止血;佐以知母、黄柏清热养阴;川贝母、阿胶清热养阴并助止血。全方合用可收滋阴泻火,凉血止血之效。痰多者加枇杷叶12 g、天花粉15 g以加强清热化痰之效;反复咯血者加生蒲黄、白茅根各15 g以养阴止血;舌涸津伤者以生藕汁代茶徐徐咽下,有清热生津,散瘀止血之效。

(4)气不摄血

主症:痰中带血或咳吐纯血,面色无华,神疲乏力,头晕目眩,耳鸣心悸或肢冷畏寒,冷汗淋漓,舌质淡,脉虚细或虚数或芤。

治法:益气温阳,收敛止血。

方药:拯阳理劳汤加减。人参(另炖兑服)、甘草各 6 g,黄芪 20 g,白术、当归、陈皮、白及各 10 g,阿胶珠肉桂、三七粉(冲服)各 3 g,仙鹤草 30 g。人参、黄芪、白术、肉桂、甘草益气温阳;仙鹤草、白及、阿胶珠、三七粉止血;当归、陈皮行气活血,使止血而不留瘀。全方合用可收益气温阳,收敛止血之效。无寒象者去肉桂。

(5)气阴亏虚

主症:呛咳少痰,痰中带血,气短神倦,自汗,口燥咽干或有潮热,手足心热,脉细数无力。

治法:益气救阴,敛肺止血。

方药:生脉散加减。人参 10 g(另炖),麦冬 20 g,五味子 9 g。人参大补元气,麦冬养阴润肺,益气生津,五味子敛肺生津,聚耗散之气。全方合用可收益气救阴,敛肺止血之效。若病情急危,应急用生脉注射液 30 mL 加入 50％葡萄糖液 20 mL 静脉推注;病情危重者,可加用生脉注射液加入 10％葡萄糖注射液中静脉滴注,以敛阴固脱。

(6)血脱亡阳

主症:面色苍白,四肢厥冷,大汗淋漓,甚至昏蒙,鼻息微弱,舌质淡,脉细数无力。

治法:益气,回阳,固脱。

方药:独参汤或参附汤。吉林长白山人参 30 g(另炖),或加制附子 15 g。吉林长白山人参大补元气,益气固脱,此时可谓"有形之血不能速生,而无形之气所当急固",用于气随血脱之危症。制附子温肾壮阳,祛寒救逆。二者合用可收益气,回阳,固脱之效。若病情急危,应急用生脉注射液、参附注射液各 10～30 mL,分别加入 50％葡萄糖注射液 20 mL 中静脉推注,或加入 10％葡萄糖注射液中静滴。

2.迁延期的治疗

(1)痰浊阻肺

主症:长期反复咳嗽、咯大量脓痰,痰虽黄白黏稠,但易咯出,尤以午间或变换体位后咯痰更多;气促、气紧,痰咯出后咳喘可以减轻,舌质红,苔白厚腻,脉滑。

治法:祛痰,止咳,平喘。

方药:支扩涤痰汤。鱼腥草 30 g,前胡、杏仁、浙贝母、法半夏、瓜蒌仁各 12 g,冬瓜仁、薏苡仁、桔梗各 15 g,炙麻黄 9 g。本方以杏仁、冬瓜仁、薏苡仁、桔梗涤痰宣肺,佐以鱼腥草、前胡、浙贝母清肺化痰;炙麻黄、法半夏宣肺化痰平喘。全方合用可收涤痰平喘之效。若湿痰化热,加黄连 6 g,黄芩、青天葵各 15 g 以加强清解肺热之效;痰黄稠难咯出者加桑白皮 12 g、苇茎 15 g、煅礞石 8 g 以宣肺化痰。

(2)肺脾两虚

主症:反复咳嗽,咳痰量多,痰稀白或带泡沫,气短、少气懒言,胃纳不佳,形体消瘦,易患伤风感冒,舌质淡红,舌苔白润,脉细弱。

治法:益气健脾,祛痰止咳。

方药:三六汤。党参、黄芪各30 g,茯苓、白术、莱菔子、紫苏子、法半夏各12 g,陈皮、白芥子各9 g,炙甘草6 g。本方以党参、茯苓、白术加黄芪培土生金,补益肺气,佐以白芥子、莱菔子、紫苏子蠲除顽痰,顺气降逆。全方合用可收益气健脾,化痰止咳之效。喘重者加厚朴12 g、白果10 g以宽胸下气;兼伤风感冒者,加防风、荆芥穗各10 g、柴胡12 g以疏解风邪。

(3)痰伏肺系

主症:反复咳嗽,易感,咳痰黄稠或黄绿,尤以凌晨或卧位时痰多,可伴有鼻塞,鼻后滴流,喉鸣,咽痛或咽部异物感,舌红苔黄或白,脉滑或沉。

治法:清热化痰,宣肺利窍。

方药:清气化痰丸合苍耳子散。黄芩、陈皮、法半夏各12 g,胆南星、枳实、苍耳子、辛夷各6 g,瓜蒌仁、白芷各15 g,茯苓9 g。本方以黄芩、胆南星、瓜蒌仁、法半夏清热化痰,陈皮、茯苓、枳实健脾理气,苍耳子、辛夷、白芷通窍排脓。咽痛者可加木蝴蝶、玄参以利咽,痰稠者可加苇茎、鱼腥草以加强清化痰热之效。

(二)专方专药

①支扩稳定方:桔梗、白及各10 g,麦冬、茯苓、紫草各15 g,黄芪20 g,薏苡仁、金荞麦各30 g。肺脾气虚证者加用党参、陈皮、白术等,气阴两虚证者加用南沙参、北沙参、生地黄等,痰热重者酌加蒲公英、黄芩、紫花地丁等。

②益气护卫汤:生黄芪30 g,防风、白术、淫羊藿各10~15 g,桂枝、白芍、仙茅各10 g,大枣6枚,生姜3片,炙甘草6 g等组成,诸药共奏温阳益气、调和营卫、振奋真元之功效。若阳虚明显者,可将仙茅、淫羊藿易为补骨脂10~15 g,葫芦巴10~15 g,名为温阳护卫汤。本方适用于卫阳(气)虚弱型支气管扩张症,患者常见形寒肢冷、自汗畏风、不耐风寒、易伤风感冒等表现。

③白鹤汤:白及、生山栀子、生地、杏仁、川贝各10 g,黄芩15 g,仙鹤草、桑白皮、地骨皮、花蕊石、黛蛤散(布包)各30 g,生甘草3 g,鲜藕汁30~60 mL(另服)。若烦躁口干者加生石膏60 g,知母10 g,鲜芦根30 g;中脘饱闷,大便秘结者加生大黄或全瓜蒌以通腑泄热,热去血止;若阴虚火旺,手足心烦热,口干不欲饮者加鳖甲、白薇;咯大量脓痰者加鱼腥草60 g。每日1剂,水煎2次,分3次饭前服,7天为1个疗程,一般治疗3个疗程。

④支气管扩张咯血方:黄芩20 g,栀子15 g,生地黄、白茅根各30 g,三七粉5 g

(冲服)。每日1剂,水煎早晚分服。疗程一般为2周,最短者1周,视病情而定。辨证加味:燥热伤肺型,酌加桑叶、金银花、沙参、麦冬、杏仁;痰热郁肺型,酌加桑白皮、生大黄、鱼腥草、川贝母、瓜蒌;肝火犯肺型,酌加柴胡、龙胆草、郁金、牡丹皮;阴虚肺热型,酌加沙参、麦冬、玄参、阿胶、黄芪、当归。

⑤当归补血补络补管汤加味:当归、黄芪、生龙骨、生牡蛎、鱼腥草各30 g,三七粉5 g(冲服)、生赭石20 g,山茱萸、黄芩各10 g。每日1剂,水煎分3次服,每次200 mL。

⑥化瘀益气方:茜草、丹参、半夏各60 g,五味子、青黛、桃仁各30 g,党参、麦冬、生地黄、百合、陈皮、诃子、海蛤壳各100 g,枸杞子80 g,煅花蕊石120 g,川贝母50 g,三七25 g,阿胶150 g,竹沥60 mL,冰糖、蜂蜜各500。将上方前14味水煎2次混合后浓缩至2500 mL,加入川贝母、三七、青黛、阿胶、竹沥,再煎30分钟,加入冰糖和蜂蜜收膏至约300 mL即成。每次20 mL,每日3次徐徐服用,用于支气管扩张症急性发作期,只要坚持服药,效果较好。

⑦加味鱼旱蛋方:鲜鱼腥草200 g,旱莲草100 g,鸡蛋4个,重度咯血者加仙鹤草50 g,白及、白茅根各25 g,生地黄15 g;发热者加金银花、黄芩各15 g;兼咳嗽者加紫苏子、百部各15 g,尖贝12 g;肝火盛者加牡丹皮15 g,白芍、郁金各12 g。先将鲜鱼腥草、鸡蛋洗净,连根叶和鸡蛋放入锅内煮半小时后,将鸡蛋取出,用筷将鸡蛋壳打破,再把鸡蛋放入锅内煮半小时,将药汁到入碗内,每日多次,每次100 mL,加适量红糖同服,1周为1个疗程。鸡蛋去壳后分早晚各服1次,每次2个。

⑧五白汤:白毛夏枯草20 g,白芍12 g,白及15 g,白蔹、白薇各9 g。每天1剂,加水550 mL,煎至250 mL,渣加水350 mL,煎至150 mL,分2次饱腹服。

⑨加味黄连温胆汤:川黄连6 g,法半夏8 g,枳实、陈皮、竹茹、白及、生甘草各10 g,茯苓15 g,金荞麦20 g。脓痰为主者加薏苡仁15 g,冬瓜仁、苇茎各30 g,桔梗10 g,桃仁6 g;咯血为主者加云南白药1 g(另行冲服);胸痛者加郁金10 g。伴发热者加黄芩、金银花各10 g;每日1剂,10日为1个疗程。

⑩作者经验方:黄芩、桑白皮、生地黄、全瓜蒌、薏苡仁、麦冬、南沙参、杏仁、枳壳各10 g,白茅根20 g,桔梗、甘草各5 g。治疗支气管扩张缓解期,以1周为1个疗程,治疗4个疗程。

⑪支扩方:黄芩、桑白皮、杏仁、枳壳、郁金、南沙参、麦冬各10 g,薏苡仁、冬瓜子、全瓜蒌、黛蛤散、丹参各15 g,白茅根30 g,有学者研究报道此方具有清热化痰、凉血行瘀、养阴润肺之功,不仅有一定抗菌作用,还能抑制支气管黏膜组织IL-8、TNF-α活性,降低炎症细胞数,抑制支气管黏膜黏膜细胞脂质过氧化,减轻支气管黏膜炎症反应。

(三)中成药

①紫地宁血散:每次 4 g,每日 3 次,治疗支气管扩张急性期引起的咯血。
②化州橘红精:每次 30 mL,每日 3 次,治疗支气管扩张迁延期之痰浊阻肺。
③金水宝胶囊:每次 3 粒,每日 3 次,治疗支气管扩张迁延期之肺脾两虚证。
④云南白药:每次 1 g,每日 3 次,治疗支气管扩张并咯血。

(四)针灸疗法

取穴:孔最、尺泽、内关、外关、膈俞、膻中。手法:辨虚实而采用补法或泻法。

(五)其他特色疗法

1.雾化吸入疗法

有学者用白及、五倍子液作雾化吸入治疗 46 例,总有效率为 90%,止血时间最长为 48 小时;陈氏用双麻贝雾化剂治疗支气管扩张的痰阻气道证 100 例,有效率达 91.2%。

2.穴位注射疗法

①鱼腥草注射液:4 mL,双孔最穴注射,每穴 2 mL,咯血时每天注射 2 次,3 次为 1 个疗程,咯血停止后每天注射 1 次,剂量同上,巩固治疗 2~3 天。
②胎盘注射液:4 mL,双肺俞穴注射,每穴 2 mL,每日 1 次,15 天为 1 个疗程。
③核酪注射液:主穴取肺俞、肾俞,配太溪、三阴交、尺泽。
④黄芪注射液:主穴取肺俞、脾俞,配足三里、大椎。益气健脾,适用于气虚痰湿型支气管扩张。
⑤丹参注射液:主穴取膈俞、肺俞,配血海、太渊。每组均双侧,每次取 2 穴穴注,余针刺,隔日 1 次,10 次为 1 个疗程。1 个疗程结束后休息 1 周,再进行第 2 个疗程,连续治疗 6 个月。适用于气滞血瘀型。

3.自血疗法

选择肺俞、脾俞、丰隆、足三里 4 组穴位,每次选取 2 组穴位,抽取静脉血 4 mL,分注于 2 组共 4 个穴位。每周 2 次,1 个疗程 12 周。

4.外敷疗法

使用咯血贴外敷。咯血贴由肉桂末 3 g、冰片 3 g、硫磺末 6 g、大蒜粉 9 g 组成,上药研匀后以蜂蜜适量调成膏状。如无大蒜粉,可用新鲜大蒜瓣,去皮,取约 9 g,捣碎成泥状,兑入上药末,调匀。分成 2 等份置于透气医用胶黏带或医用胶布中间。洗足后,敷贴双侧涌泉穴。成人男性一般贴 6~8 小时,成人女性贴 4~6 小时,儿童贴 3 小时后揭去。该剂 2 次为 1 个疗程,一般使用 1~2 个疗程获效。

5.局部灌注疗法

局部灌注黄芩液治疗。操作方法:以利多卡因 20 mL 加阿托品 0.5 mg 雾化吸入局部麻醉,患者取仰卧位,将支气管镜经鼻腔插入至气管,边入镜边反复抽吸支气管内分泌物后,将插入端固定在支气管扩张处,每次用无菌生理盐水 20 mL 注入,随即负压吸净灌洗液,可重复操作 5 次,然后将黄芩液 5 mL 注入。对于双侧支气管扩张患者可每侧各注药 5 mL,5 天 1 次,2 次为 1 个疗程。两组各行 1 个疗程治疗。

6.鼻腔冲洗法

0.9%氯化钠注射液 500 mL,加入双黄连冻干粉针剂 1.8～2.4 g,每日一次鼻腔冲洗,2～4 周为 1 个疗程。适用于支气管扩张症同时伴有副鼻窦炎患者。可以有效控制副鼻窦炎,减少下呼吸道感染的机会。对控制气道慢性炎症,减少抗生素的使用也有积极作用。

临床上可视情选用上述方法 1～2 种,并配合方药内服及饮食调护等综合疗法,常可获得较好疗效。

第五节　呼吸衰竭

一、急性呼吸衰竭

中医学无呼吸衰竭这一病名,因患者多以呼吸困难为主症,轻则呼吸费力,重则呼吸窘迫,根据症状及发病特点可归于"喘证""肺衰""肺胀""痰饮"等多种危重症范畴。《灵枢·五阅五使》说"故肺病者,喘息鼻张",《灵枢·本藏》谓"肺高则上气肩息咳",《灵枢·胀论》亦云"肺胀者,虚满而喘咳"。张仲景的《金匮要略·肺痿肺痈咳嗽上气病脉证治第七》讲:"上气喘而躁者,属肺胀,欲作风水,发汗则愈……咳而上气,此为肺胀,其人喘,目如脱状,脉浮大者,越婢加半夏汤主之。"肺衰是指肺之脏真受伤,气力衰竭,呼吸错乱,百脉不畅而引起的急危重症,多属虚实夹杂的恶候,病情凶险,易危及生命。

(一)病因病机

1.病因

①感受外邪:六淫之外邪从口鼻皮毛而入,上升于肺,致肺失宣降、清肃之能,则发为气逆;或感受疫毒,热毒炽盛,灼伤肺络,正不胜邪,致温毒内陷,可灼液成痰,痰热壅肺,肺失宣降;肺与大肠相表里,肺气壅塞可致腑气不通,阳明秽浊之气上逆;或素有痰瘀,复感外邪,痰瘀互结,阻遏气道,气机不利,脏真受损,治节功

失司,互换清浊功能障碍,发为本证。

②创伤瘀毒:严重跌仆损伤导致瘀血留滞,气机逆乱,上升于肺;或溺水、异物壅塞气道,气道不通,肺失升降,呼吸出纳失常;烧伤致热毒瘀肺,肺络受损,气血失和,血结内瘀,肺络不畅,血脉瘀阻,浊气内逆,清气亏少,脏真受伤;亦有败血冲心乘肺,瘀血阻于肺络,肺脉不畅,肺失治节,升降失司,肺气衰败而发为本病。

③肺气虚衰:久患痨瘵、肺胀、哮喘或心脏疾患或痰饮久羁,水饮内停,水毒犯肺,伤及肺气,致肺气虚损,脏真受伤;肺气不足,营卫不行,营气不清,气血败浊而成痰瘀,气道闭塞,肺失宣降而发为本病。

2.病机

本病多由肺气虚衰,感受邪毒所致,肺失主气司呼吸的功能,一则不能上助心脉以行气血,致心脉阻滞;二则脏腑气逆,升降失常,升多降少,肺气壅塞。肺失治节,金气不平,金不平则不能制肝,肝气壅闭;中焦脾胃受伤,脾不运,胃不腐,升降失常,浊气上壅于肺,肺举叶张,升而不降,气不得出,呼吸错乱,清浊相混,营气不清,上犯于脑,脑窍闭塞,水精不布,结而不散,波及于血,肺脏受损,而致肺衰。本病发病急,变化快,初起多以邪实为主,壅遏肺气,以湿热毒邪内陷迫肺最为常见。久病则致肺脾肾俱虚,复感外邪,正虚邪盛,病情恶化,甚至导致心肾阳衰,阳气暴脱之喘脱证。

(二)辨病

1.呼吸困难

轻者仅感呼吸费力,重者呼吸窘迫,呼吸浅快,节律异常。

2.发绀

常在口唇、指甲等处出现。但发绀与缺氧程度不一定完全平行。如贫血时缺氧可不出现发绀,而红细胞明显增多时轻度缺氧也可出现发绀。

3.精神-神经症状

急性呼吸衰竭可迅速出现精神紊乱、躁狂、昏迷、抽搐等症状。慢性呼吸衰竭者随着$PaCO_2$的升高,出现先兴奋后抑制症状。兴奋症状包括烦躁不安、昼夜颠倒甚至谵妄。CO_2潴留加重时导致肺性脑病,出现抑制症状,表现为表情淡漠、肌肉震颤、间歇抽搐、嗜睡甚至昏迷等。

4.循环系统表现

多数患者出现心动过速,严重缺氧和酸中毒时,可引起周围循环衰竭、血压下降、心肌损害、心律失常甚至心脏骤停。CO_2潴留时出现体表静脉充盈、皮肤潮红、温暖多汗、血压升高、头痛等。

5.消化和泌尿系统表现

严重呼吸衰竭时可损害肝、肾功能,并发肺心病时出现尿量减少。部分患者可引起应激性溃疡而发生上消化道出血。

6.分类

急性呼吸衰竭按照血气分析的结果来分,位于海平面水平,在静息状态呼吸空气时,若 $PaO_2 < 60$ mmHg(1 mmHg≈ 0.133 kPa,后文同此换算关系),$PaCO_2$ 正常或低于正常值时即为低氧血症型或Ⅰ型呼吸衰竭;若 $PaO_2 < 60$ mmHg,$PaCO_2 \geqslant 50$ mmHg,即为高碳酸血症型或Ⅱ型呼吸衰竭。Ⅰ型呼吸衰竭主要由氧合功能障碍所致,而Ⅱ型呼吸衰竭主要由通气功能障碍所致。但在临床实际中,两者之间并无明确的分界线,许多患者表现为Ⅰ型和Ⅱ型呼吸衰竭同时存在。

(三)类病辨别

1.辨标本虚实

本病在本为肺脏虚损及其他脏腑虚损,在标为痰瘀热结,但在不同阶段,虚实会有所侧重或可相互转化。本病起病急骤,病情变化快,初起多以邪实为主,邪壅肺气,湿热毒邪内陷迫肺;严重跌仆损伤、沸水烫伤、火焰烧伤,以及产后恶露留滞,均可导致瘀血留滞,气机逆乱,水湿内停,以上病邪毒热影响肺之宣发肃降功能,发为喘促,形成呼吸衰竭之实证。咳喘日久,久患痨瘵、肺胀则肺气虚,渐致肺脾肾俱虚,复感外邪,正虚邪盛,虚实夹杂。严重者因邪盛正衰,而成内闭外脱、阳气欲脱之危候。

2.辨病位

本病病变主要表现在肺,涉及脾、肝、心、肾。初起湿温毒邪侵肺,肺气壅塞,形成痰火互结于肺之势;肺热移于大肠,可致腑气不通,肠腑燥结而致便秘;若病势控制不力,毒火弥漫,气机逆乱,可迅速出现邪扰神明、肝风内动之神昏谵语;肺气虚损,无力推动血液运行,心气虚衰,血行不畅,则致心脉瘀阻,可见心悸、胸痹;后期外邪湿毒耗气伤阴,甚则气阴两竭,阳气暴脱,形成喘脱之危候,则病及于肾。

(四)中医治疗

1.治疗原则

急性呼吸衰竭为喘证之急危重症,甚至可出现神昏、喘脱,危及生命。该病是以肺、脾、肾、心四脏虚损为内因,感受外邪而致,痰、热、毒、瘀、水、饮为其病理因素。急性呼吸衰竭时临床多表现以邪实为主,应根据中医"急则治其标"的原则进行辨证治疗,临床施以清热化痰、泻下通腑、清营开窍、活血化瘀等法。

2.辨证论治

(1)痰热壅肺证

症候:气急喘促,喉间痰鸣,张口抬肩,口唇青紫,发热口渴,烦躁不安,甚则神昏谵语,舌质红绛,苔黄厚,脉滑数。

治法:清热化痰,平喘降逆。

方药:麻杏石甘汤合千金苇茎汤加减。热象明显者,加栀子、黄芩、郁金、鱼腥草;痰涎壅盛者,加青礞石、前胡、瓜蒌仁。中成药用安宫牛黄丸、醒脑静注射液、痰热清注射液、鲜竹沥液。

(2)阳明腑实证

症候:喘促气憋,发热不恶寒,胀满腹痛,烦躁不安,便秘,小便短赤,舌质红绛,脉滑数实大。

治法:宣肺泻下通腑。

方药:宣白承气汤加减。津亏者,加生地黄、玄参、麦冬。中成药用牛黄解毒片、当归龙荟丸、醒脑静注射液,同时可用大承气汤灌肠。

(3)热入心包证

症候:喘促气急,高热夜甚,头痛,烦躁不安,心烦不寐,神昏谵语,口不渴,舌质红绛,脉细数。

治法:清营开窍。

方药:清营汤加减。若热陷心包而窍闭神昏者,可与安宫牛黄丸或至宝丹合用;若营热动风而见痉厥抽搐者,可加钩藤、地龙;若兼痰热,可加竹沥、天竺黄、川贝母;若热毒壅盛者,可重用金银花、连翘、石膏、知母等。中成药注射剂可选醒脑静注射液或清开灵注射液。

(4)瘀毒阻肺证

症候:烧伤或跌仆、金刃伤后,气促喘息,张口抬肩,痰涎壅盛,口唇青紫,爪甲肢端发绀,面色晦暗,舌质紫暗,脉涩。

治法:化瘀解毒,泻肺平喘。

方药:活络效灵丹合葶苈大枣泻肺汤。有出血症候者,加蒲黄、三七、大蓟、小蓟、藕节等;若毒瘀阻络,水湿停聚而见水凌心肺,可加茯苓、猪苓、泽泻、桂枝等;大量出血,阳气欲脱者,宜回阳救逆,可用大剂量独参汤灌服。中成药可选丹红注射液、血必净注射液静脉滴注。

(5)喘脱证

症候:患者喘促症状加重,气急息高,突然出现面色苍白,四肢厥冷,汗出如珠,皮肤湿冷,尿少,甚则神昏,遗尿,舌质淡暗,苔白,脉细数无力或脉微欲绝。

治法:急当益气回阳、扶正固脱。

方药:大剂量独参汤或参附汤加减,另送服黑锡丹固脱平喘。参附注射液 50 mL 加入葡萄糖 250 mL 中静脉滴注,每日 1～2 次。如呼吸突然微弱,意识不清者应立即建立人工气道,进行机械通气。

3.针刺治疗

主穴为大椎、风门、肺俞、内关。点刺,不留针。痰多壅盛者加天突、膻中,用泻法;喘而欲脱者加内关、三阴交,平补平泻。本法应在常规治疗的基础上进行。

二、慢性呼吸衰竭

(一)病因病机

中医认为,本病多因久病肺虚、劳欲太过、屡感外邪,以致肺脾肾亏虚,痰浊、瘀血、水饮阻肺。

1.久病劳欲

内伤久咳、支饮、久喘、久哮、肺结核等肺系慢性疾患,迁延失治,痰浊潴留或劳累及房事过度,日久导致肺虚乃至脾、肾、心俱虚,成为发病的基础。

2.感受外邪

肺虚则卫外不固,六淫外邪易反复乘虚而入,诱使本病常发作加重。

此病的病位在肺,与心、脾、肾关系密切。《三因极一病证方论·喘脉证治》云:"夫五脏皆有上气喘咳,但肺为五脏华盖,百脉取气于肺,喘既动气,故以肺为主。"本病病性多属本虚标实。本虚为肺、脾、肾亏虚,久则及心;标实为痰浊、瘀血、水饮内阻。

各种肺系疾病迁延不愈,致肺气虚损,病久可累及于脾、肾、心。肺之气阴不足,子盗母气,可致肺脾两虚;肺气虚累及于肾,肾虚则不纳气,气不归原,气逆于肺则喘促;肺失通调、脾失运化、肾失开阖,三者俱虚,则三焦决渎失司,水湿泛溢肌肤,致尿少、水肿,水气凌心射肺则心悸喘促。肺虚不能主治节,心脉瘀阻,心悸、喘促加重,面唇发绀,并可见颈部青筋显露。肺失宣肃、脾失转输、肾失温化,水湿内停,聚而为痰,痰蒙神窍,可致嗜睡、烦躁甚至昏迷;痰郁化热,引动肝风,可见抽搐;或因动血而致出血。晚期可因肺气欲绝,心肾阳衰而见亡阴亡阳之垂危症候。因此,肺、脾、肾、心虚损为产生本病的主要内因,感受外邪是引起本病的主要外因,痰浊壅肺、血瘀水阻是产生变证的主要根源。

(二)辨病

除导致慢性呼吸衰竭原发疾病的症状、体征外,本病的主要临床表现是缺氧和二氧化碳潴留所致的呼吸困难和多脏器功能紊乱。

1.呼吸困难

大多数患者最早出现的临床表现为慢性呼吸困难,由呼吸器官引起的周围性呼吸衰竭(如慢阻肺),表现为呼吸费力,严重时呼吸浅快,辅助呼吸肌活动加强,呈点头和抬肩呼吸。并发二氧化碳潴留,可出现浅慢呼吸和潮式呼吸,如发生二氧化碳麻醉时,无明显呼吸困难。中枢性呼吸衰竭的患者可无气促主诉,如中枢神经抑制、药物中毒则表现为呼吸匀缓、昏睡,严重者呈潮式呼吸、间歇性或抽泣样呼吸。

2.神经精神症

慢性呼吸衰竭的缺氧多表现为智力或定向功能障碍。伴二氧化碳潴留时常表现为先兴奋(如失眠、烦躁、躁动、夜间失眠而白天嗜睡等)后抑制。兴奋症状出现时,切忌用镇静剂或安眠药,以免加重二氧化碳潴留,导致肺性脑病。肺性脑病表现为神志淡漠、肌肉震颤或扑翼样震颤、间歇抽搐、昏睡甚至昏迷。

3.血液循环系统

长期缺氧、二氧化碳潴留引起肺动脉高压,发生右心衰,表现为全身体循环瘀血体征,如全身浮肿、肝脏肿大、颈静脉怒张等。严重缺氧可致心律失常,血压升高,心率加快;严重缺氧致酸中毒时可引起心肌损害、周围循环衰竭、血压下降、心律失常、心脏停搏。二氧化碳潴留还可引起脑血管扩张,产生搏动性头痛。

(三)类病辨别

呼吸衰竭由于病因、病史、症状、体征和实验室检查结果都有所不同,因此,除原发疾病和低氧血症导致的临床表现外,主要依靠血气分析进行诊断,尤其是 PaO_2 和 $PaCO_2$ 的测定。

临床上Ⅱ型呼吸衰竭患者还可见氧疗后 $PaO_2 > 60$ mmHg,而 $PaCO_2$ 仍高于正常水平。

(四)中医辨证治疗

1.痰浊阻肺证

症候:呼吸急促,喉中痰鸣,痰涎黏稠,不易咯出,胸中窒闷,面色暗红或青紫,唇舌紫暗,苔白或白腻,脉滑数。

治法:化痰降气,活血化瘀。

方药:二陈汤合三子养亲汤加减。痰浊化热,咳痰黄稠,加苦参、贝母、鱼腥草清化痰热。

2.肺肾气虚证

症候:呼吸短浅难续,甚则张口抬肩,不能平卧,胸满气短,心悸,咳嗽,痰白如沫,咯吐不利,形寒汗出,舌淡或黯紫,苔白润,脉沉细无力或结代。

治法:补益肺肾,纳气平喘。

方药:补肺汤合参蛤散加减。若阳气虚衰见形寒怕冷加肉桂、细辛温阳散寒;气虚血瘀,面唇发绀,可加当归、丹参、赤芍活血化瘀;兼伤阴低热,舌红少苔,加玉竹、麦冬、知母、生地黄养阴清热。

3.脾肾阳虚证

症候:咳喘,心悸怔忡,不能平卧,动则尤甚,腹部胀满,浮肿,肢冷尿少,面青唇绀,舌胖紫黯,苔白滑,脉沉细或结代。

治法:温肾健脾,化湿利水。

方药:真武汤合五苓散加减。血瘀可加红花、赤芍、泽兰、北五加皮行瘀利水;若阳虚不化,水肿势剧,心悸喘满,则加沉香、椒目、葶苈子行气逐水。

4.痰蒙神窍证

症候:呼吸急促或伴痰鸣,神志恍惚,谵语,烦躁不安,嗜睡,甚则抽搐、昏迷,颜面发绀,舌暗紫,苔白腻,脉滑数。

治法:涤痰开窍,息风止痉。

方药:涤痰汤送服安宫牛黄丸或至宝丹。若痰热内盛,身热,神昏谵语,可加菖蒲、郁金、葶苈子、竹沥、桑白皮、天竺黄以清热化痰开窍;肝风内动,抽搐,加钩藤、全蝎凉肝息风;血瘀明显,唇甲发绀,加桃仁、红花、丹参活血通脉;热伤血络,皮肤黏膜出血,咯血、呕血、便血,加水牛角、生地黄、牡丹皮、生大黄、紫草等清热凉血止血。

5.阳微欲脱证

症候:喘逆剧甚,张口抬肩,鼻翼扇动,面色苍白,冷汗淋漓,四肢厥冷,烦躁不安,面色紫暗,舌紫暗,脉沉细无力或脉微欲绝。

治法:益气温阳,固脱救逆。

方药:独参汤灌服,同时用参麦注射液或参附注射液静脉滴注。

第六节 肺炎

一、病因病机

本病多由于劳倦过度,正气虚弱或寒温失调,起居不慎,卫外功能减弱,暴感外邪,病邪犯肺而发。顺传肺胃,逆传心包,变生诸证。邪在卫分、气分,病位多在上焦肺经,病机为邪犯于肺,肺气上逆。邪在营分、血分,病位多在上焦心包或涉及肝肾二脏。本病初期,多以实证为主或邪实正虚;后期多以正虚为主或正虚邪恋或虚实夹杂。

(一)病因

1.外感六淫

多因起居不慎,寒温失宜或过度疲劳,肺的卫外功能减退或失调,以致在天气冷热失常,气候突变的情况下,六淫之邪,从口鼻或皮毛而入,侵袭肺系,或因吸入烟尘、异味气体,肺气被郁,肺失宣降。肺居上焦,为五脏之华盖,上连咽喉,开窍于鼻,外合皮毛,而主卫表。风热之邪侵袭人体,从口鼻或皮毛而入,首犯肺卫。邪犯肺卫,外而邪正相争,表现为发热恶寒;内而肺气不清,失于宣肃,则咳嗽、咯痰。故《河间六书·咳嗽论》谓:"寒、暑、燥、湿、风、火六气,皆令人咳。"病势不解,则卫表之邪入里而达气分或寒郁化热或邪热郁肺。肺热郁蒸,见高热烦渴、咳喘胸痛、咯痰带血;热邪蒸迫津液外泄,热盛伤津,而见面赤汗出、烦渴思饮等症,但病变重点始终在肺。

2.内邪干肺

内伤咳嗽总由脏腑功能失调、内邪干肺所致,可分其他脏腑病变涉及于肺和肺脏自病两端。他脏及肺者可因饮食不调,如嗜烟好酒,烟酒辛温燥烈,熏灼肺胃,或过食肥甘辛辣炙煿,酿湿生痰;或因平素脾运不健,饮食精微不归正化,变生痰浊,肺脉连胃,痰邪上干,乃生咳嗽;或由情志不遂,郁怒伤肝,肝失条达,气机不畅,日久气郁化火,因肝脉布胁而上注于肺,故气火循经犯肺,发为咳嗽。肺脏自病者,常因肺系疾病迁延不愈,阴伤气耗,肺的主气功能失常,以致肃降无权,肺气上逆作咳。

(二)病机

咳嗽的病变主脏在肺,与肝、脾有关,久则及肾。主要病机为邪犯于肺,肺气上逆。因肺主气,司呼吸,上连气道、喉咙,开窍于鼻,外合皮毛,内为五脏华盖,其气贯百脉而通他脏,不耐寒热,称为"娇脏",易受内外之邪侵袭而致宣肃失司。肺脏为了祛除病邪外达,以致肺气上逆,冲激声门而发为咳嗽。诚如《医学心悟·咳嗽》所说:"肺体属金,譬如钟然,钟非叩不鸣,风寒暑湿燥火,六淫之邪,自外击之则鸣;劳欲情志饮食炙煿之火,自内攻之则亦鸣。"《医学三字经·咳嗽》亦说:"肺为脏腑之华盖,呼之则虚,吸之则满,只受得本然之正气,受不得外来之客气。客气干之,则呛而咳矣。亦只受得脏腑之清气,受不得脏腑之病气。病气干之,亦呛而咳矣。"提示咳嗽是内外病邪犯肺,肺脏祛邪外达的一种病理反应,但外感咳嗽与内伤咳嗽的机理各有不同。

外感咳嗽,属于邪实,为六淫外邪犯肺,肺气壅遏不畅所致。因于风寒者,肺气失宣,津液凝滞;因于风热者,肺气不清,热蒸液聚为痰;因于风燥者,燥邪灼津生痰,肺气失于润降,则发为咳嗽。若外邪未能及时解散,还可发生演变转化,如风寒久郁化热、风热灼津化燥、肺热蒸液成痰等。

内伤咳嗽,病理因素主要为"痰"与"火"。而痰有寒热之别,火有虚实之分。痰火可互为因果,痰可郁而化火(热),火能炼液灼津为痰。因其常反复发作,迁延日久,脏气多虚,故病理性质属邪实与正虚并见。虚实之间尚有先后主次的不同。他脏有病而及肺者,多因实致虚。如肝火犯肺者,每见气火炼液为痰,灼伤肺津。痰湿犯肺者,多因湿困中焦,水谷不能化为精微上输以养肺,反而聚生痰浊,上升于肺,久延则肺脾气虚,气不化津,痰浊更易滋生,此即"脾为生痰之源,肺为贮痰之器"的道理,甚则病及于肾,以致肺虚不能主气,肾虚不能纳气,由咳致喘。如痰湿蕴肺,遇外感引触,痰从热化,则易耗伤肺阴。肺脏自病者,多因虚致实。如肺阴不足每致阴虚火炎,灼津为痰;肺气亏虚,气不化津,津聚成痰,甚则痰从寒化为饮。

外感咳嗽与内伤咳嗽可相互为病,外感咳嗽如迁延失治,邪伤肺气,更易反复感邪,而致咳嗽屡作,肺脏益伤,逐渐转为内伤咳嗽。内伤咳嗽,肺脏有病,卫外不强,易受外邪引发或加重,在气候转冷时尤为明显。久则肺脏虚弱,阴伤气耗,由实转虚。于此可知,咳嗽虽有外感、内伤之分,但两者又可互为因果。

二、辨病

(一)症状

肺炎的症状变化较大,可轻可重,取决于病原体和宿主的状态。发病前常有受凉、淋雨、疲劳、醉酒、病毒感染史,常见症状为起病急,可伴有流涕、鼻塞、咳嗽、咽痛、头痛、寒战、高热、头痛、全身酸痛、关节酸痛,原有呼吸道症状加重,咳嗽、咳痰;或咳痰初为白色泡沫痰,渐黏稠,呈黄色、绿色脓性痰,血痰或铁锈色痰,伴或不伴胸痛。病变范围大者可有呼吸困难,呼吸窘迫。大多数患者有发热。早期肺部体征无明显异常,重症患者可有呼吸频率增快、鼻翼扇动、发绀。部分患者有恶心、呕吐、腹胀、腹痛等消化道症状,体质衰弱,精神萎靡。

(二)体征

1. 一般体征

患者呈急性热病容,面颊绯红,鼻翼扇动,皮肤灼热、干燥,口角及鼻周有单纯疱疹;病变广泛时可出现发绀。有败血症者,可出现皮肤、黏膜出血点,巩膜黄染。重症感染时可伴休克、急性呼吸窘迫综合征及神经精神症状,表现为神志模糊、烦躁、呼吸困难、嗜睡、谵妄、昏迷等。肺外表现更为常见,如皮炎(斑丘疹和多形红斑)等。体格检查可见咽部充血,偶见颈淋巴结肿大。

2. 体格检查

嗅闻:口气可有腥臭异味,全身异臭味,咳嗽阵作,咯痰响鸣,呼吸喘促。视诊:精神不振,严重时面色、口唇、肢端发绀,呼吸急促,甚则出现张口抬肩、三凹征。触诊:发热时体热,累及脑膜时有颈抵抗及出现病理性反射。叩诊:早期肺部体征无明显异常,仅有胸廓呼吸运动幅度减小,叩诊稍浊;肺实变时有典型的体征,如叩诊浊音、触觉语颤增强。并发胸腔积液者,患侧胸部叩诊浊音,触觉语颤减弱。听诊:可闻及支气管呼吸音等,也可闻及湿啰音。并发胸腔积液者,呼吸音减弱,可有胸膜摩擦音。消散期可闻及湿啰音。病变较大或融合时可有肺实变体征,气胸或脓气胸则有相应体征。血源性葡萄球菌肺炎应注意肺外病灶。静脉吸毒者皮肤多有针口,三尖瓣出现赘生物,可闻及心脏杂音。心率增快,有时心律不齐。重症患者有肠胀气,上腹部压痛多与炎症累及膈胸膜有关。

三、类病辨别

(一)诊断

根据病史、症状和体征,结合 X 线检查和痰液、血液检查进行诊断。病原菌检测是确诊各型肺炎的主要依据。

①新近出现的咳嗽、咳痰或原有呼吸道疾病症状加重,并出现脓性痰,伴或不伴胸痛。

②发热。

③肺实变体征和(或)闻及湿啰音。

④WBC(白细胞计数)$>10\times10^9$/L 或 $<4\times10^9$/L,伴或不伴细胞核左移。

⑤胸部 X 线检查显示片状、斑片状浸润性阴影或间质性改变,伴或不伴胸腔积液。

以上①~④项中任何 1 项加第⑤项,并排除肺结核、肺部肿瘤、非感染性肺间质性疾病、肺水肿、肺不张、肺栓塞、肺嗜酸粒细胞浸润症及肺血管炎等后,可建立临床诊断。

(二)鉴别诊断

首先必须把肺炎与上呼吸道感染和下呼吸道感染区别开来。呼吸道感染虽然有咳嗽、咳痰和发热等症状,但呼吸道感染无肺实质浸润,胸部 X 线检查可鉴别。其次,应把肺炎与其他类似肺炎的疾病区别开来。肺炎常需与下列疾病鉴别。

1.肺结核

急性肺结核的临床表现与肺炎链球菌肺炎相似,胸部 X 线检查亦显示有肺实变。肺结核多发病缓慢,一般毒性症状较轻;肺结核多有全身中毒症状,如午后低热、盗汗、疲乏无力、体重减轻、失眠、心悸,女性患者可有月经失调或闭经等。X 线片显示病灶多在肺尖上叶后段,或锁骨上下及下叶背段,密度不均匀,久不消散,可形成空洞和肺内播散。痰中可找到结核杆菌。结核试验阳性有助于诊断。

2.急性肺脓肿

急性肺脓肿早期的临床表现与肺炎链球菌肺炎相似。随病程进展,以咳出大量脓臭痰为肺脓肿的特征,多有疲劳、酗酒及受凉史,大量脓痰排出后 X 线显示脓腔和液平。

3.肺癌

少数周围型肺癌的X线影像与肺炎相似,多无急性感染中毒症状,有时痰中带血丝;血白细胞计数不高;若痰中发现癌细胞可以确诊。肺癌可伴发阻塞性肺炎,经抗菌药物治疗后炎症消退,肿瘤阴影渐趋明显或可见支气管肺门淋巴结肿大,有时出现肺不张。若经过抗菌药物治疗后肺部炎症不消散或暂时消散后于同一部位再出现炎症,并有吸烟史及年龄较大的患者,应高度警惕肺癌的可能性,必要时进一步做CT、MRI、纤维支气管镜和痰脱落细胞等检查,以免贻误诊断。

4.肺血栓栓塞症

肺血栓栓塞症患者多存在导致静脉血栓的危险因素,如血栓性静脉炎、心肺疾病、创伤、手术和肿瘤等病史,发病前无上呼吸道感染史,很少出现口角疱疹,可突发剧烈的胸痛、发热(多为中度或低热)、明显的呼吸困难、气短、发绀、咯血、血压下降、晕厥,甚至休克等症状,在大块梗死区叩诊呈浊音,心率增快,心界扩大,发生咯血及较明显的颈静脉充盈。胸部X线检查示区域性肺血管纹理减少,有时可见尖端指向肺门的三角形或楔形阴影,肺门动脉扩张及右心扩大症,肺扫描示血流受阻。动脉血气分析常见低氧血症及低碳酸血症。心电图可见肺梗死特征性表现,D-二聚体、CT肺动脉造影(CTPA)、肺放射性核素检查和MRI等检查可帮助鉴别。

5.慢性支气管炎

慢性支气管炎合并感染时,其症状、体征与肺炎相类似,但慢性支气管炎患者的病史较长,1周内咳、痰、喘等症状中任一项加重明显,X线片示肺纹理增多、增粗、模糊,呈条索状或网状,以两中下肺野较为明显,表现为不规则斑片状阴影,两者可结合胸部X线检查加以鉴别。

6.非感染性肺部疾病

肺炎的鉴别还需排除非感染性肺部疾病,如肺间质纤维化、肺水肿、肺不张、肺嗜酸粒细胞增多症和肺血管炎等。

肺炎伴剧烈胸痛时,应与渗出性胸膜炎、肺梗死相鉴别。另外,下叶肺炎可能出现腹部症状,应通过X线、B超等检查与急性胆囊炎、膈下脓肿、阑尾炎等相鉴别。

7.其他疾病肺炎表现

有胸痛或胸腔积液时,须与肺梗死、结核性渗出性胸膜炎鉴别。结核性胸膜炎一般血常规不增高,结核分枝杆菌素试验阳性,胸腔积液中的细胞以单核细胞为主,而肺炎累及胸膜腔,胸腔积液中的细胞以多核细胞为主。膈胸膜受累时,须通过X线、腹部B超及其他相关检查与膈下脓肿等鉴别。

四、中医治疗

(一)一般措施

①加强体育锻炼,增强抗病能力,可坚持打太极拳,做八段锦、床上八段锦等;适时增减衣被,防止六淫之邪侵入人体。

②要及时治疗可能诱发本病的隐性疾病,如上气道咳嗽综合征、慢性咽喉炎、慢性扁桃体炎等。

③积极预防感冒等病的发生;预防本病的复发,要防早、防小(指若幼年阶段已有此病,应及时综合防治)。

④戒除烟、酒等不良饮食嗜好。饮食宜清淡,忌食辛辣、煎炸、过酸过咸、甜腻及海腥发物。

(二)治疗原则

关于肺炎的中医病因病机,近年来国内中医界进行了深入而有意义的研究。传统中医学理论认为:本病的发生,常属体质虚弱,感受六淫之邪或患病者相互染疫所致。也有外邪伏肺择机发病者。属于正虚邪盛或邪气亢盛的病理状态。中医学有"急则治其标,缓则治其本"之说。肺炎急发先去邪,后期若素体虚弱者可治本。因此,肺炎发作期应当采用"祛邪化痰,止咳平喘"的治疗原则。

(三)辨证论治

1. 风热犯肺

主症:发热畏寒,头痛咽干;咳声重浊,咳痰黄黏,痰居胸中,或痰中带血;胸闷不适;咽痛;便干或大便稀薄;舌边尖红,苔黄;脉浮数。

治法:清热利咽,化痰止咳。

方药:曲氏肺咳方。炙麻黄、杏仁、法半夏、橘红、茯苓、瓜蒌皮、浙贝母、木蝴蝶、蝉蜕、金荞麦、生石膏、甘草各 10 g。全方功可清热利咽,化痰止咳。咽痛者加射干 10 g;便干者去瓜蒌皮,加瓜蒌仁 30 g;大便稀薄者加葛根 30 g;痰中带血者加仙鹤草 30 g;高热不退者加柴胡、黄芩各 10 g。

2. 痰湿蕴肺

主症:发热咳嗽,咳声重浊,痰白黄脓,痰稠易咳,痰居胸中,时胸闷痛,涕多,略口干,或痰稠黄绿,或发热、咽痛、口干口苦、便干。舌体偏胖,质淡略黯,舌苔白腻,脉滑。

治法:清热祛湿,宣肺化痰。

方药:曲氏湿邪肺咳方。辛夷、紫苏叶、法半夏、杏仁、紫苏子、枳壳、五味子、柴胡、白芍、三七末(冲服)、甘草各 10 g,瓜蒌皮 20 g,鱼腥草、金荞麦各 30 g,黄芩

15 g。全方功可清热祛湿,宣肺化痰。痰稠黄绿者加败酱草、浙贝母各 10 g;发热者柴胡加至 20 g;咽痛者加射干 10 g;口干口苦、便干者加桑白皮 10 g。

3.痰热壅肺

主症:高热不退,汗出而不解,咳嗽气急,鼻煽气粗,咳痰黄稠或咯铁锈色痰,胸痛,口渴烦躁,小便黄赤,大便干燥。舌红,苔黄,脉滑数或洪数。

治法:清宣肺热,化痰降逆。

方药:高氏清气化毒饮合三拗汤加减。前胡、桔梗、玄参、黄连、黄芩、桑白皮、杏仁、瓜蒌皮、连翘、法半夏、炙麻黄、甘草各 10 g。诸药合用,功可清宣肺热,化痰降逆。痰热甚者加金荞麦 30 g;高热不退者加生石膏 15 g,知母 10 g。

4.热毒内陷

主症:高热不退,咳嗽气促,痰中带血,烦躁不安,神昏谵语,口渴。舌质红绛,苔焦黄而干,脉细数。

治法:清营开窍,解毒化痰。

方药:清营汤加减。水牛角 40 g,生地 20 g,玄参、麦冬、丹参、金银花、连翘、竹叶各 10 g,黄连 5 g。全方功可清营开窍,解毒化痰。烦躁谵语者加服紫雪丹;昏迷者加服安宫牛黄丸鼻饲。

5.阳气欲脱

主症:体温骤降,冷汗如油,面色苍白,肢冷唇青,气急鼻煽。舌质黯,脉微细欲绝。

治法:回阳救逆,益气敛阴。

方药:参附汤合生脉散加减。附子(先煎)、人参、麦冬、五味子各 10 g,龙骨、牡蛎各 15 g。诸药合用,功可回阳救逆,益气敛阴。惊厥抽搐者加钩藤 10 g。

(四)专方专药

①加减柴胡枳桔汤:柴胡 12 g,黄芩、浙贝母、焦神曲各 15 g,炒枳壳、桔梗、连翘、荆芥各 10 g,川芎 20 g。每日 1 剂,加水 400 mL,浸泡 40 分钟,头煎煮沸 8 分钟,二煎煮沸 10 分钟,两煎相混,分 3 次温服。1 个疗程为 7 天。柴胡枳桔汤出自《重订通俗伤寒论》,是小柴胡汤的变方。原书谓"邪郁腠理,逆于上焦,少阳经病偏于半表证也,法当和解兼表,柴胡枳桔汤主之"。临床对柴胡枳桔汤进行了加减,仍以柴胡、黄芩为主药,两药一清一散,疏解少阳之邪,燮理枢机之变。桔梗宣利肺气,开发上焦,炒枳壳下气除痞,宽胸行气,二者一升一降,配合柴胡、黄芩疏利枢机,使气机得以升降自如。佐以连翘散郁火、消壅结,荆芥"善治皮里膜外之风邪",两味一温一凉共行清热透邪之功;浙贝母凉润,消痰散结,对肺经燥痰疗效尤佳;川芎活血祛风,配柴胡助清阳之气,配浙贝母行清热化痰之力。使以焦神曲健脾和

中，一助浙贝母化痰，二助荆芥发散，三助炒枳壳下气消积。诸药合用，共行和解疏表、化痰利咽、宽胸畅膈之功，可使枢机运转正常，肺气肃降得当，上逆之气得平，咳嗽自止。

②川麦冬花雪梨膏：取川贝母、细百合、款冬花各 15 g，麦冬 25 g，雪梨 1000 g，冰糖适量。将雪梨去核，用榨汁机榨成汁备用。将川贝母、细百合、款冬花、麦冬一起入锅加适量的清水煎煮两个小时，滤出药汁。然后，在锅中再加入适量的清水，继续煎煮两个小时，去渣取汁。将两次所得的药汁和梨汁、冰糖合在一起，用小火加热至呈膏状即成，可每次服 15 g，每日服 2 次，用温开水冲服或调入稀粥中服用。此方具有清肺润喉，生津利咽的功效，适合有口干、唇干、鼻干、咽干、大便干、皮肤干、乏力、头晕、失眠、长痤疮等肺燥症状的干咳患者使用。

③加味杏苏饮：半夏、橘红、茯苓、前胡、杏仁、枳壳、桔梗各 15 g，甘草、葛根、紫苏、北五味各 12 g，百合、紫菀、款冬花各 20 g，冰糖 30 g（后溶入）。前 14 味药材共同水煎 2 次，取汁 400 mL，溶入冰糖。分 2 次早晚服用，一日一剂。该处方为成人量，儿童酌减为成人量的 1/2～1/6 即可。加减法：干咳无痰者半夏减为 10 g，加桑叶、贝母各 15 g；喉痒者加牛蒡子 20 g、蝉蜕 15 g，痰清稀流涕者加麻黄 9 g，痰黄或白而黏稠不易咳出者加黄芩、桑白皮各 20 g。7 天为 1 个疗程。

④仿宣白承气汤：生石膏（先煎）30 g，生大黄（后下）、杏仁、桃仁泥各 10 g，全瓜蒌、黄芩各 12 g，枳壳 8 g，枳实 9 g，生甘草 6 g。水煎服，分 2 次早晚服，一日一剂。本方功效清热通腑，宣肺化痰，主治痰热壅肺，腑中热结的风温型肺炎。

⑤甘露消毒丹加减方：生石膏（先煎）30 g，杏仁、法半夏、僵蚕、姜黄、石菖蒲、黄芩各 10 g，茵陈、虎杖各 15 g，白豆蔻、蝉蜕、苍术各 6 g，滑石 20 g，柴胡 12 g。水煎服，分 2 次早晚服，一日一剂。本方功效清化湿热，宣畅气机，主治湿热蕴毒，邪伏膜原，邪阻少阳的传染性非典型肺炎。

⑥麻杏石甘汤加味方：麻黄 9 g，杏仁、黄芩、忍冬藤各 12 g，生石膏（先煎）30 g，生甘草 6 g，生地黄 24 g，板蓝根 15 g。水煎服，分 2 次，一日一剂。本方功效宣肺清热，止嗽养阴，主治病毒性肺炎。痰多者去生地黄，加川贝母、黛蛤散；便燥结者加大黄、瓜蒌仁；咽痛者加玄参、桔梗；胸痛者加枳壳、橘络。

⑦清气汤：淡豆豉、连翘、杏仁、金荞麦各 9 g，生石膏（先煎）30 g，甘草 3 g。水煎服，分 2 次，每日 1 剂。本方解表清气，主治邪热在卫分的大叶性肺炎。邪热偏于卫分者加用桑叶、荆芥，偏重气分者加用金银花、竹叶，咳甚者加用桔梗、牛蒡子，痰中带血者加白茅根、藕节，气分热炽者重用石膏。

（五）中成药

①通宣理肺丸：解表散寒，宣肺止嗽，用于风寒袭肺证。主要成分紫苏叶、前

胡、桔梗、杏仁、麻黄、甘草、陈皮、半夏、茯苓、枳壳、黄芩。大蜜丸,每丸重6g,10丸/盒。口服,一次2丸,一日2～3次。

②羚羊清肺丸:此药是由羚羊角粉、浙贝母、大青叶、桑白皮、金银花、杏仁、枇杷叶、黄芩、前胡等24味中药组成,具有疏风清热、宣肺止咳的功效,可用于治疗风热咳嗽。风热咳嗽是由于风热之邪侵犯人的肺脏,使肺失肃降所致。此类咳嗽患者可出现咳嗽痰多、咳声粗亢、痰稠色黄、咳痰不爽、流黄涕、发热怕风、头痛出汗、咽干口渴、面红唇赤、烦躁、纳呆、大便秘结、小便色黄、舌红苔薄黄、脉浮数等症状。羚羊清肺丸的用法是:每日服3次,每次服1丸,用温开水送服。

③蜜炼川贝枇杷膏:此药是由川贝母、枇杷叶、桔梗、陈皮、水半夏、北沙参、五味子、款冬花、杏仁、薄荷脑共10味中药组成,具有清热润肺,止咳平喘,理气化痰的功效,可用于治疗肺燥咳嗽。肺燥咳嗽是由于风燥伤及人的肺脏,使肺失清润所致。此类咳嗽患者可出现连声呛咳、痰少而黏或痰中带血、咽痒、咽痛、鼻唇干燥、鼻塞、恶寒或发热、舌红少津、苔黄、脉数等症状。蜜炼川贝枇杷膏的用法是:每日服3次,每次服22g(约一汤匙)。

④急支糖浆:此药是由鱼腥草、金荞麦、四季青、麻黄、紫菀、前胡、枳壳、甘草共8味中药组成,具有清热化痰,宣肺止咳的功效,可用于治疗肺热咳嗽。肺热咳嗽是由于热毒侵犯人的肺脏,使肺脏受到热毒灼烧所致。此类咳嗽患者可出现反复咳嗽、咳黄痰或伴有喘息、口干、咽痛、便秘、尿赤、身热、舌质红、苔薄黄或黄腻、脉滑数或细数等症状。急支糖浆的用法是:每日服3次,每次服20～30mL。

⑤二陈丸:此药是由陈皮、半夏、茯苓、甘草共4味中药组成,具有燥湿化痰,理气和胃的功效,可用于治疗痰湿咳嗽。痰湿咳嗽是由于痰浊内生、痰湿渍肺,使肺失宣肃所致。此类咳嗽患者可出现咳声重浊、痰多、色白、黏稠、头晕、身重、困倦乏力、胸闷、纳呆、便溏、舌淡、苔白腻、脉滑等症状。二陈丸的用法是:每日服2次,每次9～15g。

⑥橘红丸:此药是由化橘红、陈皮、半夏、茯苓、甘草、桔梗、苦杏仁、紫苏子、紫菀、款冬花、瓜蒌皮、浙贝母、地黄、麦冬、石膏共15味中药组成,具有清肺润燥,止嗽化痰的功效,可用于治疗痰热咳嗽。痰热咳嗽是由于痰热蕴肺,使肺失肃降所致。此类咳嗽患者可出现咳嗽痰多或喉有痰声,痰黏厚或稠黄且伴有腥臭味、难咯出,面红身热,胸闷、口苦、咽痛、口渴频饮、舌红苔黄、脉滑数等症状。橘红丸的用法是:大蜜丸每丸重6g,每日服2次,每次服2丸。

⑦川贝雪梨糖浆:此药是由川贝母、麦冬、百合、款冬花、雪梨清膏共5味中药组成,具有养阴润肺的功效,可用于治疗阴虚咳嗽。阴虚咳嗽是由于阴虚内热伤肺,使肺失宣肃所致。此类咳嗽患者可出现干咳、咳声短促、痰少黏稠、口干舌燥、痰中带血、面色潮红、手足心热、盗汗、舌红少苔、脉细数等症状。川贝雪梨糖浆的

用法是:每日服 3 次,每次服 20～30 mL。

⑧玉屏风散:此药是由防风、黄芪、白术 3 味中药组成,具有补脾实卫、益气固表止汗的功效,可用于治疗气虚咳嗽。气虚咳嗽是由于患者平素体弱或劳累过度,使肺气不足或肺气受损所致。此类咳嗽患者可出现咳喘气短、痰多清稀、面色苍白、乏力、自汗、畏寒肢冷、舌苔淡白、脉细弱等症状。玉屏风散的用法是:每日服 3 次,每次服 9 g,用开水冲服。

(六)针灸治疗

1.体针

取肺俞、膈俞、尺泽、鱼际、太渊、内关为主穴;配穴为大椎、曲池、合谷、孔最、委中、太溪、三阴交、十二井、膏肓俞。病情进展期,每日施针 2 次,泻法,留针 30 分钟。恢复期,每日施针 1 次,平补平泻。

2.灸法

主穴为大椎、肺俞、定喘、膻中、合谷、曲池。早期配穴:风寒加列缺、外关;风热加尺泽、孔最;湿热加丰隆、阴陵泉。中期配穴:阳明腑实加上巨虚、陷谷;高热惊厥加人中、十宣。后期配穴:气虚加足三里、百会;胃阴虚加章门、三阴交。雀啄灸,每次选 3～5 穴,每穴灸 10～15 分钟,每日 1～2 次。

(七)其他特色疗法

①鼻腔冲洗疗法。用双黄连冻干粉针 1.8 g 加入 0.9%氯化钠注射液 500 mL 进行鼻腔冲洗,每日 1 次,30～90 天为 1 个疗程。治疗急慢性鼻窦炎效果佳。主症:鼻涕倒流,痰色白黏,每日咳吐十次以上;打呼噜,张口睡,口干,鼻臭,舌淡红,苔白腻,脉滑。

②穴位注射。主穴:肺俞、风门;配穴:大椎、曲池。青霉素注射液和注射用水任选其中一种。如用青霉素应先做过敏试验,结果是阴性者方可使用。先取主穴,每次选一穴。以 5 号注射针头刺入穴位,得气后(肺俞、风门等背部穴位切忌过深)两侧各注入 0.5 mL 青霉素水剂(内含青霉素 2 万～4 万单位)或 1 mL 注射用水。1 小时后,再选一备用穴,两侧各注入与上述同等量的青霉素水剂或 2 mL 注射用水(如为大椎穴,则注入 1 mL 注射用水)。每日 2 次,连续治疗。待体温正常,症状改善后,改为每日 1 次,直至痊愈。

③穴位激光照射。主穴:肺俞、天突、膻中;配穴:咳喘加定喘,虚弱加身柱,痰多加丰隆。以主穴为主,每次根据病情选 2～5 穴。以氦氖激光器治疗,波长 623.8 nm,功率 1.5 mW,以光导纤维直接作用于穴位,纤维光束治疗处功率≥1 mW。每穴照射 3 分钟,每日 1～2 次,8～10 日为 1 个疗程。

④针罐。主穴:中府、巨骨、肺俞、风门;配穴:高热加大椎、曲池,胸痛加内关,

腹胀加足三里。主穴先以 1 寸(1 寸约等于 3.33 厘米,后文同此换算关系)毫针,平补平泻施捻转手法约 1 分钟,再用大号火罐在双侧肺俞、风门两穴拔罐,将针罩在罐内,停留 10~15 分钟,以皮肤高肿、红紫或针眼渗出少量水液为佳。配穴仅针刺,用泻法。一般每日针 1 次,重者每日 2 次。

⑤拔罐法。取风门、肺俞、膏肓等穴,以及肺部湿啰音处,按拔火罐常规操作法,每日治疗 1 次,用于肺炎恢复期病灶吸收不良者。

⑥雾化吸入疗法。通过超声雾化器将中药药液雾化吸入呼吸道而达到治疗目的,可选用鱼腥草注射液 8 mL+生理盐水 10 mL 或双黄连冻干粉针 600 mg+生理盐水 10 mL 雾化吸入,每日 2~3 次,适用于各期肺炎。

⑦灌肠疗法。

a.麻杏石甘汤灌肠液:麻黄 10 g,石膏 50 g,杏仁 5 g,甘草 5 g。水煎取汁灌肠,药温 30℃左右,每日 1~3 次。

b.肺炎 1 号灌肠液:石膏、白芍、金银花各 20 g,黄芩、连翘、牡丹皮、赤芍各 15 g,桔梗 10 g,荆芥 12 g,鱼腥草 40 g,大黄 5 g,水煎取汁灌肠,每日 1~3 次。

临床上还可结合辨证分别选用麻杏苡甘汤、射干麻黄汤、沙参麦冬汤等保留灌肠,尤其适用于中药口服困难者。

第七节　肺结核

一、病因病机

中医学认为,肺痨(肺结核)的致病因素主要有两个方面,一为外染痨虫(结核分枝杆菌),一为内伤体虚,气血不足,阴精耗损,二者相互为因。病位在肺,主要累及脾肾。

(一)痨虫袭肺

痨虫经口鼻侵袭肺脏,也可因它脏痨病经血脉流注于肺。痨虫损蚀肺叶,肺阴耗伤,肺失清肃而发生肺结核。痨虫致病最易伤阴动血,阴虚火旺,迫津外泄,则出现潮热、盗汗;损伤肺中络脉,则发生咯血。

(二)正气虚弱

若先天禀赋不足,后天嗜欲无节,忧思劳倦,大病久病失于调治,外感久咳、胎产之后耗伤气血津液;生活贫困,饮食营养不足,正气先虚,抗病力弱,终致痨虫乘虚伤人,发而为病。

由此可见,内外因素可以互为因果,但感染痨虫是发病关键,正气亏虚是肺结核发生发展的重要基础。正气旺盛,感染后不一定发病;正气亏虚,则感染后易于致病。同时病情的轻重与内在正气的强弱有关。本病病变部位在肺,与脾肾两脏的关系最为密切,若久延而病重者,可以演变发展至肺、脾、肾三脏同病,兼及心肝。

基本病机以痨虫损肺,肺阴亏虚为主,并可导致气阴两虚,甚则阴损及阳。病初肺体受损,肺阴被耗,肺失滋润,表现肺阴亏损之候,继则肺肾同病,兼及心肝,而致阴虚火旺;或因肺脾同病,导致气阴两伤。病久则肺、脾、肾三脏皆损,阴损及阳,出现阴阳两虚。

二、辨病

(一)主要症状

1.全身中毒症状

发热最为常见,多为长期午后潮热,即下午或傍晚体温开始升高,次日清晨降至正常,时间可持续数周。结核病灶播散或形成空洞时可出现高热。常伴有倦怠乏力、盗汗、颧红、食欲缺乏、体重减轻、失眠等,女性可见月经不调、闭经。

2.呼吸系统症状

①咳嗽、咯痰:是肺结核患者最常见症状。一般咳嗽较轻,干咳或带少量黏液痰。空洞形成时,痰量增多;继发细菌感染时,咯吐脓痰;支气管内膜结核表现为刺激性咳嗽。

②咯血:1/3~1/2的患者有不同程度咯血,通常为少量咯血或痰中带血,少数大咯血。

③胸痛:当炎症累及壁层胸膜时,常有相应部位疼痛,随呼吸及咳嗽而加重。累及膈胸膜时,疼痛向颈部和肩部放射。

④呼吸困难:多见于干酪性肺炎和并发气胸或大量胸腔积液者,慢性重症肺结核常出现渐进性呼吸困难,甚至缺氧发绀。

(二)体征

多少不一,取决于病变性质和范围。病变范围小时,可以没有任何体征。若渗出性病变范围较大或干酪样坏死时,可有肺实变体征,如触诊语颤增强、叩诊呈浊音、听诊闻及支气管呼吸音和细湿啰音。较大的空洞性病变时听诊也可以闻及支气管呼吸音。当有较大范围的纤维条索形成时,气管向患侧移位,患侧胸廓塌陷、叩诊浊音、听诊呼吸音减弱并可闻及湿啰音。结核性胸膜炎时有胸腔积液体征:气管向健侧移位,患侧胸廓饱满,触诊语颤减弱,叩诊实音,听诊呼吸音消失。支气管结核可有局限性哮鸣音。

（三）特殊表现

1.结核性风湿症

原发性肺结核患者中，可出现多发性关节炎、结节性红斑等类似风湿热的临床表现。多见于青少年女性，与结核引起的全身过敏反应有关。

2.无反应肺结核

亦称结核性败血症。可累及多个系统、组织或器官，特别是单核-巨噬细胞系统。特点为急性爆发性起病，病情凶险，常缺乏呼吸道症状、体征和相应的胸部X线影像特征。可见高热、食欲缺乏、腹痛、腹泻、腹部包块、腹水、黄疸、肝脾肿大、脑膜刺激征、肌力异常、神经系统病理反射等症状及相应体征。易误诊为败血症、白血病、结缔组织疾病等。

（四）并发症

1.气胸

干酪性病灶破溃或肺结核继发阻塞性肺气肿时常并发气胸。

2.支气管扩张

支气管结核、肺结核均可继发支气管扩张，主要位于上叶，可伴有轻度或严重的咯血。

3.脓胸

主要见于肺结核合并气胸、结核性胸膜炎治疗不当或不及时者。

4.慢性肺源性心脏病

若肺结核治疗不当或治疗无效而形成慢性病变，甚至导致一侧肺损毁，并发肺气肿、肺大疱，可发展为慢性肺源性心脏病。

三、类病辨别

（一）诊断标准

1.病史和症状体征

明确症状的发展过程对结核病诊断有参考意义。当患者具有以下症状或病史、接触史、药物应用史时，应高度怀疑为肺结核：长期低热、咯血或痰中带血，咳嗽时长在3周及以上，经抗感染治疗疗效不佳，尤其是有结核病密切接触史，或者伴有结核病好发的高危因素如糖尿病、矽肺、肿瘤、器官移植、长期使用免疫抑制药物或者皮质激素者。

2.影像学诊断

胸部X线检查对了解病变的部位、范围、性质并了解病情的演变有重要价值。不同类型的肺结核均有其X线影像特征。但缺乏特异性，常需根据病变部位、病变性质结合临床进行分析,并需与其他肺部疾病鉴别。胸部 CT 扫描可发现胸内隐匿部位病变,包括气管、支气管内的病变;早期发现肺内粟粒阴影;帮助诊断难以判断的肿块阴影、空洞、孤立结节和浸润阴影;了解肺门、纵隔淋巴结肿大情况,鉴别纵隔淋巴结结核与肿瘤;检出少量胸腔积液、包裹积液、叶间积液和其他胸膜病变等。

3.痰结核分枝杆菌检查

痰结核分枝杆菌检查结果阳性对肺结核有确诊意义。但其检出率较低,可反复多次进行。

4.结核菌素试验

又称 PPD 试验。对儿童结核病有一定的诊断意义,但对成人结核病则意义不大。试验结果阳性表明受试者感染了结核分枝杆菌,但不一定患有活动性结核病。试验反应强阳性可见于结核病患者或感染结核分枝杆菌未发病者。试验结果呈阴性除了表明未感染结核分枝杆菌外,还可见于结核分枝杆菌感染早期(4～8周)或血行播散性肺结核等重症结核病患者、恶性肿瘤、艾滋病或使用免疫抑制剂者以及老人、营养不良者等。

5.分子生物学技术

其中以 PCR 技术研究最多,可快速、灵敏、准确地诊断肺结核。

6.内镜检查

支气管镜检查有利于:①支气管镜直视下观察病变部位;②直视下病变或可疑病变部位的活检和刷检;③支气管镜介导下可疑病变区域行支气管肺泡灌洗术,镜下取痰液标本。通过这些方法获取病原学和组织病理学依据,从而提高结核分枝杆菌的检出率。

胸腔镜检查:胸腔镜有普通胸腔镜和电视胸腔镜(VAT)之分,检查部位主要是胸膜腔内胸膜或肺表面病变,应用穿刺获得组织作病理诊断,是肺结核诊断的有效手段之一。

纵隔镜检查:为诊断困难的肺结核合并纵隔淋巴结肿大者提供了有价值的诊断方法。

7.穿刺活检技术

经皮肺穿刺术:对于靠近胸壁的周围性病变,在 B 超或 CT 引导下进行经皮肺穿刺,获取活组织标本进行组织病理学和细菌学检查,是一项提高疑难肺结核诊断率的有效手段。

胸膜穿刺活检术:经胸壁针刺活检,肺结核合并结核性胸膜炎时,此项检查有助于确诊。

8.血清学检查及免疫学诊断

即检测患者血清、体液中的结核分枝杆菌、抗原、抗体等,对诊断有一定的辅助意义。

9.血 γ-干扰素释放试验

可以区分结核分枝杆菌自然感染与卡介苗接种和大部分非结核分枝杆菌感染,特异性明显高于 PPD 试验,但由于成本较高,目前多用于研究,尚未广泛推行。

10.诊断性、试验性治疗

对高度怀疑肺结核,但经上述各种检查而未确诊者,可行抗结核药物试验性治疗,但需严格掌握适应证、严密观察病情变化。

(二)鉴别诊断

主要与喘证、肺胀、咳嗽、咯血等疾病相鉴别。

四、中医治疗

(一)治疗原则

治疗当以补虚培元和抗痨杀虫为原则,根据体质强弱分别主次,但尤需重视补虚培元,增强正气,以提高抗病能力。调补脏器重点在肺,并应注意脏腑整体关系,同时补益脾肾。治疗大法应根据"主乎阴虚"的病理特点,以滋阴为主,火旺的兼以降火,如合并气虚、阳虚见证者,则当同时兼顾。杀虫主要是针对病因治疗。《医学正传·劳极》提出"一则杀其虫,以绝其根本,一则补其虚,以复其真元"两大治则。

(二)辨证论治

1.肺阴亏损证

症候:干咳,咳声短促或咯少量黏痰,或痰中带有血丝且色鲜红,午后自觉手足心热或见少量盗汗,皮肤干灼,口干咽燥,胸闷隐痛,疲倦乏力,纳食不香,舌边尖红,苔薄白,脉细数。

治法:滋阴润肺,清热杀虫。

方药:月华丸加减。常用药物:天冬、麦冬、生地黄、熟地黄、山药、百部、沙参、川贝母、茯苓、阿胶、三七、獭肝、菊花、桑叶。

加减:咳嗽频而痰少质黏者,可合甜杏仁以润肺化痰止咳,并可配合琼玉膏以滋阴润肺;咳甚者加杏仁、桑白皮以止咳;痰中带血丝较多者,加蛤粉炒阿胶、仙鹤草、白茅根、白及、藕节等以润肺和络止血;若低热不退者,可配银柴胡、青蒿、胡黄连、地骨皮、功劳叶、葎草等以清热除蒸;若咳久不已,声音嘶哑者,加诃子、木蝴蝶、凤凰衣等以养肺利咽,开音止咳,还可加百合、玉竹以增滋补肺阴之力;若神疲食少者,宜加太子参以甘平养胃;惊悸者加茯神、远志、柏子仁、酸枣仁以养心安神。

2.阴虚火旺证

症候:呛咳气急,痰少质黏或吐痰黄稠量多,时时咯血,血色鲜红,混有泡沫痰涎,午后潮热,骨蒸,五心烦热,颧红,盗汗量多,口渴心烦,失眠,性情急躁易怒或胸胁掣痛,男子可见遗精,女子月经不调,形体日益消瘦,舌干而红,苔薄黄而剥,脉弦细数。

治法:滋阴降火。

方药:百合固金汤合秦艽鳖甲散加减。常用药物:百合、麦冬、玄参、生地黄、熟地黄、鳖甲、知母、秦艽、银柴胡、地骨皮、青蒿、川贝母、甘草、桔梗、当归、白芍、白及、百部、龟板、阿胶、五味子、乌梅。

加减:火旺较甚,热象明显者,当增入胡黄连、黄芩苦寒泻火,坚阴清热;骨蒸劳热者再加秦艽、白薇等清热除蒸;痰热蕴肺,咳嗽痰黏色黄者,酌加桑白皮、天花粉、知母、海蛤粉、鱼腥草以清热化痰;咯血较著者,加牡丹皮、黑山栀、紫珠草、醋制大黄等或配合十灰丸以凉血止血;血色紫暗成块,伴有胸胁刺痛者,加参三七、血余炭、花蕊石、广郁金等以化瘀通络;盗汗较著者,加乌梅、核桃干、浮小麦、煅龙骨、煅牡蛎、麻黄根等养阴止汗;咳呛而声音嘶哑者,合诃子肉、血余炭、白蜜等润肺肾而通声音;梦遗者加山茱萸、芡实、金樱子滋补肾阴,涩精;胸胁掣痛者,宜加川楝子、延胡索、广郁金以和络止痛;烦躁失眠者,宜加酸枣仁、夜交藤、珍珠母以宁心安神。服本方易腻胃碍脾,故须酌加砂仁、香橼、佛手等醒脾理气之品,以除滋腻碍脾之弊。

3.气阴耗伤证

症候:咳嗽无力,气短声低,咳痰清稀色白,量较多,痰中偶有夹血或咯血,血色淡红,午后潮热,伴有畏风,怕冷,自汗与盗汗可并见,神疲倦怠,面色㿠白,气短声低,身体消瘦,食欲缺乏,便溏,颧红,舌质光淡,舌边有齿印,苔薄,脉细弱而数。

治法:益气养阴。

方药:保真汤或参苓白术散加减。常用药物:太子参、白术、黄芪、茯苓、炙甘草、麦冬、天冬、生地黄、五味子、当归、白芍、熟地黄、地骨皮、黄柏、知母、柴胡、厚朴、莲心、陈皮、生姜、大枣。

加减:夹有湿痰者,可加姜半夏、橘红、薏苡仁等燥湿化痰;咯血量多者,可加山茱萸、仙鹤草、煅龙牡、参三七、阿胶、仙鹤草、三七等,配合补气药,共奏补气摄血之功;若见劳热、自汗、恶风者,可宗甘温除热之意,取桂枝、白芍、红枣,配合党参、黄芪、炙甘草等和营气而固卫表;兼有骨蒸盗汗等阴伤症状者,酌加鳖甲、牡蛎、乌梅、地骨皮、银柴胡等以益阴配阳,清热除蒸;如纳少腹胀,大便溏薄者,加扁豆、薏苡仁、莲肉、橘白等健脾之品,忌用地黄、麦冬、阿胶等过于滋腻的药物;咳嗽痰稀者,可加紫菀、款冬花、紫苏子等温润止嗽;骨蒸、盗汗者可加鳖甲、牡蛎、浮小麦以补阴、除蒸、敛汗；如便溏、腹胀、食少等脾虚症状明显者，应酌加扁豆、山药、薏苡仁、莲肉等甘淡健脾，并去知母、黄柏苦寒伤中及生地黄、熟地黄、当归滋补碍脾之弊；若咳甚者加紫菀、款冬花、枇杷叶以温脾止咳。

4.阴阳虚损证

症候：咳逆喘息，少气，咳痰色白有沫或夹血丝，血色暗淡，劳热骨蒸，潮热，自汗，盗汗，声嘶或失音，形体消瘦，面浮肢肿，唇紫，肢冷，形寒，五更泄泻，口舌生糜，大肉尽脱，男子遗精阳痿，女子经闭，舌质光淡隐紫，苔黄而剥少津，脉微细而数或虚大无力。

治法：滋阴补阳。

方药：补天大造丸加减。常用药物：黄芪、人参、山药、枸杞子、龟板、鹿角、紫河车、当归、酸枣仁、远志、白芍、茯苓、白术、熟地黄。

加减：肾虚气逆喘息者，配冬虫夏草、诃子、钟乳石、紫石英、诃子肉摄纳肾气；心慌者加紫石英、丹参、远志、柏子仁、五味子镇心安神；五更泄泻，配煨肉蔻、补骨脂补火暖土，并去熟地黄等滋腻碍脾药物；五更腹泻者，则当去熟地黄，加入肉豆蔻、补骨脂以补肾固肠，忌投阿胶等滋腻之品。

（三）专方专药

①养阴清肺膏：由白芍、薄荷、川贝母、地黄、甘草、麦冬、牡丹皮、玄参等组成。适用于肺阴虚之肺结核。有养阴清肺，润肺止咳的功效。

②肺结核丸：由白及、土鳖虫、制何首乌等组成。适用于肺结核空洞、肺出血。有敛阴补肺的功效。

③五味抗痨散：由白及、百合、薏苡仁、川贝母、杏仁等组成。适用于空洞型肺结核。有滋阴化痰止咳的功效。

④抗痨丸：由矮地茶、百部、桑白皮、穿破石、五指毛桃、白及组成。适用于浸润型肺结核，痰中带血。有活血止血，散瘀生新，祛痰止咳的功效。

⑤参蛤散：由红参、北沙参、川贝母、五味子、白及、蛤蚧、紫河车、米炒麦冬、化橘红等组成。适用于肺结核气阴两虚者。有润肺止咳，滋肾填精的功效。

⑥保肺散：由北沙参、茯苓、百合、玉竹、黑芝麻、炙紫菀、蒸百部、桔梗、陈皮、甘草、薄荷叶等组成。适用于肺结核，症见咳嗽吐血或痰带血丝，头晕身倦，胸痛背胀，潮热自汗，喉燥咽干等。有益脾滋肺化痰的功效。

⑦阴平汤：由生地黄、龟甲胶、黄连、黄芩、川贝母、桑叶、炙甘草、百部等组成。适用于原发性肺结核。具有滋阴润肺，杀虫止咳的功效。

⑧养阴固肺汤：由百部、白及、百合、黄芩、栀子、麦冬、玉竹、山药、生地黄、玄参、丹参、牡丹皮、酒大黄、花蕊石、三七（冲服）等组成。适用于阴虚火旺之肺结核。

具有滋阴,降火,宁血的功效。

⑨蛤蚧定喘胶囊:由蛤蚧、瓜蒌子、紫菀、鳖甲(醋制)、黄芩、甘草、麦冬、黄连、百合、紫苏子(炒)、石膏、苦杏仁(炒)、朱砂等组成。适用于肺结核、咳嗽气喘等症。具有滋阴清肺,止咳平喘的功效。

⑩羊胆丸:由羊胆干膏、百部、白及、浙贝母、甘草粉等组成。适用于肺结核初期或中期,体质状态尚好,无明显虚象者。具有抗痨杀菌,清热化痰,止咳止血的功效。

⑪人参养荣汤:由人参、白术、茯苓、炙黄芪、炙甘草、当归身、生白芍、陈皮、熟地黄、远志、肉桂、五味子、生姜、大枣等组成。适用于肺病晚期,元气衰败者。有滋阴补阳,培元固本的功效。

⑫贝母二冬膏:由川贝母、天冬、麦冬组成。适用于肺阴亏损之干咳少痰或痰中带血,胸痛,潮热,颧红(颧指面部鼻两侧高骨处),口干咽燥,舌红苔薄黄少津,脉细或细数。有滋阴润肺,清热杀虫的功效。

⑬人参白术丸:由人参、山药、生地黄、熟地黄、山茱萸(酒炙)、泽泻、牡丹皮、茯苓、麦冬、天冬等组成。适用于气阴耗损之咳嗽,咯血,潮热,颧红,自汗,盗汗,气短乏力,食欲缺乏,舌质光红,苔薄或剥,脉细数无力。有养阴润肺,益气固本的功效。

⑭肺宁丸:由返魂草组成。适用于肺内感染,慢性支气管炎,喘息性支气管炎,急性呼吸道感染等。有清热祛痰,镇咳平喘的功效。

⑮空洞型肺结核方:由南沙参、天冬、麦冬、炙百部、炙紫菀、桔梗、玉竹、茯苓、生甘草、地骨皮、生牡蛎、十大功劳叶等组成。取母鸡净肉,不放盐、酒等佐料,文火煮浓汁6杯。余药用水浸泡30分钟,文火煎煮30分钟,滤取药液,加水再煎30分钟过滤,将2次药液混合成2杯(约400 mL)。用时每日2次服中药、鸡汁各1杯。适用于肺结核之阴虚火旺证。有滋阴润肺,清热化痰止咳的功效。

(四)针灸治疗

1.体针疗法

主穴:太渊、肺俞、膏肓、脾俞、胃俞、肾俞、足三里、中脘、三阴交、太溪、身柱、尺泽、大椎、百劳、中极、关元。

配穴:照海、合谷、气海、鱼际、阴郄、孔最、志室、血海。肺阴亏损者配照海、太渊;阴虚火旺者配合谷、鱼际;阴虚潮热者配鱼际、劳宫、大椎、间使、心俞、肝俞、太溪;气阴两虚者配脾俞、胃俞、气海、足三里、三阴交;潮热者配鱼际;盗汗配后溪、阴郄、复溜、合谷;咳嗽咯血者配中府、孔最、膈俞、鱼际、太冲;音哑者配太渊、照海;遗精者配志室、关元、三阴交;经闭者配血海、地机;阳虚者配脾俞、肾俞、关元、中脘;阴阳两虚者加配肾俞、关元;肢冷者加关元;咳嗽不畅、胸闷气滞者,配尺泽、太渊、合谷；咳嗽气逆喉痒者，配天突、膻中、气海、足三里；痰液黏多难咯者，配丰隆、足三里；胸胁痛者配中府、腹中、尺泽、支沟、阳陵泉、期门；腹胀、肠鸣、便溏者，配天枢、气海；便秘、腹胀者，配支沟、大肠俞、照海；嗳气吞酸、脘腹胀满者，配期门、章门、行间；失眠、烦躁、面红、脉数者，配风池、神门、太溪、行间、足临泣；阳痿遗精、腰酸肢冷者，配命门、志室；少气懒言、神疲乏力者，配关元、足三里；妇女月经不调者，配关元、中极、血海、地机等。

针灸方法：由于本病属虚证，针刺手法原则上应用补法，如兼有实证时，亦暂用泻法。一般留针15～30分钟，隔日1次。治疗20次为1个疗程，一般需连续治疗2个疗程，病重者可治疗3个疗程以上。

2.灸法

主穴：肺俞、膏肓、膈俞、胆俞、大椎、身柱。配穴：劳宫、曲泉、太溪、然谷、太冲、肝俞、脾俞。咳血肉损者加鱼际、尺泽、间使、神门、太渊；咳嗽痰红者加百劳、肺俞、中脘、足三里；久咳劳热者加肺俞。

操作：用麦粒灸，每穴灸3～5壮，穴位轮流使用。根据病情也可在配穴上施以针刺，然后再灸。每周2～3次，3个月为1个疗程。

3.耳针疗法

选穴：肺区敏感点、肾、心、脾、内分泌、神门、大肠、下脚端、神门、屏间。

操作：可用毫针法、电针法，留针15～30分钟，隔日1次，每次2～3穴，10次为1个疗程。

(五)推拿治疗

①点揉肺俞、膏肓、百劳各3～5分钟。

②推督脉大椎至命门段来回5遍后，泛推上背部3遍。

③推天突至中庭来回5遍后再泛推前胸部3遍。

④按摩疗法：采用下腹穴位按摩法治疗本病。患者仰卧、屈膝，腹部放松。医者站在一侧，用双手指腹在患者下腹部作环形按摩法，至下腹部皮肤微红发热；再用拇指按压三阴交、气海、石门、关元、中极、曲骨、会阴等穴，按压时渐加压力，以患者能忍受为度。然后让患者取俯卧位，用双手拇指同时按压三焦俞、膀胱俞、阴谷、委阳、阴陵泉等穴。每穴按压1分钟，每日1次。

(六)外治法

1.穴位注射疗法

选穴：结核穴(奇穴)、中府、肺俞、大椎、膏肓、曲池、足三里、百劳、中府、膈俞、天突、膻中等穴。咯血用膈俞；咳甚用天突；胸痛可加膻中。

操作：选用维生素B_1注射液100 mg，每次选择2～3穴，轮流使用。

2.穴位贴敷疗法

选穴:肺俞、膏肓、结核穴、百劳。

操作:用白鸽粪、五灵脂、白芥子、大蒜、醋化麝香等药制成肺痨膏,取绿豆大,放在直径 2 cm 的圆橡皮膏中心,贴敷在穴位上,每次选用 1 对穴位,贴 30～60 分钟后揭下,贴后有水疱者可挑破,涂甲紫。

3.埋线处方

选穴:百劳、厥阴俞透膈俞,中府透云门。

操作:交替使用,依法植入医用羊肠线,两次植入时间一般间隔 20～30 天。

(七)食疗

①杏仁膏:杏仁 1 杯,核桃(仁)半杯,梨汁 2 杯,生姜汁 2 大匙,猪油半杯,蜂蜜、糖浆各 1 杯。将杏仁与核桃浸泡于热水后去皮,研碎如泥状;猪油放入锅内煮热,下杏仁、核桃,一边混合一边加生姜汁和梨汁。再加蜂蜜、糖浆,煮至浓稠而发出香气为止。可用汤匙取出即食或倒入杯子内以热开水冲服。本品具有镇咳、祛痰作用,适用于肺结核气喘、呼吸困难、悸动、浮肿等。

②麦冬糯米粥:麦冬 10 g,糯米 200 g,高丽人参 2 g,甘草 2 g,红枣 3 颗,蜂蜜适量。糯米用水洗后以 400 mL 的水稍浸渍后上火,至煮熟为止。中途加入上述药物煮至黏稠为止,移入小碗,与麦冬、红枣同吃,蜂蜜可酌予加减。本品具有镇咳,祛痰,强心的功效。

③沙参玉竹煲鸭:沙参、玉竹各 50 g,鸭半只,放入瓦盅内加水适量煲熟,调味,食肉饮汤。本品可养肺胃之阴,适用于肺结核引起的低热、干咳、心烦、口渴等。

④淮山龙眼炖鳖:淮山药 30 g,龙眼肉 15 g,鳖 1 只,先用热水烫鳖,使其排尽粪尿,再切开洗净去内脏,然后把鳖肉同淮山药、龙眼肉放入炖盅内,加水适量炖熟,食肉饮汤。本品有补虚损,安神补血,润肺止咳之功效,适用于肺结核低热、痰中带血,以及肺脾两虚之慢性咳嗽、病后体虚者。

⑤南杏桑白煲猪肺:南杏、桑白皮各 15 g,猪肺 200～250 g。猪肺洗净切块,放入南杏和桑白皮,加水适量煲之,熟后调味,食肉饮汤。本品有润肺止咳,补气平喘等功效,适用于肺结核之阴虚潮热、咽干、干咳及咯血者。

⑥黄精炖猪瘦肉:黄精 30 g,猪瘦肉 100 g。隔水炖服,可每天或隔天吃 1 次。本品有补中益气,润心疗肺之功效,适用于各期肺结核者调补之用。

⑦南杏煲羊肺:南杏 20 g,羊肺 200～250 g。先将羊肺洗净切片,与南杏一起放入瓦煲内加水适量煲熟,调味后食肉饮汤。本品有润肺止咳,补肺气之功效,肺结核患者均可食用。

⑧紫河车红枣冰糖膏:取紫河车 1 个洗净切片,红枣 500 g 去核,冰糖 500 g,

水适量共熬炼成膏,每服1汤匙,每天3次。本品有补益气、强壮之功效,适用于各期肺结核者服食。

⑨白及百部百合丸:取白及、百部、百合各200 g,共研细末,炼蜜为丸,每服10 g,每天2次。本品有润肺止咳、收敛止血等功效,对肺结核病有较好疗效。

⑩百合冬花蜂蜜膏:取野百合、款冬花各150 g,蜂蜜300 g,水适量共熬成膏,每次2汤匙,每天3次。本品有润肺止咳之功效,适用于肺结核干咳、少痰者。

⑪滋阴清热饮:沙参、黄芪各15 g,麦冬、百部各12 g,地骨皮、龟板各10 g,水煎服,每天1剂。本品有滋阴清热、润肺止咳等功效,适用于肺结核之潮热、口干、干咳者。

⑫阿胶兜铃煎:炙甘草4 g,马兜铃15 g,牛蒡子6 g,杏仁9 g,水煎取汁,阿胶30 g(烊化),糯米30 g,一同煎服,每天1剂。本品有补肺养阴、止咳宁嗽之功效。适用于肺结核引起的咯血者。

⑬白及瓜蒌煎:百部、白及各12 g,瓜蒌15 g,水煎取汁,加入适量蜂蜜,分2次服,每天1剂。本品有润肺止咳、收敛止血等功效,适用于肺结核痰中带血者。

⑭胡萝卜鸡蛋粥:胡萝卜120 g,切成小块,鸡蛋2个,大米100 g。锅内加水适量,放入大米煮粥,七成熟时加入胡萝卜块,再煮至粥熟,打入鸡蛋,搅匀,再煮沸即成。每日1~2次,适用于肺结核之潮热盗汗。

⑮藕节茅根茶:藕节5节,白茅根、白糖各30 g。将藕节、白茅根共洗净,制为粗末,一同放入杯内,加入白糖,用沸水冲泡,代茶饮用,每日1剂,适用于阴虚火旺所致的肺结核咯血者。

第八节 原发性支气管肺癌

原发性支气管癌,简称肺癌,为起源于支气管黏膜或腺体的恶性肿瘤。肺癌发病率位于男性肿瘤的首位。早期由于诊断不足,其预后差。随着诊断方法的进步,新药以及靶向治疗药物的出现,结合科学规范的诊断、分期以及多学科的治疗,肺癌患者生存率已经有所提高。然而,要想大幅度地提高生存率,仍有赖于早期诊断和早期规范治疗。

根据本病临床特点,可归属于中医学"肺积""痞癖""咳嗽""咯血""胸痛"等范畴。

一、病因病机

肺癌是由于正气虚损,阴阳失调,邪毒乘虚入肺,邪滞于肺,导致肺脏功能失调,肺气郁滞,宣降失司,气机不利,而致血行瘀滞,津液失于输布,津聚为痰,痰凝气滞,瘀阻络脉,瘀毒胶结,日久形成肺部积块。因此,肺癌是因虚而得病,因虚而致实,是一种全身属虚、局部属实的疾病。肺癌的虚以阴虚、气阴两虚为多见,实则不外乎气滞、血瘀、痰凝、毒聚之病理变化。其病位在肺,但因肝主疏泄,脾主运化水湿,肾主水之蒸化,故与肝、脾、肾关系密切。

二、辨病

肺癌的临床表现与肿瘤大小、类型、发展阶段、所在部位,有无并发症或转移有密切关系。有 5%～15% 的患者无症状,通常在常规体检、胸部影像学检查时发现。按部位可分为原发肿瘤、肺外胸内扩展、胸外转移和胸外表现 4 类。

(一)原发肿瘤引起的症状和体征

1. 咳嗽

为早期症状,常为无痰或少痰的刺激性干咳,当肿瘤引起支气管狭窄后可加重咳嗽,多为持续性,呈高调金属音性咳嗽或刺激性呛咳。细支气管肺泡癌可有大量黏液痰,日咯痰量可达上百毫升;继发感染时,痰量增加,呈黏液脓性。

2. 血痰或咯血

多见于中央型肺癌,肿瘤向管腔内生长者可有间歇或持续性痰中带血,如果肿瘤表面糜烂严重或侵蚀大血管,则可引起大咯血。

3. 气短或喘鸣

肿瘤向支气管内生长,或转移到肺门淋巴结致使肿大的淋巴结压迫主支气管或隆突,或引起部分气道阻塞时,可有呼吸困难,气短,喘息,偶尔表现为喘鸣,听诊时可闻及局限或单侧哮鸣音。

4. 发热

肿瘤组织坏死可引起发热,多数发热是由于肿瘤引起的阻塞性肺炎所致,且抗生素治疗效果不佳。

5. 体重下降

消瘦为恶性肿瘤的常见症状之一,晚期由于肿瘤毒素和消耗,并有感染、疼痛所致的食欲减退,可表现为消瘦或恶病质。

(二)肺外胸内扩展引起的症状和体征

1. 胸痛

近半数患者可有模糊或难以描述的胸痛或钝痛,可由于肿瘤细胞侵犯所致,也可由于阻塞性炎症波及部分胸膜或胸壁引起。

2. 声音嘶哑

肿瘤直接压迫或转移至纵隔淋巴结,压迫喉返神经(多见左侧),可发生声音嘶哑。

3.咽下困难

肿瘤侵犯或压迫食管,可引起吞咽困难,并可引起气管食管瘘,导致肺部感染。

4.胸腔积液

约10%的患者有不同程度的胸腔积液,通常提示肿瘤转移累及胸膜,或肺淋巴管回流受阻。

5.上腔静脉阻塞综合征

该综合征是由于上腔静脉被附近肿大的转移性淋巴结压迫或右上肺的原发性肺癌侵犯,以及腔静脉内癌栓阻塞静脉回流引起。表现为头面部和上半身淤血水肿,颈部肿胀,颈静脉扩张,患者常主诉领口进行性变紧,可在前胸壁见到扩张的静脉侧支循环。

6.霍纳综合征

肺尖部肺癌又称肺上沟瘤(Pancoast瘤),易压迫颈部交感神经,引起病侧眼睑下垂、瞳孔缩小、眼球内陷,同侧额部与胸壁少汗或无汗,即霍纳综合征(Horner syndrome)。也常有肿瘤压迫臂丛神经造成以腋下为主、向上肢内侧放射的火灼样疼痛,在夜间尤甚。

(三)胸外转移引起的症状和体征

胸腔外转移的症状、体征可见于3%~10%的肺癌患者,以小细胞肺癌居多,其次为未分化大细胞肺癌、腺癌、鳞癌。

1.转移至中枢神经系统

可引起颅内压增高,出现头痛、恶心、呕吐等症状,精神状态异常。

2.转移至骨骼

可引起骨痛和病理性骨折,大多为溶骨性病变,少数为成骨性。

3.转移至腹部

部分小细胞肺癌可转移到胰腺,表现为胰腺炎或阻塞性黄疸。其他细胞类型的肺癌也可转移到胃肠道、肾上腺和腹膜后淋巴结,多无临床症状,可依靠CT、MRI或PET作出诊断。

4.转移至淋巴结

锁骨上淋巴结是肺癌转移的常见部位,可毫无症状。典型者多位于前斜角肌区,固定且坚硬,逐渐增大、增多,可以融合,多无痛感。

(四)肺外表现

肺外表现指肺癌非转移性胸外表现或称为副肿瘤综合征,主要有以下几个方面的表现。

1.肥大性肺性骨关节病

常见于肺癌,也见于局限性胸膜间皮瘤和肺转移癌(胸腺、子宫、前列腺转移)。多侵犯上、下肢长骨远端,发生杵状指(趾)和肥大性肺性骨关节病。

2.异位促性腺素综合征

合并异位促性腺素综合征的肺癌不多,大部分是大细胞肺癌,主要表现为男性轻度乳房发育和增生性骨关节病。

3.分泌促肾上腺皮质激素

小细胞肺癌或支气管类癌是引起库欣综合征的常见肺癌类型,在这类患者的瘤组织中甚至血中可检测到促肾上腺皮质激素增高。

4.分泌抗利尿激素

不适当的抗利尿激素分泌可引起厌食、恶心、呕吐等水中毒症状,还可伴有逐渐加重的神经并发症。其特征是低钠(血清钠<135 mmol/L),低渗[血浆渗透压<280mOsm/(kg·H_2O)]。

5.神经肌肉综合征

该综合征表现包括小脑皮质变性、脊髓小脑变性、周围神经病变、重症肌无力等,发生原因不明确。

6.高钙血症

高钙血症可由骨转移或肿瘤分泌过多甲状旁腺素相关蛋白引起,常见于鳞癌。

7.类癌综合征

该综合征典型特征是皮肤、心血管、胃肠道和呼吸功能异常。主要表现为面部、上肢躯干的潮红或水肿,胃肠蠕动增强,腹泻,心动过速,喘息,瘙痒和感觉异常等。

此外,肺癌还可有黑棘皮症、皮肌炎、掌跖皮肤过度角化症、硬皮病,以及血栓性静脉炎、非细菌性血栓性心内膜炎、血小板减少性紫癜等肺外表现。

三、类病辨别

(一)诊断要点

①近期发生的呛咳、顽固性干咳持续数周不愈,或反复咯血痰,或不明原因的顽固性胸痛、气急、发热,或伴消瘦、疲乏等。

②年龄在40岁以上,有长期吸烟史的男性。

(二)鉴别诊断

1.肺痨

肺痨与肺癌均有咳嗽、咯血、胸痛、发热、消瘦等症状,两者很容易混淆,应注意鉴别。肺痨多发生于青壮年,而肺癌好发于40岁以上的中老年男性。部分肺痨患者已愈合的结核病灶所引起的肺部瘢痕可恶变为肺癌。肺痨经抗结核治疗有效,肺癌经抗结核治疗则病情无好转。此外,借助现代诊断方法,如肺部X线检查、痰结核菌检查、痰脱落细胞学检查、支气管镜检查等,有助于两者的鉴别。

2. 肺痈

典型的肺痈以急性发病、高热、寒战、咳嗽、咳吐大量脓臭痰为主要临床症状,痰中可带血,可伴有胸痛;而肺癌发病较缓,热势一般不高,有呛咳,咯痰不爽或痰中带血,伴神疲乏力、消瘦等全身症状。但肺癌患者在外感寒邪时,也可出现高热、咳嗽加剧等症,此时更应详细询问病史,四诊合参,并借助肺部X线检查、痰和血的病原体检查、痰脱落细胞学检查等实验室检查加以鉴别。

3. 肺胀

肺胀是多种慢性肺系疾患反复发作,迁延不愈所致的慢性肺部疾病。肺胀病程长达数年,反复发作,多发生于40岁以上人群,以咳嗽、咯痰、喘息、胸部膨满为主症;肺癌则起病较为隐匿,以咳嗽、咯血、胸痛、发热、气急为主要临床表现,伴消瘦、乏力等全身症状,借助肺部X线检查、痰脱落细胞学检查等不难鉴别。

四、中医治疗

1. 气血瘀滞证

症候:咳嗽不畅,胸闷气憋,胸痛有定处,如锥如刺,或痰血黯红,口唇紫黯,舌质黯或有瘀斑,苔薄,脉细弦或细涩。

治法:活血散瘀,行气化滞。

方药:血府逐瘀汤加减。

组成:当归、生地黄、桃仁、红花、枳壳、赤芍、柴胡、甘草、桔梗、川芎、牛膝。

加减:若反复咯血,血色黯红者,可减少桃仁、红花的用量,加蒲黄、三七、藕节、仙鹤草、茜草根祛瘀止血;瘀滞化热,暗伤气津,见口干舌燥者,加沙参、天花粉、玄参、知母等清热养阴生津;食少、乏力、气短者,加黄芪、党参、白术益气健脾。

2. 痰湿蕴肺证

症候:咳嗽,咯痰,气憋,痰质稠黏,痰白或黄白相兼,胸闷胸痛,纳呆便溏,神疲乏力,舌质淡,苔白腻,脉滑。

治法:行气祛痰,健脾燥湿。

方药:二陈汤合瓜蒌薤白半夏汤加减。

组成:法半夏、陈皮、茯苓、甘草、瓜蒌、薤白等。

加减:若见胸脘胀闷,喘咳较甚者,可加用葶苈大枣泻肺汤以泻肺行水;痰郁化热,痰黄黏稠难出者,加海蛤壳、鱼腥草、金荞麦根、黄芩、栀子清化痰热;胸痛甚,且瘀象明显者,加川芎、郁金、延胡索行瘀止痛;神疲、纳呆者,加党参、白术、鸡内金健运脾气。

3.阴虚毒热证

症候:咳嗽无痰或少痰,或痰中带血,甚则咯血不止,胸痛,心烦寐差,低热盗汗,或热势壮盛,久稽不退,口渴,大便干结,舌质红,舌苔黄,脉细数或数大。

治法:养阴清热,解毒散结。

方药:沙参麦冬汤合五味消毒饮加减。

组成:北沙参、玉竹、麦冬、天花粉、扁豆、桑叶、生甘草、金银花、野菊花、蒲公英、紫花地丁、紫背天葵子等。

加减:若见咯血不止,可加白及、白茅根、仙鹤草、茜草根、三七凉血止血;低热盗汗加地骨皮、白薇、五味子育阴清热敛汗;大便干结加全瓜蒌、火麻仁润燥通便。

4.气阴两虚证

症候:咳嗽痰少,或痰稀而黏,咳声低弱,气短喘促,神疲乏力,形瘦恶风,自汗或盗汗,口干少饮,舌质红或淡,脉细弱。

治法:益气养阴,补肺祛痰。

方药:生脉饮合百合固金汤加减。

组成:人参、麦冬、五味子、熟地黄、生地黄、当归、白芍、桔梗、玄参、贝母、麦冬、百合、甘草等。

加减:气虚征象明显者加生黄芪、太子参、白术等益气补肺健脾;咯痰不利,痰少而黏者,加浙贝母、瓜蒌、杏仁等利肺化痰。若肺肾同病,由阴损阳,出现阳气虚衰突出的临床表现时,可选用右归丸温补肾阳。

第九节 慢性肺源性心脏病

肺源性心脏病简称肺心病,是指由支气管-肺组织、胸廓或肺血管病变致肺血管阻力增加,产生肺动脉高压,继而右心室结构或(和)功能改变的疾病。根据起病缓急和病程长短,可分为急性和慢性肺心病两类。临床上以后者多见。本节论述慢性肺源性心脏病。

慢性肺源性心脏病简称慢性肺心病,是由肺组织、肺血管或胸廓的慢性病变引起肺组织结构和(或)功能异常,导致肺血管阻力增加,肺动脉压力增高,使右心室扩张或(和)肥厚,伴或不伴右心功能衰竭的心脏病,并排除先天性心脏病和左心病变。

本病属中医学"肺胀""喘证""痰饮""心悸""水肿"等范畴。早在东汉时期就对其有了初步的认识,如《金匮要略·痰饮咳嗽病脉证并治第十二》中提到的"咳逆倚息,短气不得卧,其形如肿",与现在肺心病的临床症状一致。

一、病因病机

本病的发生,多因久病肺虚,痰浊潴留,每因再感外邪,诱使病情反复发作加重。病变首先在肺,进而侵及脾、肾、心等。先以肺气虚为主,后出现气阴两虚,再逐渐发展为阳虚,使病情复杂,经久不愈。

(一)痰浊内蕴

肺病经久不愈,反复发作,正气必虚。肺虚及脾,脾运失健,痰浊内生,痰随气上逆,阻遏气道,气机不利,肃降失常而咳喘。肺虚及肾,肾虚水不化气,水液泛滥肌肤则水肿,上凌于心则气短、心悸;痰浊壅盛,阻塞气道,则咳逆上气,蒙闭神窍则烦躁、嗜睡、昏迷。若痰浊内蕴化热,热动于风,则可并见肌肉震颤,甚则抽搐,或动血而并见出血。

(二)痰瘀互结

心主血脉,肺朝百脉而助心行血。肺病日久,痰浊滞留,肺气壅塞,不能治理调节心血的运行,血行不畅,滞而成瘀。痰阻血脉则心动悸,脉结代,唇暗舌紫。

(三)感受外邪

肺虚卫外不顾,六淫外邪易反复乘袭,诱使病情发作。

综上所述,本病病因与外感六淫、痰浊、水饮、血瘀息息相关。肺虚为发病的基础,痰与瘀是发病的关键。反复感受外邪是本病反复发作、病情日益加重之条件。本病病位首先在肺,继而影响脾肾,后期累及于心。病变性质属本虚标实。急性发作期以邪实为主,虚实错杂;缓解期以脏腑虚损为主。

二、辨病

(一)症状与体征

本病病程进展缓慢,临床上除出现原有肺、胸疾病的各种症状和体征外,主要是逐渐出现肺、心功能衰竭和其他器官损害的征象。按其功能分代偿期与失代偿期两个阶段。

1.肺、心功能代偿期

①症状:慢性咳嗽、咳痰和喘息,活动后可有心悸、乏力、呼吸困难。

②体征:桶状胸,肺部叩诊呈过清音,呼吸音降低,常可闻及干、湿性啰音;心音遥远,肺动脉瓣区第二心音亢进,右房室瓣(三尖瓣)区可出现收缩期杂音或剑突下心脏搏动增强,提示有右心室肥厚。部分患者有颈静脉充盈。

2.肺、心功能失代偿期

肺组织损害严重可导致呼吸和(或)心力衰竭。急性呼吸道感染为其最常见诱因。

(1)呼吸衰竭

①症状:呼吸困难加重,心悸,胸闷。常有头痛、失眠、白天嗜睡,甚至出现表情淡漠、神志恍惚、谵妄,甚至昏迷等肺性脑病的表现。

②体征:发绀,球结膜充血水肿,严重时可有视神经乳头水肿等颅内压升高的表现。腱反射减弱或消失,出现病理反射。

(2)右心衰竭

①症状:气促更明显,心悸、食欲不振、腹胀、尿少、下肢水肿等。

②体征:发绀,颈静脉怒张,心率增快,可出现心律失常,剑突下可闻及收缩期杂音,甚至出现舒张期杂音。肝大且有压痛,肝颈静脉回流征阳性,下肢水肿,重者可有腹腔积液。少数患者可出现急性肺水肿或全心衰竭的体征。

(二)并发症

1.肺性脑病

肺性脑病是由于呼吸功能衰竭所致缺氧、二氧化碳潴留而引起精神障碍、神经系统症状的一种综合征。肺性脑病是慢性肺心病死亡的首要原因,应积极防治,详见呼吸衰竭章节。

2.酸碱失衡及电解质紊乱

慢性肺心病出现呼吸衰竭时,由于缺氧和二氧化碳潴留,当机体发挥最大限度代偿能力仍不能保持体内平衡时,可发生各种不同类型的酸碱失衡及电解质紊乱,使呼吸衰竭、心力衰竭、心律失常等症状恶化,对患者的预后有重要影响。应进行严密监测,并认真判断酸碱失衡及电解质紊乱的具体类别,及时采取处理措施(详见呼吸衰竭章节)。

3.心律失常

多表现为房性期前收缩及阵发性室上性心动过速,其中以紊乱性房性心动过速最具特征性。也可有心房扑动及心房颤动。少数病例由于急性严重心肌缺氧,可出现心室颤动甚至心脏骤停。

4.休克

慢性肺心病并发休克并不多见,一旦发生,预后不良。其发生率取决于患者病情的严重程度,以及控制感染和其他治疗措施是否恰当。

5.上消化道出血

慢性肺心病出现严重呼吸衰竭时,胃肠道黏膜屏障功能损伤,导致胃肠道黏膜充血水肿、糜烂渗血或应激性溃疡,引起上消化道出血。

三、类病辨别

(一)诊断要点

根据患者有慢性支气管炎、肺气肿及其他胸肺疾病或肺血管病变,有肺动脉高压、右心室增大或右心功能不全,如肺动脉瓣区第二心音亢进、颈静脉怒张、肝肿大、肝颈静脉反流征阳性、下肢水肿及体静脉压升高等表现,心电图、胸部X线摄片、超声心动图有右心增大肥厚的征象,可以作出诊断。

(二)鉴别诊断

1.冠状动脉粥样硬化性心脏病(简称冠心病)

慢性肺心病与冠心病均多见于中年以上患者,均可有心脏扩大、心律失常及心力衰竭,并且两病常共存。但冠心病多有心绞痛史、X线及心电图检查呈左心室肥厚的表现,口服扩冠药物后可改善症状。慢性肺心病合并冠心病时鉴别有较多困难,应详细询问病史,并结合体格检查和有关心、肺功能检查加以鉴别。

2.风湿性心脏病

风湿性心脏病的右房室瓣疾患,应与慢性肺心病的相对右房室瓣关闭不全相鉴别。前者多发生于青少年,往往有风湿性关节炎和心肌炎病史,其他瓣膜如左房室瓣、主动脉瓣常有病变,X线、心电图、超声心动图有特殊表现。

3.原发性心肌病

本病多为全心增大,无肺动脉高压的X线表现,结合心电图、超声心动图检查等可进行鉴别。

四、中医治疗

(一)辨证论治

1.急性加重期

(1)肺肾气虚,外感风寒

症候:咳嗽喘促,痰多、稀薄、色白,或伴恶寒、全身不适,舌质淡红,苔白滑,脉浮紧。

治法:温化寒痰,宣肺平喘。

方药:小青龙汤加减(麻黄、桂枝、干姜、细辛、半夏、甘草、白芍药、五味子)。

加减:若寒痰郁而化热,可用小青龙汤加石膏或厚朴麻黄汤寒热兼治;痰气不利,痰多质黏不易咯出,加白芥子、苏子、莱菔子。

(2)肺肾气虚,外感风热

症候:咳嗽喘促,痰黄黏稠,或伴发热,烦闷。舌质淡红,苔黄,脉浮数或滑数。

治法:宣肺化痰,清热平喘。

方药:麻杏石甘汤合苇茎汤加减[炙麻黄、生石膏(先煎)、杏仁、生甘草、苇茎、薏苡仁、冬瓜仁、桃仁、鱼腥草、瓜蒌皮]。

加减:痰黏稠不易咯出,加海蛤粉;口渴咽干,加天花粉、芦根;痰涌,便秘,加葶苈子、生大黄;痰鸣喘息,不得平卧,加射干、葶苈子。

(3)痰浊壅肺证

症候:咳嗽,咳声重浊,痰多、色白、黏腻如泡沫状,喘促,胸闷,脘痞纳少,倦怠乏力,大便时溏。舌质淡,苔白腻,脉濡滑。

治法:燥湿化痰,降气平喘。

方药:二陈汤合三子养亲汤加减(半夏、茯苓、陈皮、甘草、白芥子、苏子、莱菔子)。

加减:若痰浊壅盛,胸满,气喘难平者,加葶苈子、杏仁;若痰湿重,痰多黏腻或稠厚,胸闷,脘痞,加苍术、厚朴;若寒痰较重,痰黏白如泡沫,怕冷,加干姜、细辛;脾虚症候明显加党参、白术。

(4)痰热郁肺证

症候:喘咳气逆,痰黄黏稠,难咯,或咯吐血痰,胸胁胀满,咳时引痛,或有身热,口干欲饮,舌质红,苔黄腻,脉滑数。

治法:清热化痰,降逆止咳。

方药:桑白皮汤(桑白皮、黄芩、黄连、栀子、贝母、杏仁、苏子、半夏)。

加减:痰热壅盛者加鱼腥草、金荞麦根、冬瓜仁清化痰热;胸满咳逆,痰涌,便秘者,加葶苈子、大黄、芒硝泻肺涤痰通腑;痰热伤津者,加北沙参、天冬、花粉养阴生津。

(5)痰蒙神窍证

症候:神志恍惚,谵语,烦躁不安,嗜睡,甚至昏迷,咳嗽,喘促,或伴痰鸣,舌质紫暗,苔厚腻,脉滑数。

治法:涤痰开窍。

方药:涤痰汤(半夏、橘红、茯苓、甘草、竹茹、枳实、胆南星、石菖蒲、人参、生姜)。

加减:痰热内盛可加黄芩、竹沥、人工牛黄粉;唇甲紫暗者加丹参、红花、桃仁。另可用安宫牛黄丸、至宝丹等,增强清心开窍化痰之力。

(6)阳虚水泛证

症候:喘咳气逆,不能平卧,咳痰清稀,心悸,尿少,肢体水肿,面唇青紫。舌体胖,质淡或紫暗,苔白滑,脉沉细。

治法:温阳利水。

方药:真武汤加味(附子、茯苓、白术、白芍药、生姜)。

加减:可加桂枝、黄芪、泽泻、葶苈子温肾益气行水;丹参、桃仁、川芎活血化瘀。

(7)元阳欲绝证

症候:神志不清,气促,面色晦暗,汗出不止,四肢厥冷,脉沉细数,甚至脉微欲绝。

治法:益气固脱,回阳救逆。

方药:参附龙牡汤合参麦散(人参、麦冬、五味子、附子、龙骨、牡蛎)。

加减:加黄芪益气固表而敛汗;若伴有燥烦内热,口干颧红,汗出黏手,为气阴俱竭,可去附子,用西洋参、山茱萸。

2.缓解期

本期以肺肾气(阳)虚为主,症见咳嗽,气短,活动后加重,或有少量泡沫痰,腰酸腿软,或畏寒肢冷,舌质淡,苔薄白,脉沉细。

治法:补益肺肾。

方药:玉屏风散合金匮肾气丸或七味都气丸(黄芪、白术、防风、熟地黄、山药、山茱萸、茯苓、泽泻、牡丹皮、附子、肉桂、五味子)。

加减:阳虚明显者用玉屏风散合金匮肾气丸加补骨脂、仙灵脾、鹿角片;阴虚明显者用玉屏风散合七味都气丸加麦冬、当归、龟板;脾虚湿痰者,加二陈汤;心悸甚者可予炙甘草汤加减;血瘀者加丹参、赤芍药、川芎、红花。

(二)中成药

1.参附注射液

40~60 mL,加入5%葡萄糖注射液250 mL中静脉滴注,每日1次,治疗元阳欲绝证。

2.清开灵注射液

40 mL加入5%葡萄糖注射液250 mL中静脉滴注,或醒脑静脉注射液20 mL加入5%葡萄糖注射液250 mL中静脉滴注,每日1次,治疗痰蒙神窍证。

3.参麦注射液

20~40 mL加入5%葡萄糖注射液250 mL中静脉滴注,每日1次,治疗气阴两虚型。

4.川芎嗪注射液

160 mg 加入 5％葡萄糖注射液 250 mL 中静脉滴注,每日 1 次,7～14 天为 1 个疗程,治疗血瘀,热象不显著。

5.复方丹参注射液

30 mL 加入 5％葡萄糖注射液 250 mL 中静脉滴注,每日 1 次,7～14 天为 1 个疗程,治疗血虚血瘀型。

第二章

循环系统疾病

第一节 急性心力衰竭

一、病因病机

(一)病因

①心主血脉,气为血帅,气行则血行,心气不足则气血运行不畅或气滞血瘀,而见面色、舌唇、爪甲青紫,血不养心则心悸,气不摄血则血妄行而咯血。

②心肾同属少阴,肾主真阴真阳,心主血主君火。肾脉上络于心,又为水火既济之脏,阴阳相通,君火衰则命火微,故心衰一病往往心肾同病。而久患肾脏之疾,肾体受损,肾阳受伤,命火不足,相火不发,不能蒸精化液生髓,髓虚不能生血,血少不能上奉于心,则心体失养,心阳亏乏,心气内脱,心动无力,血行不畅,瘀结在心,心体胀大而成心衰之患。

③心肺同居上焦,肺者相傅之官,治节而朝百脉,脉络于心,正常血运有赖于心气与宗气推动,心肺之气互相补充,心气衰则肺气弱。若久患肺心同病,肺脏感受六淫之邪或湿热之气损伤肺体,引起肺失肃降之力,水气上犯于肺则咳嗽气喘。肺失治节之功,不能通调水道则水津内蓄于上焦,停留于肺则生肺水,水气内结,血循不畅而为瘀,水瘀互结则呼气不得出,吸气不得入,浊气内积,致使心失清气之养,病邪内陷于心则心气内痹而成心衰。

④脾为心之子,母病及子,脾胃常易受累。脾胃之脉络于心。诸血皆属于心,心气之源受之于脾,脾又为统血之脏。久患脾胃之疾,思虑伤脾或饮食不节,伤胃损脾,致使中气虚衰,水谷精微不能上荣于心,则心体失养,脉道不利而成心衰。肺虚不能通调水道,脾虚不能运化水湿,肾虚则气化不利以致水湿停留,形成水肿。

⑤心主血,肝藏血,对全身血行起调节作用,心血运行障碍则肝血最易瘀阻。若久患肝脏之疾或暴怒伤肝,则肝失疏泄之机、条达之性,血结于内,则肝之络脉不

能受血于肝,引起肝气滞、心气乏。乏则心气脱,无力推动血循,血病于心而成心衰之候。

⑥若久患心痹病,真心痛或先天心脏之疾,日久不愈,引起心体肿胀,心气内虚,适逢六淫之邪乘虚内犯于心或暴喜、大惊复伤心体,侵蚀心阳,阳伤气欲脱,则血行乏力,瘀滞在心,血脉不通,机体气血不充,血少不润,清气不足,浊气内蓄,迫使血中水津外渗而生心衰之疾。

(二)病机

心衰虽是局部之病,却是全身之疾。心气不足,血行不畅而留于心则心烦、心悸,动即气短汗出。心与五脏之气相连,一脉相承,心脉瘀则肺瘀水结而呼吸短促不能平卧,口唇发绀,爪甲青紫;瘀血在肝,则肝肿大;瘀血在肾或肾病及心,则水道不利而成水肿;瘀血在脾胃,则胃脘饱闷不舒,腹胀纳呆,恶心便溏等。心衰的性质总为本虚标实,心气虚、心阳虚为本,血瘀、痰浊、水湿为标,病程长,易反复,常呈虚实错杂之象。

二、辨病

(一)左心衰竭

心力衰竭开始发生于左侧心脏并以肺循环瘀血为主要表现。

1.呼吸困难

是左心衰竭最主要的症状。

①劳力性呼吸困难:开始时,在体力劳动或活动剧烈时出现,其后呼吸困难逐渐加重,以致轻度体力劳动亦呼吸困难,最后,在休息时也发生呼吸困难。呼吸困难严重时常采用半坐半卧位或坐位,甚至两腿下垂,即"端坐呼吸",以使回心血量减少,肺部充血减少而使呼吸困难减轻。

②夜间阵发性呼吸困难:又称心源性哮喘,是左心室衰竭早期的典型表现,常在夜间熟睡时突发胸闷、气急、呼吸困难、有窒息感而需立即坐起,可伴阵咳;或咳泡沫样痰,轻者数分钟至1小时左右呼吸困难,重者可持续发作,甚至发展成急性肺水肿。

2.急性肺水肿

发生时见极度呼吸困难,焦虑不安,端坐呼吸,阵阵咳嗽,口唇青紫;大汗淋漓,咳粉红色泡沫痰,心率脉搏增快,血压正常或下降,如不及时抢救可迅速发生厥脱昏迷而死亡。

3.咳嗽、咯血

咳嗽是左心衰竭的常见症状,常在活动后或夜间加重,肺部充血较严重的可痰中带血或咯血。

4.倦怠乏力

由于心气虚,肺气不足,心排血量低下所致。

(二)右心衰竭

心力衰竭发生于右侧心脏并以体循环瘀血为主要临床表现。

1.水肿

是右心衰竭最主要的症状,最初在身体下垂部位,如足背、踝、胫等部位发生。卧床患者在腰背部卧床的一面,严重时可于全身,出现浮肿以及胸腔积液、腹水,同时伴有尿量少,夜尿多,甚至昼夜均尿少。

2.颈静脉怒张

颈静脉怒张是右心衰竭的早期表现,压迫肝脏时可出现肝-颈静脉回流征阳性,同时伴有舌下脉络,手背及眼底静脉充盈扭曲。

3.肝脏肿大、压痛

肝脏肿大、压痛也是右心衰竭的早期表现,持续的肝瘀血可发展为心源性肝硬化,发生轻度黄疸,肝功能受损,腹水等。

4.发绀

长期右心衰竭者多有发绀,口唇爪甲青紫,舌质紫暗。

5.胃肠道症状

如恶心、呕吐、腹胀、腹痛、大便溏泻、纳呆等。

三、类病辨别

(一)辨邪正虚实

本病为本虚标实,应辨别本虚是以心气(阳)虚为主还是以阴虚为主,标实是以痰浊、水湿泛滥为主还是以瘀血为主。本虚的气(阳)虚,可见气短乏力,倦怠息微,畏寒肢冷,腰膝酸软,小便清长,舌淡苔白,脉沉细微等;阴虚可见头昏疲乏,盗汗颧红,心烦失眠,五心烦热,口干欲饮冷,舌红少津,脉细微。标实的瘀血阻滞可见面色晦暗,唇口爪甲青紫,颈静脉及舌下脉络充盈,肝肿大,舌质紫暗,脉涩;水湿泛滥可见下肢或全身浮肿,胸腔积液、腹水或痰浊壅盛等。

(二)辨病变脏腑

病在心,见心悸怔忡,脉结代;病及肺,见咳嗽痰多,咯血,喘促不能平卧;病及脾,见恶心纳呆,腹胀便溏;病及肾,见尿少水肿,四肢浮肿,腰膝酸软;病及肝,见头晕目眩,胸胁胀满,胁下痞块,压痛。

(三)辨喘促

本病的喘促为右心衰竭的主要表现,属虚喘,往往由轻逐渐转重,甚至倚息不得卧,并伴有心悸怔忡。有时亦可虚中夹实,出现咳泡沫样痰或粉红色痰;而劳力性气促也可由阻塞性肺气肿、肺功能不全、肥胖或身体虚弱引起,此类的喘促必有相关的症状和体征;夜间阵发性呼吸困难可由哮喘引起,但应有长期咳嗽哮喘史,反复发作于秋冬二季,发作时喉中如水鸡声,咳喘胸闷有壅塞感,但无心悸,虚里穴跳而应衣等。而肺部疾病引起的喘促尚有咳嗽气短、盗汗、消瘦、咯血、发热等症候。

(四)辨水肿

本病的水肿为右心衰竭的主要表现,多属阴水,起病缓慢,常从下肢浮肿开始,长期卧床者,可以先从腰臀部出现浮肿,最后波及胸腹而产生胸腔积液及腹水,并伴尿少。而由下肢静脉曲张、静脉炎,肝、肾疾病,淋巴水肿,妊娠及营养不良所致的下肢浮肿,以及胸膜结核,肿瘤引起的胸腔积液,肝硬化、腹膜结核或肿瘤引起的腹水,均应有相关的病史,体征及实验室检查可以鉴别,而无心悸、发绀、喘不得卧等症状。

(五)辨瘀血

唇口爪甲青紫,舌质紫暗,颈部及舌下脉络怒张,右胁下痞块等系列体征,为右心衰竭的主要表现。而其他瘀血多有外伤史及固定疼痛史,且瘀血的表现多为局限性。

四、中医治疗

(一)辨证论治

1.肺脾肾虚证

①抓主症:胸闷气短,咳逆喘促,咳痰,纳呆,下肢浮肿。

②察次症:心悸眩晕,胸脘痞满,畏寒肢冷,小便短少或有腹水,腹胀,腰酸,肢体乏力,面色晦暗。

③审舌脉:舌淡白或紫暗,苔黄腻,脉沉细数或脉微欲绝。

④择治法:清热化痰,活血利水。

⑤选方用药思路:肺脾肾虚,肺不布津,脾不运化水湿,肾不纳水,水湿内阻,痰阻气道,瘀热内阻,症见心悸眩晕,胸闷气短,咳逆喘促,故用葶苈大枣泻肺汤合泻白散以清热化痰、活血利水。葶苈子、大枣泄肺利水、降气平喘;桂枝温阳;桑白皮清泻肺热、止咳平喘;地骨皮清降肺中伏火;粳米、炙甘草养胃和中。

⑥据兼症化裁:痰黄色稠,加石膏、知母清泻肺热;腰膝酸软、五心烦热等阴虚内热之象明显,可加知母、黄柏。

2.心肾阳虚证

①抓主症:喘憋气促,不能平卧,咳痰清稀或咳出痰血。

②察次症:心悸怔忡,气短,神疲乏力,形寒肢冷,面色白,下肢浮肿或重度水肿,大便溏薄,小便不利或夜尿频数,眼睑、腰以下或全身浮肿,少尿或无尿。

③审舌脉:舌紫暗,脉沉弦。

④择治法:温阳利水,降逆平喘。

⑤选方用药思路方药:心脾肾阳虚,饮凌心肺,心阳不振,肺不布津,症见心悸怔忡、气短、喘憋,故选用真武汤合苏子降气汤或葶苈大枣泻肺汤以温阳利水、降逆平喘。附子、桂枝振奋心阳;白术、茯苓、泽泻、车前子利水消肿;生姜温阳;苏子降气平喘;半夏、前胡、陈皮燥湿化痰;肉桂纳气平喘;甘草、大枣和药调中;葶苈子、大枣降气平喘、泄肺清热。

⑥据兼症化裁:气促明显,咳嗽咳痰或咳血痰者,加桑白皮、芦根、白茅根;纳差、恶心加大腹皮、茯苓、泽泻;汗出肢冷、喘促欲脱,脉虚浮者,加人参、五味子、牡蛎。

(二)中成药

1.药物组成

参附注射注:人参、附子。

2.功能作用

益气助阳,强心利水。用于慢性心力衰竭而引起的心悸、气短、胸闷喘促、面部肢体水肿等症,属于心肾阳衰者。

3.用法用量

注射液,每支 2 mL。肌内注射,每次 2～4 mL,每日 1 次或每日 2 次。静脉滴注,每次 20～100 mL,用 5% 或 10% 葡萄糖注射液 250～500 mL 稀释后使用。静脉注射,每次 5～20 mL,用 5% 或 10% 葡萄糖注射液 20 mL 稀释后使用。

(三)单方、验方

①活络除痹汤:当归、赤芍、枳实、桃仁、水蛭,水煎服,每日 2 次,用于阳虚血瘀型心力衰竭。

②茯苓参芪汤:茯苓、太子参、黄芪、桂枝、丹参、葶苈子、泽泻、五加皮、益母草、车前子、白术、生姜皮,水煎服,每日 2 次,用于气虚水停型心力衰竭。

③强心通脉丸:黄芪、丹参、人参、红花、益母草、三七粉,蜜和为丸,每日 2 次,用于气虚血瘀型心力衰竭。

④扶正强心汤:人参、檀香、黄芪、麦冬、五味子、丹参、泽兰、石菖蒲、葶苈子、枳壳、薤白、瓜蒌,水煎服,每日2次,用于气阳虚型心力衰竭。

⑤黄芪葶苈子汤:黄芪、葶苈子、红参、泽泻、附子、丹参、茯苓、白芍、红花,水煎服,每日2次,用于气虚水停型心力衰竭。

⑥益气活血化瘀汤:黄芪、人参、赤芍、丹参、川芎、当归、红花、牛膝、三七粉(单包冲服),水煎服,每日2次,用于气虚血瘀型心力衰竭。

⑦强心生脉饮:西洋参(另煎)、黄芪、益母草、香加皮、丹参、麦冬、茯苓、五味子、炙甘草,水煎服,每日2次,用于阴虚阳衰型心力衰竭。

⑧芪苓强心汤:黄芪、茯苓、人参、附子、丹参、白术、泽泻、车前子、红花、桂枝,水煎服,每日2次,用于气阳两虚型心力衰竭。

(四)中医特色疗法

1.针刺疗法

治法:调理心气,安神定悸。以手厥阴、手少阴经穴为主。主穴:内关、郄门、神门、厥阴俞、巨阙。配穴:心胆虚怯者,加胆俞;心脾两虚者,加脾俞、足三里;阴虚火旺者,加肾俞、太溪;水气凌心者,加膻中、气海;心脉瘀阻者,加膻中、膈俞;浮肿者,加水分、中极。操作:毫针平补平泻法。

2.刮痧疗法

患者取坐位,疼痛剧者先取仰卧位,术者首先在刮治部位涂以活血化瘀作用的刮痧介质,然后以中等力度刮胸部穴位3~5分钟,刮至局部出现瘀痕为好。继刮手部穴位,刮至局部潮红。然后患者转侧卧位,术者以较重力度刮背部穴位,刮至局部瘀痕显现。具体穴位如下所述。背部:肺俞、心俞、肾俞。胸腹部:天突、膻中、天枢、中脘、水分、气海。

3.贴敷疗法

处方:生天南星、川乌各30 g。用法:两药研为细末,用黄醋融化摊于手心、足心,每日1次,晚敷晨取。

第二节　慢性心力衰竭

一、病因病机

(一)病因

1.外邪侵袭

寒性收引、凝滞,阻碍阳气运行,心之血脉失于温养而致本病。

2.饮食不节

过食肥甘厚味,致脾失健运,酿生痰湿,阻碍气血运行,血脉不畅,发为心衰病。

3.情志失调

过喜、过于忧思等五志七情过极均可伤及于心,致心气、心血亏虚,而发病。

4.劳逸失度

过劳致心之气血亏虚可发为本病;过逸易致气血运行不畅,血脉瘀滞,亦可发为本病。

5.其他

年老久病、禀赋异常、妊娠分娩导致心之气血阴阳虚衰,亦可发为心衰病。

此外,心脏自病或他脏之病累及心均可先损心体,后伤心用而发为心衰病。心衰病发之后,由于个体所涉脏腑及气血阴阳虚损情况的不同,可以表现为多种病理变化及不同症候,为此,必须辨证论治。

(二)病机

1.病理变化

病理变化主要为心之气血阴阳虚损,脏腑功能失调,心体失养,心血不运,血脉瘀阻。

无论何种因素致心体受损,心之气血阴阳皆伤,心失所养,而成衰竭之象。心衰之人,心主血,运血功能下降,不能鼓动血液流行。血行失畅,引起肺、脾、肾、肝诸脏功能失调。瘀血在肺,则肺气不降,不能平卧,呼吸短促。肝藏血,若心病及肝,肝失疏泄之机,血结于内则见右胁下癥块。心主火,肾主水,阴阳互根,肾为血之源,水火既济之脏。心病及肾,水不化气,气滞而为水肿。脾为统血之脏,火不生土,则脾失运化而腹胀、纳呆、呕恶及水湿泛溢肌肤等证。因此,心病日久可影响肺、肾、肝、脾诸脏,正所谓"主不明则十二官危"。另一方面,病因部分已经提及,肺、肾、肝、脾诸病日久亦可累及于心,加重病情。由此可见,心衰病临床常见多脏同病,交相为患,故主病之脏在心,与肺、肾、肝、脾互为因果。从本病的病理发展来看,心衰病初起以心气虚为主,进而可发展成气阴两虚或气阳两虚,病情进一步加重可见心肾阳衰、心阳暴脱等危重症候。

审证求因,慢性心衰表现以心系症候为主,但因内脏之间的整体关系,往往与肺、肾、肝、脾因果相关,其中,尤以心肺、心肾关系密切。心气虚是本病的病理基础,阳虚是疾病发展的标志,阴虚是本病常见的兼症。

2.病理因素

心衰病的病理因素为瘀血、水饮,瘀血是本病病理的中心环节,水饮是本病的主要病理产物。

心衰病的病理性质总属本虚标实,本虚可引起标实,而标实又可加重本虚,从而形成虚实夹杂,气、血、水相互为患的病理特点。气虚、血瘀和水饮三者在心衰中的病理关系,可以从"血不利则为水""水化于气,亦能病气""水病则累血,血病则累气"的理论得到进一步的认识。具体而言,心之阳气亏虚,营运无力,血脉不利而成瘀。关于水的形成,《血证论》云:"血积既久……瘀血化水,亦发水肿。"此外阳气不足,气化不利,输布失职,亦可致水饮潴留。瘀阻络脉,脏腑失养,则心气更虚。水为阴邪,水饮内停,凌于心,则心阳(气)被戕;射于肺,则肺气不利;困于脾,则化源不足;泛于肾,则命火益虚。气、血、水在生理上相互依存,相互为用,病理上则相互影响,互为因果,相兼为病。

总之,心衰病的病理性质为本虚标实,气血阴阳亏虚为本,瘀血水饮为标。气、血、水三者相互作用,瘀从气虚来,水自阳虚生,血不利为水,而瘀水又可阻遏心之气阳。长此以往,形成因虚致实,因实更虚的恶性病理循环,使病情反复迁延。

3.病理转归

本病病位在心,初起以心气虚为主,心气虚则心主血脉功能失常,产生气虚血瘀的表现;随着疾病的进展或气虚及阴,进一步发展成心脏气阴两虚之证;或气虚及阳,则心脏气阳两虚,鼓动无力;进一步则因心阳衰微,不能归藏、温养于肾,致肾阳不足,主水无权,水液泛滥而外溢肌肤,上凌心肺,则肿、喘、悸三证并见,成心肾阳虚,甚者引起暴喘而心阳欲脱。

总之,在心衰病的发病中,心气虚是病理基础,随着疾病的发展,中间常夹有气阴两虚或阴阳两虚的情况,最终出现亡阴亡阳,阴阳离决。

二、辨病

(一)运动耐力下降引起的症状

大多数心力衰竭患者是由于运动耐力下降出现呼吸困难或乏力而就医,这些症状可在休息或运动时出现。同一患者可能存在多种疾病,因此,明确运动耐力下降的确切原因比较困难。

(二)体液潴留引起的症状

患者可出现腹部或腿部水肿,并以此为首要或惟一症状而就医,运动耐量损害是逐渐发生的,可能未引起患者注意,除非仔细寻问日常生活能力发生的变化。

(三)无症状或其他心脏病或非心脏病引起的症状

患者可能在检查其他疾病(如急性心肌梗死、心律失常,或肺部、躯体血栓栓塞性疾病)时,发现心脏扩大或心功能不全表现。

三、类病辨别

慢性左心衰竭的诊断依据原有心脏病的体征和肺循环充血的表现。右心衰竭的诊断依据为原有心脏病的体征和体循环瘀血的表现，且患者大多有左心衰竭的病史。除了病史、症状、体征外，BNP（B型脑钠肽）或NT-proBNP（N-末端B型脑钠肽前体）、心电图、动态心电图、超声心动图、心肌灌注显像及心导管等客观检查有助于本病的诊断。临床慢性心力衰竭的诊断多采用Framingham诊断要点。

（一）心力衰竭诊断标准（Framingham 诊断标准）

1. 主要标准

夜间阵发性呼吸困难或端坐呼吸，颈静脉怒张，肺部啰音，胸片显示心脏增大，急性肺水肿，第三心音奔马律，静脉压增高＞16 cmH_2O，循环时间延长≥25秒，肝颈回流征阳性。

2. 次要标准

双侧踝部水肿，夜间咳嗽，日常劳动时发生呼吸困难，肝脏增大，胸腔积液，肺活量较既往最大测值降低1/3，心动过速（心率≥120次/分）。

3. 主要或次要标准

治疗5日以上，体重减轻≥4.5 kg。

4. 判断方法

同时存在以上2项主要指标或1项主要指标加2项次要指标；次要指标只有在不能用其他疾病解释时才可作为心力衰竭的诊断要点。

（二）心力衰竭诊断要点

1. 左心衰竭

有劳力性呼吸困难，咳嗽，端坐呼吸，阵发性夜间呼吸困难，心脏扩大，肺底湿啰音，奔马律和肺静脉瘀血。

2. 右心衰竭

静脉压升高，肝脏肿大，体位性水肿。

四、中医治疗

（一）辨证论治

1. 水凌心肺证

症候：喘咳倚息不得卧，水肿。咳痰清稀或咳出痰血，心悸，怔忡，尿少，烦躁出汗。舌质紫黯，苔滑，脉数、疾。

治法：泻肺利水。

方药:水邪上犯,上凌心肺,症见喘咳、心悸,故选用葶苈大枣泻肺汤合五苓散以泄肺利水。葶苈子、大枣泄肺利水,降气平喘;桂枝温阳;茯苓、车前子、猪苓、泽泻益母草利水消肿;丹参、红花活血化瘀;牛膝益肾引血下行。阳气欲脱、大汗、厥逆者,加人参、附子;兼咳出痰血,加三七;兼痰热者,加黄芩、鱼腥草、瓜蒌。

2.气滞血瘀证

症候:胸胁满闷,唇甲青紫。心悸怔忡,胁下积块,疼痛不移,颈部青筋暴露,下肢水肿或面白神疲。舌质紫黯,脉沉涩或结代。

治法:益气活血,化瘀利水。

方药:肝郁气滞,气滞血瘀,心阳痹阻,症见胸胁满闷、胁下积块,故用血府逐瘀汤以活血化瘀、行气止痛。桃仁破血行滞而润燥,红花活血祛瘀以止痛;赤芍、川芎助上药活血祛瘀;牛膝活血通经,祛瘀止痛,引血下行。生地黄、当归养血益阴,清热活血;桔梗、枳壳,一升一降,宽胸行气;柴胡舒肝散肝解郁,升达清阳,与桔梗、枳壳同用,尤善理气行滞,使气行则血行;桔梗载药上行;甘草调和诸药。合而用之,使血活瘀化气行,则诸症可愈。气虚甚者,加人参;阳气虚衰者,加桂枝、附子;血瘀日久、积块坚实者,加三棱、莪术、水蛭、土鳖虫、桃仁。

3.阳虚水泛证

症候:心悸气喘或不得卧,畏寒肢冷,尿少,下肢水肿。水肿多由下而上,朝轻暮重,甚则全身水肿、腹水、胸腔积液。舌质淡胖或淡黯,脉沉细无力、结代或雀啄脉。

治法:温阳利水。

方药:阳虚者心阳不振、水津不布,症见水肿、心悸气喘,故用真武汤合五苓散以温阳利水。附子、桂枝振奋心阳;白术、茯苓、泽泻、车前子利水消肿;生姜温阳。气虚者,加人参、黄芪;血瘀者,加活血化瘀之品,如丹参、桃仁、牛膝等;肾不纳气者,加人参、蛤蚧、核桃以固肾纳气。

4.阳虚气脱证

症候:胸闷痛,喘促不得卧,甚则气不得接续。额汗如珠,颜面唇甲青紫,形寒肢厥,尿少或无尿,神志恍惚或昏不知人。脉微欲绝或结代。

治法:回阳固脱。

方药:阳虚日久,损气耗气,而见气脱,症见喘促不得卧,甚则气不得接续,故以参附龙牡汤救逆汤加减,以回阳固脱。人参益气固脱;附子振奋心阳;龙骨、牡蛎安神定志;丹参、红花、川芎活血;白芍、甘草和营护阴。诸药合用,有回阳救逆,潜阳护阴之功。脾气大虚,泄泻不止者,加炮姜、赤石脂;阴阳俱虚者,可加麦冬、五味子。

5.心脾两虚证

症候:心悸怔忡,气短乏力。面色㿠白,食少纳呆,心悸怔忡。舌红少苔,脉细数无力。

治法:益气补血,健脾养心。

方药:心力衰竭日久,气阴两虚,而见心悸怔忡,气短乏力,故用归脾汤以益气补血,健脾养心。黄芪、人参、白术、甘草补气健脾;龙眼肉、酸枣仁、当归补血养心;茯神、远志宁心安神;木香行气醒脾,以使本方补不碍胃,补而不滞;少配生姜、大枣以和中调药。下肢水肿者,加茯苓。

6.阴阳两虚证

症候:心悸怔忡,口干舌燥,恶风畏寒,下肢水肿。头晕目眩,耳鸣耳聋,腰膝酸软,气短乏力,失眠盗汗,肌肤甲错,咳逆气喘。舌淡或红,苔薄白,脉细弱或细数、结代。

治法:滋肾阴,补肾阳。

方药:心力衰竭日久,阴损及阳,阳损及阴,而见阴阳两虚证,症见心悸怔忡,头晕目眩,气短乏力,故用地黄饮子以滋肾阴、补肾阳。熟地黄、山茱萸滋补肾阴;肉苁蓉、巴戟天温壮肾阳;附子、肉桂辛热,以助温养下元、摄纳浮阳,引火归原;石斛、麦冬、五味子滋养肺肾,金水相生;石菖蒲、远志与茯苓合用,以开窍化痰,交通心肾;生姜、大枣以调和诸药。若咳逆倚息不得卧者,加葶苈子、大枣;胁痛积块者,加山楂、丹参。

7.痰热壅肺证

症候:咳嗽喘促,不能平卧,痰多色黄而稠。小便短赤,下肢浮肿或身热口渴,大便秘结。苔黄腻,脉滑数。

治法:清化痰热,利水消肿。

方药:痰热壅盛,阻塞气道,症见咳嗽喘促,不能平卧,痰多色黄而稠,故用清金化痰汤加减以清化痰热,利水消肿。黄芩、知母、桑白皮、贝母清热化痰,瓜蒌、桔梗清热涤痰,宽胸开结;泽泻、车前子以利水消肿。痰热甚者,加鱼腥草;下肢水肿者,加泽泻、车前子;舌红者,加沙参、玉竹、麦冬;神志不清者,加石菖蒲、郁金。

(二)中成药

1.参附强心丸

①药物组成:人参、附子(制)、桑白皮、猪苓、葶苈子、大黄。

②功能作用:益气助阳,强心利水。用于慢性心力衰竭而引起的心悸、气短、胸闷喘促、面部肢体水肿等症属心肾阳衰者。

③用法用量:口服。每次2丸,每日2~3次,每丸3 g。

2.芪参益气滴丸

①药物组成:黄芪、丹参、三七、降香油。

②功能作用:益气通脉,活血止痛。用于气虚血瘀型胸痹,症见胸闷、胸痛、气短乏力、心悸、自汗、面色少华、舌体胖大有齿痕、舌质紫暗或有瘀斑、脉沉或沉弦。冠心病、心绞痛见上述症候者。

③用法用量:餐后半小时服用。一次1袋,每日3次,4周为1个疗程或遵医嘱。

3.芪力强心胶囊

①药物组成:黄芪、人参、附子、丹参、葶苈子、泽泻、玉竹、桂枝、红花、香加皮、陈皮。

②功能作用:益气温阳,活血通络,利水消肿。用于冠心病,原发性高血压所致轻、中度心力衰竭证属阳气虚乏、络瘀水停者。其症见心慌气短,动则加剧,夜间不能平卧,下肢浮肿倦怠乏力,小便短少,口唇青紫,畏寒肢冷,咳吐稀白痰等。

③用法用量:口服。一次4粒,每日3次。

4.补益强心片

①药物组成:人参、黄芪、香加皮、丹参、麦冬、葶苈子。

②功能作用:益气养阴、活血利水。用于冠心病、高血压性心脏病所致慢性充血性心力衰竭(心功能分级Ⅱ～Ⅲ级),中医辨证属气阴两虚兼血瘀水停证者。其症见心悸、气短、乏力、胸闷、胸痛、面色苍白、汗出、口干、浮肿、口唇青紫等。

③用法用量:口服。每次4片,一日3次,2周为1个疗程。

5.参脉胶囊

①药物组成:人参、麦冬、五味子。

②功能作用:益气复脉,养阴生津。用于气阴两亏证,症见心悸气短、脉微自汗等。

③用法用量:口服。一次3粒,一日3次。

(三)单方、验方

①人参、黄芪、当归、川芎、玉竹、桂枝、附子、白术、葶苈子(布包)、猪苓、泽泻。水煎服,每日2次。用于阳虚水停型心力衰竭。

②人参、附子、黄芪、炙甘草、桂枝、五加皮、葶苈子、红花、丹参、川芎、白果、桑白皮。水煎服,每日2次。用于气阴两虚型心力衰竭。

③消水圣愈汤:桂枝、甘草、干姜、大枣、麻黄、杏仁、附子、知母、防己。水煎服,每日2次。用于阴阳两虚,血瘀水停型心力衰竭。

④心痹汤:黄芪、党参、白术、茯苓、当归、丹参、桃仁、红花、水蛭、虻虫、炙甘草。

水煎服,每日2次。用于阳虚血瘀水停型心力衰竭。

⑤银翘白虎汤:连翘、金银花、防己、木瓜、知母、粳米、石膏、甘草。水煎服,每日2次。用于外邪侵袭型心力衰竭。

(四)中医特色疗法

1.冬病夏治穴位贴

方药组成:太子参、桂枝、商陆、白芥子,辅料为姜汁。

功效:益气温阳、活血利水。

组方分析:太子参性平,味甘,微苦,入脾、肺经。其功能为益气健脾、生津润肺,用于脾虚体倦、食欲缺乏、病后虚弱、气阴不足、自汗口渴、肺燥干咳等。现代药理研究证实其主要成分为太子参多糖,可改善心肌供血,增强心肌收缩力。桂枝辛、甘、温,入肺、心、膀胱经。其功能为温经通脉、助阳化气,有助心阳温化水饮。现代药理研究证实其有效成分桂皮油可扩张冠状动脉,调节血液循环,改善心脏功能。商陆苦、寒,入脾、膀胱经。其功善利水消肿、祛痰平喘,主治水肿、胀满。白芥子性温,味辛。其功善温肺豁痰利气、散结通络消肿,主痰饮咳喘、胸满胁痛、肢体麻木、关节肿痛、湿痰流注、阴疽肿痛等。

2.针灸

(1)常用穴位

主穴:心俞、厥阴俞、内关。

配穴:神门、通里、三阴交、期门、膻中、胃俞、脾俞、肺俞、足三里、下侠白。

心动过速:配内关、间使;心动过缓:配内关、通里;肝大、肝痛:配肝俞、期门、太冲;水肿:配肾俞、脾俞、三焦俞、膀胱俞、维道、水分、三阴交、中极、阴陵泉;腹胀:配足三里、天枢、气海;咳喘:配肺俞、孔最、丰隆、少府、合谷、膻中;失眠:配内关、间使、郄门、曲池、三阴交、膈俞;食欲缺乏(调节胃肠功能):配足三里、脾俞。

心俞、厥阴俞为足太阳膀胱经在背部的腧穴,心俞与心相关,厥阴俞与膀胱相关,针刺此二穴可壮心阳;内关为手厥阴经络穴,别走少阳,针此穴能安心神,并善于调理脾胃以治本,故以此三穴为主穴。神门为手少阳心经的原穴,通里为手少阴经之络穴,三阴交为足三阴之交会穴,针此三穴皆有清心安神的作用,并能滋养心血;郄门为手厥阴经郄穴,膻中为宗气之所聚,针此二穴者能理气以治心痛。又因心脏常出现脾肺肾等症状,针肾俞,补肾纳气以壮真阳;针脾俞、足三里以健脾胃而治本;肺俞是肺气所输之处,可针肺俞、下侠白能宽胸理肺,并能清肃肺热。故取此诸穴为配穴。主穴与配穴可适当编组,用30~32号毫针,每组3~4个穴,交替使用,如此以调整气血、强壮机体,调节机体与内外环境的统一,达到治疗的目的。

(2)背俞穴针刺手法和针感:背俞穴针刺选用28号的毫针,选准穴位后外旁开

3～5分,针柄向外45°,快速刺到皮下,然后不变角度慢慢地进针1.5～2寸,针尖遇有抵触感为止(触及横突根部),再将针提起1～2分,患者出现感应时,即可刺激。

针感特点:针刺时患者产生由背向胸前传导的麻胀感、闷压感及揪心感。

(3)常用手法和疗程

手法:根据患者敏感情况,使用不同手法中等刺激,留针10～20分钟,配合使用提插、捻转、刮针和抖针等手法。

疗程:通常每日针1组穴位,10～20次为1个疗程,2个疗程间隔3～5日。如病情重者可每日针2次。

(4)耳针辅助治疗

主穴:心、肺、内分泌、肾上腺。

配穴:脑干、皮质下、脾、肾、小肠、神门。

穴位按摩:对于少数针感不好、经常晕针或不能接受针刺的老年人和小儿,采用穴位按摩,用右手拇指顶端压住穴位,逐渐加压,按照经络上下移动,使患者出现类似针刺酸麻胀的感觉。

第三节 心律失常

一、病因病机

心悸的发生多因体质虚弱、饮食劳倦、七情所伤、感受外邪及药食不当等,以致气血阴阳亏损,心神失养,心主不安或痰、饮、火、瘀阻滞心脉,扰乱心神。

二、辨病

(一)症状

室性期前收缩常无与之直接相关的症状;每一患者是否有症状或症状的轻重程度与期前收缩的频发程度不直接相关。患者可感到心悸,类似电梯快速升降的失重感或代偿间歇后有力的心脏搏动。

室性心动过速的临床症状轻重因发作时心室率、持续时间、基础心脏病变和心功能状况不同而异。非持续性室速的患者通常无症状。持续性室速常伴有明显血流动力学障碍与心肌缺血。临床症状包括低血压、少尿、晕厥、气促、心绞痛等。

第一度房室房室阻滞患者通常无症状。第二度房室阻滞可引起心搏脱落,可有心悸症状,也可无症状。第三度房室阻滞的症状取决于心室率的快慢与伴随病变,症状包括疲倦、乏力、头晕、晕厥、心绞痛、心力衰竭,如合并室性心律失常,患者可感到心悸不适。当第一、第二度房室阻滞突然进展为完全性房室传导阻滞,因心室率过慢导致脑缺血,患者可出现暂时性意识丧失,甚至抽搐,严重者可致猝死。

(二)体征

室性期前收缩听诊时,期前收缩后出现较长的停歇,室性期前收缩之第二心音强度减弱,仅能听到第一心音。桡动脉搏动减弱或消失。颈静脉搏动可见正常或巨大大a波。

室性心动过速听诊心律轻度不规则,第一、二心音分裂,收缩期血压可随心搏变化。若发生完全性房室分离,第一心音强度经常变化,颈静脉搏动间歇出现巨大a波。当心室搏动逆传并持续夺获心房,心房与心室几乎同时发生收缩,颈静脉搏动呈现规律而巨大的a波。

第一度房室阻滞听诊时,因PR间期延长,第一心音强度减弱。第二度Ⅰ型房室阻滞的第一心音强度逐渐减弱并有心搏脱落。第二度Ⅱ型房室阻滞亦有间歇性心搏脱落,但第一心音强度恒定。第三度房室阻滞的第一心音强度经常变化。第二心音可呈正常或反常分裂。间或听到响亮亢进的第一心音。凡遇心房与心室收缩同时发生,颈静脉出现巨大的a波。

三、类病辨别

一旦诊为心律失常,还需鉴别具体是哪一种类型的心律失常。

(一)窦性心律失常

正常窦性心律的冲动起源于窦房结,频率为60~100次/分。心电图显示窦性心律的P波在Ⅰ、Ⅱ、aVF导联直立,aVR倒置。PR间期0.12~0.20秒。

①窦性心动过速:心电图符合窦性心律的特征,成人窦性心律的频率超过100次/分,为窦性心动过速。

②窦性心动过缓:成人窦性心律的频率低于60次/分,为窦性心动过缓。

③病态窦房结综合征:持续而显著的窦性心动过缓(50次/分以下),且并非由于药物引起;窦性停搏与窦房传导阻滞;窦房传导阻滞与房室传导阻滞同时并存;心动过缓-心动过速综合征,这是指心动过缓与房性快速性心律失常交替发作。

(二)房性期前收缩

房性期前收缩的P波提前发生,与窦性P波形态不同。

(三)心房颤动

①P波消失,代之以小而不规则的基线波动,形态与振幅均变化不定,称为f波;频率为350~600次/分。

②心室率极不规则,心房颤动未接受药物治疗、房室传导正常者,心室率通常在 100～160 次/分,药物、运动、发热、甲状腺功能亢进等均可缩短房室结不应期,使心室率加快;相反,洋地黄延长房室结不应期,减慢心室率。

③QRS 波群形态通常正常,当心室率过快,发生室内差异性传导,QRS 波群增宽变形。

(四)预激综合征

①窦性心搏的 PR 间期短于 0.12 秒。

②某些导联之 QRS 波群超过 0.12 秒,QRS 波群起始部分粗钝,终末部分正常。

③ST-T 波呈继发性改变,与 QRS 波群主波方向相反。

(五)室性期前收缩

室性期前收缩为提早出现的室性搏动。

(六)房室阻滞

①第一度房室阻滞:每个心房冲动都能传导至心室,但 PR 间期超过 0.20 秒。房室传导束的任何部位发生传导缓慢,均可导致 PR 间期延长。

②第二度房室阻滞:通常将第二度房室阻滞分为Ⅰ型和Ⅱ型。第二度Ⅰ型房室传导阻滞:最常见的第二度房室阻滞类型。表现为 PR 间期进行性延长、直至一个 P 波受阻不能下传心室;相邻 PR 间期进行性缩短,直至一个 P 波不能下传心室;包含受阻 P 波在内的 RR 间期小于正常窦性 PP 间期的两倍。第二度Ⅱ型房室传导阻滞:心房冲动传导突然阻滞,但 PR 间期恒定不变。下传搏动的 PR 间期大多正常。当 QRS 波形增宽,形态异常时,阻滞位于希氏束-浦肯野系统。若 QRS 波群正常,阻滞可能位于房室结内。

③此时,全部心房冲动均不能传到心室。其特征为:心房与心室活动各自独立,互不相关;心房率快于心室率,心房冲动来自窦房结或异位心房节律;心室起搏点通常在阻滞部位稍下方。

四、中医治疗

(一)辨证要点

1.辨惊悸与怔忡

一般认为,惊悸较轻,怔忡较重;怔忡可由惊悸发展而来。惊悸常因外界刺激而发病,发时心悸阵作,甚至有欲厥之状,而发后除倦息、乏力外,可无特殊不适。怔忡则经常自觉惕惕悸动不安,稍劳则甚,多有脏腑气血亏损之象,时有痰饮、血瘀夹杂。

2.辨病变的虚实兼夹

心悸的病变特点多为虚实相兼,所谓虚系指五脏气血或阴阳的亏虚,实则多指痰饮、血瘀、火邪夹杂。痰饮、血瘀、火邪既属病理产物,在一定情况下又可成为惊悸、怔忡的直接病因。在辨证时不仅要辨虚实,还要分清其虚实之程度。其正虚程度与脏腑虚损的多寡有关,一脏虚损者轻,多脏亏损者重。其邪实方面,一般说来,单见一种夹杂者轻,多种夹杂者重。

3.辨脏腑的虚损程度

由于本病以虚为主,而其本虚的程度又常与脏腑虚损的多寡有关,故应详辨。脏腑之间相互联系,互相影响。心脏病变可以导致其他脏腑功能失调或亏损,同样他脏病变亦可以直接或间接影响于心。如肾水不足可致心肾失交,肝血亏虚不能养心致心血虚,脾肾阳虚致心气虚弱等。在一般情况下,仅心脏本身虚损而致病者病情较轻,夹杂证少,其临床表现仅以心悸、心慌、胸闷、少寐为主。而与他脏并病,兼见肾虚、脾虚、肝火或肝阴不足症候者,病较重。且初发多轻,以单脏病变为主;病久则重,多为数脏同病。

4.辨脉象

心律失常者脉象变化较大,有快、慢及三五不调之异,观察脉象变化是心律失常辨证中的重要依据。脉细数者,为心阴不足之征;脉迟者,多由心肾阳虚,无力鼓动心脉所致;其脉三五不调者,常为气血两亏,阴阳俱虚之候。

5.辨预后

素体强健,无宿疾者预后良好,而气血不足,阴阳虚损者预后不良。心律失常发作表现为悸动不安者多属气血无大伤,而发为厥脱者往往预后不良。持续不已者,每易导致气虚阳脱,预后不良;如表现为心悸且为发作性,持续时间短暂者,往往是气血尚实,预后尚良。

(二)治疗原则

1.心律失常的处理

主要是采取辨证论治的方法,区别心气阴不足、心肾阳虚、心阳欲脱、心血瘀阻、水气凌心等不同病机,分别采用益气养阴、温补心肾、回阳固脱、活血化瘀、化气行水等治法。在此基础上,可结合辨病和现代药理研究加用具有抗心律失常作用的药物。此外,部分心律失常并不存在明显的虚实偏盛,而主要是气血失调,因此调和气血应是其有效治法。

2.中药治疗

心律失常的治疗力求做到整体调节与针对性强化的最大统一,凡临床症状多、症候典型者当以整体调节为主,酌加具有抗心律失常作用的中药;无症状或症候不典型者可以经验治疗为主。由于复方与单味、单体、总提取物等药理的差异、毒副作用的不同,应用复方治疗时应遵循中医药传统理论,辨证论治,重视整体配伍,须防一味堆砌,苦寒伤胃,并防止过量中毒。

(三)辨证论治

1.心血瘀阻证

症候:心悸,心痛或胸闷间发,面唇晦暗。舌质暗紫或有瘀点、瘀斑,脉涩或结代。

治法:活血化瘀,宁心安神。

方药:血府逐瘀汤加减。此方活血祛瘀,行气止痛。主治心悸怔忡,胸痛或夜寐不安。

常用药:桃仁、红花、川芎、赤芍、当归、柴胡、枳壳、牛膝、桔梗、延胡索、炒酸枣仁、甘草。

加减:若伴有气短、乏力、倦怠者,加黄芪、党参补中益气;兼有阳虚,见畏寒肢冷者,加桂枝温经通络;兼见胸闷泛恶、苔黄腻者,为痰瘀互结,加瓜蒌、薤白、半夏、茯苓化痰宣痹;因情绪紧张,善恐易惊者,加琥珀粉、珍珠母镇心安神。

2.痰热上扰证

症候:心悸眩晕,胸闷脘胀,纳呆恶心,心烦口苦,失眠。舌红,苔黄腻,脉滑数或结代。

治法:化痰降浊,养心安神。

方药:黄连温胆汤加减。此方清热化痰,开窍醒神。主治头眩心悸,呕恶呃逆。

常用药:黄连、半夏、陈皮、茯苓、竹茹、枳实、酸枣仁、远志、党参、郁金、甘草。

加减:兼有心胸闷痛、舌暗有瘀斑者,为痰瘀互结,加丹参、川芎活血化瘀;兼见水肿,加泽泻、汉防己、车前子利水消肿;火郁伤阴者,加麦冬、沙参、五味子养阴清热。

3.水饮凌心证

症候:心悸怔忡,眩晕恶心或吐痰涎,咳喘动则尤甚,胸脘痞满,渴不欲饮,尿少浮肿,形寒肢冷。苔白滑,舌淡红,脉象沉细、弦、滑或结代。

治法:化饮利水,振奋心阳。

方药:苓桂术甘汤加减。此方温化痰饮,健脾利湿。主治胸胁支满,目眩心悸或短气而咳。

常用药:茯苓、桂枝、白术、炙甘草、泽泻、半夏、陈皮。

加减:兼见肺气不宣,肺有水湿者,加杏仁、前胡、桔梗以宣肺;葶苈子、五加皮、防己以泻肺利水;兼见恶心呕吐者,加半夏、陈皮、生姜以和胃降逆。如肾阳虚衰,不能制水,水气凌心,症见心悸喘促,不能平卧,小便不利,浮肿较甚者,宜用真武汤温阳利水;若心脾阳气虚弱,水饮停聚,水气凌心,症见心悸水肿,倦怠乏力者,可用春泽汤健脾利水。

4.心气不足证

症候:心悸气短,动则尤甚,乏力自汗,胸闷,失眠多梦。舌淡胖,苔白,脉弱。

治法:补益心气。

方药:养心汤加减。此方补益心气,安神定志。主治心气亏虚引起的心神不宁或体质素虚引起的惊悸不眠。

常用药:黄芪、人参、茯苓、半夏、五味子、当归、川芎、远志、柏子仁、酸枣仁、炙甘草、肉桂。

加减:若兼有水饮内停,怔忡心悸者,加车前子、泽泻利水渗湿;损及心阴者,可加麦冬、生地黄养阴益气。

5.心脾两虚证

症候:心悸头晕,面色少华,气短乏力,健忘失眠,纳呆腹胀或有便溏。舌质淡红,苔薄,脉细弱或有结代。

治法:补血养心,益气安神。

方药:归脾汤加减。此方益气补血,健脾养心。主治心悸怔忡,健忘不眠,食少体倦,面色萎黄等。

常用药:人参、黄芪、白术、当归、茯神、远志、炒酸枣仁、龙眼肉、木香、炙甘草。

加减:若食少便溏,脾气虚甚,去当归,加炒薏苡仁健脾止泻;血虚甚者加阿胶、地黄滋阴养血;善惊易恐者,加生龙骨、生牡蛎重镇安神;食欲缺乏、饭后胃脘饱胀者,加焦山楂消食健胃。

6.心阴亏虚证

症候:心悸怔忡,五心烦热,失眠健忘,咽干口渴,眩晕耳鸣。舌红少苔,脉细数。

治法:养心安神,滋阴清热。

方药:天王补心丹加减。此方滋阴养血,补心安神。主治虚烦少寐,心悸神疲,梦遗健忘。

常用药:生地黄、玄参、五味子、麦冬、柏子仁、酸枣仁、远志、桔梗、茯苓、苦参、丹参、当归。

加减:若心悸怔忡明显者,可加龙眼肉、夜交藤,以增强养心安神之功;兼见心烦不寐,梦遗腰酸者,可加知母、黄柏滋阴降火。

7.心阳不振证

症候:心悸怔忡,形寒肢冷,胸闷气短,乏力,面色㿠白或有浮肿。苔薄舌淡胖,脉沉细或迟、结代。

治法:温补心阳。

方药:桂枝甘草龙骨牡蛎汤加减。此方温补心阳,宁心安神。主治心悸怔忡,多梦失眠等症。

常用药:桂枝、炙甘草、生龙齿、生牡蛎、生晒参、黄芪、白术。

加减:若腰膝冷痛,加杜仲、补骨脂补肾强腰;若胸痛、舌质紫暗,加细辛、当归、红花活血通络,祛瘀止痛;若见浮肿者,加益母草、泽兰利尿消肿;以心动过缓为著者酌加炙麻黄、炮附子,并重用桂枝,补助心阳,通血脉,止悸动。温补心阳同时宜兼顾心阴,加麦冬、五味子,以免耗损心阴,致心阴心阳平衡失调。

8.气阴两虚证

症候:胸闷气短,心悸乏力,遇劳加重,头晕目眩,面色无华,自汗盗汗。舌淡红或暗红,苔白,脉细或结代。

治法:益气养阴,宁心安神。

方药:炙甘草汤加减。此方益气滋阴,补血复脉。主治心悸,体羸气短,虚烦眠差,脉结或代。

常用药:炙甘草、党参、桂枝、生地黄、麦冬、阿胶、麻仁、生姜、大枣。

加减:兼有手足心热、口干舌燥等阴虚内热表现者,去桂枝,加玄参、白芍,可滋阴润燥,清热生津。

9.心肾阳虚证

症候:心慌胸闷,心前区隐痛,动则气喘,眩晕耳鸣,面色无华,形寒肢冷,腰膝酸软,小便清长或下肢水肿,甚至突然昏仆。舌淡苔白,脉迟或结代。

治法:温补心肾。

方药:右归丸加减。此方温补肾阳,填精补血。主治肾阳不足,命门火衰。

常用药:附子、熟地黄、山药、山茱萸、枸杞子、鹿角胶、补骨脂、杜仲、当归、肉桂。

加减:心肾阳虚,水湿泛滥,水肿较甚者,可加茯苓皮、大腹皮、椒目等健脾利水,消肿;胸闷痛,舌紫暗,可加川芎、丹参、当归、赤芍、郁金行气活血;心阳不振,胸阳痹阻而见胸闷憋气者,加瓜蒌薤白半夏汤宣痹通阳。

(四)单方、验方

①稳心律合剂:由桂枝、丹参、麦冬、全瓜蒌、生龙骨、黄连、牡蛎、炙甘草、苦参组成。功擅通心阳,益心气,补阴血,安神定悸。用于心悸胸闷、房颤、室上性心动

过速、窦性心律失常等。每日1剂。

②羌活:30 g水煎服,每日1剂。治疗室性期前收缩。

③除颤汤:丹参20 g,苦参、炙甘草、五味子、柏子仁、三七各15 g。治疗快速性心房纤颤。每日1剂。

④拯心汤:由制附子、肉桂、黄芪、黄精、炙甘草、当归、麦冬、川芎、三七、枳实组成,治疗缓慢性心律失常。每日1剂。

⑤三参汤:由党参、丹参、苦参、大枣、甘草组成,治疗室性心律失常。每日1剂。

⑥快律宁:生地黄30 g,黄连12 g,当归、苦参各、柏子仁15 g,酸枣仁30 g。适用于快速性心律失常(房性和室性期前收缩、阵发性室上性心动过速、阵发性心房扑动和心房颤动),辨证属心阴虚型、心火旺盛型或阴虚火旺型患者。每日1剂。

⑦升律汤:附子(先煎)、红参各20 g,麻黄9~12 g,当归、麦冬各15 g,细辛3 g,丹参25 g,郁金12 g。主治缓慢性心律失常,常伴有头晕,心悸,乏力,失眠,甚至胸闷胸痛,四肢厥逆等。水煎服,每日1剂。

(五)中成药

①参松养心胶囊:由人参、麦冬、山茱萸、丹参、酸枣仁(炒)、桑寄生、赤芍、土鳖虫、甘松、黄连、南五味子、龙骨组成。具有益气养阴、活血通络、清心安神的功效。用于治疗冠心病室性期前收缩属气阴两虚、心络瘀阻证,症见心悸不安,气短乏力,动则加剧,胸部闷痛,失眠多梦,盗汗,神倦懒言。口服,1次2~4粒,每日3次。

②步长稳心颗粒:由党参、黄精、三七、琥珀、甘松组成,具有益气养阴、定悸复脉、活血化瘀的功效。主治气阴两虚兼心脉瘀阻所致的心悸不宁,气短乏力,头晕心悸,胸闷胸痛,适用于心律失常、室性期前收缩、房性期前收缩等有上述症状者。开水冲服,每日3次,1次1袋。

③心悸宁丸:由水蛭、羌活、莱菔子、石菖蒲、甘松等药物组成。具有化痰祛瘀、宁心定悸之效,治疗快速性心律失常。1次6 g,每日3次。

④心宝丸:由洋金花、人参、肉桂、附子、鹿茸、冰片、人工麝香、三七、蟾酥组成。具有温补心肾、益气助阳、活血通脉的功效。用于治疗心肾阳虚、心脉瘀阻引起的慢性心功能不全,窦房结功能不全引起的心动过缓,病态窦房结综合征及缺血性心脏病引起的心绞痛和心电图缺血性改变。病态窦房结综合征病情严重者1次300~600 mg,每日3次,疗程为3~6个月。其他心律失常(期外收缩)及房颤、心肌缺血或心绞痛1次120~240 mg,每日3次,1个疗程为1~2个月。

(六)食疗

在药物治疗的同时,适当的食疗可促进康复。嗜食肥甘厚味、恣饮烈酒、吸烟等是导致心律失常的基础病如冠心病、高血压、心肌病等的重要病因,而且烟酒、浓茶、咖啡等刺激之物本身也易直接导致心律失常的发生。因此饮食宜多样、清淡,富有营养,多食水果、蔬菜,可适当增加一些有益的无机盐如钾、镁、锌等,并限制钠的摄入。一般原则是宜少食多餐,忌食过饱;痰湿甚或有蕴热者,宜食清淡而有营养的食物,忌烟、酒、浓茶、咖啡及肥甘厚味;适当进食含镁的食物,如黄豆、赤小豆、芹菜、白菜、萝卜、鲢鱼等;适当进食含钾的食物,如菠菜、黄鳝、豆腐、土豆、山药、香蕉、苹果、梨等。此外,按中医辨证择膳更佳。

①白鸽参芪汤:白鸽1只,黄芪、党参各30 g。将白鸽去毛及内脏,洗净,同黄芪、党参一起放锅内煮汤,吃鸽肉饮汤。适用于心脾两虚型心律失常。

②百合莲子羹:鲜百合、莲子各50 g,加蜂蜜适量,宜常服,可治阴虚火旺、心神不宁型心悸。

③茯苓红枣粥:茯苓30 g,红枣10个,粳米50~100 g。将茯苓研末,与红枣、粳米共煮成粥,可治心血不足型心悸。

第四节 高血压

高血压是指在未使用降压药物的情况下心室收缩压≥140 mmHg和(或)舒张压≥90 mmHg。高血压常与其他心血管危险因素共存,是重要的心血管疾病危险因素。

根据病因,通常将高血压分为原发性高血压(简称高血压)和继发性高血压。原发性高血压指迄今为止原因尚未阐明的高血压,以体循环动脉压升高为主要临床表现的心血管综合征,占高血压的90%~95%;继发性高血压指由某些确定的疾病或原因引起的血压升高,占高血压的5%~10%,如原发性醛固酮增多症、嗜铬细胞瘤、肾血管性高血压等。

根据临床表现的不同,高血压归属于中医眩晕、头痛的范畴;当出现心、肾、脑等并发症时,则与中医的胸痹、真心痛、水肿、中风密切相关。

一、病因病机

(一)病因

1.情志失调

长期精神紧张,七情过极或情志不遂,以致肝气郁结,郁而化火,上扰清空,而致眩晕、头痛。同时,火为阳邪,易伤阴而致肝阴不足、肝肾阴虚、阴虚阳亢之势,发为眩晕、头痛。

2.饮食失宜

过食肥甘厚味或饮酒无度,伤及脾胃而致脾虚失健,湿浊内蕴而生痰,痰浊阻滞,清阳不升而为眩晕、头痛诸症。

3.内伤虚损

年老体弱,房事不节,劳力过度,阴虚火旺等,均可导致肾精不足,髓海空虚而致头痛、眩晕。或内伤于饮食,脾胃受损,气血化生亏虚;或久病不愈,气血亏损,不能上注清窍而为眩晕。

(二)病机

1.肝阳上亢,风扰清空

肝体阴而用阳,主升主动。凡素体阳盛,阴阳失调,日久阳亢于上;或七情过极,肝失条达,气机郁结,化火伤阴,而致风阳上扰,发为眩晕、头痛。

2.肾精亏耗,水不涵木

肾阴素虚,房劳伤阴,或后天失养而致肾精亏损,可使肝少滋荣,阴不维阳,肝风内动而发为眩晕、头痛。

3.脾虚失健,痰浊阻滞

饮食失节或忧思劳倦等伤及脾胃,以致健运失司,水湿内蕴,积聚成痰,清阳不升,清空失养而为眩晕、头痛。

4.脏腑失调,血脉瘀阻

病久脏腑虚损,或肝郁气滞,脾虚湿滞,肝肾阴虚等诸种原因均可导致血脉被阻,气血不能上荣于头目,而为眩晕、头痛。

综上所述,本虚标实是本病的致病关键,本虚系指脏腑功能失调或虚损,涉及脏腑为肝、肾、脾三脏,以肝为主;标实是因脏腑功能失调或虚损而致的风、火、痰、瘀,而导致本病的发生。

二、辨病

根据病程进展和临床特点多将高血压病分为缓进型(良性)高血压和急进型(恶性)高血压。前者多见,后者则少见,后者仅占1%~5%,属于高血压危重症。

(一)缓进型高血压

1.一般症状

高血压大多数起病缓慢,缺乏典型的临床表现,早期血压常常在精神紧张、情绪激动或者劳累时才会升高,而经过休息则能恢复正常。此时多数患者无症状,或仅有轻度的头部不适,许多患者在体检或因他病就诊时才诊出高血压。随着病情的发展血压逐步升高,常表现为头晕、头痛、颈项不适、耳鸣、失眠、健忘、乏力、易激动等,典型的高血压头痛在血压恢复正常后即可消失。

2.靶器官损害症状

脑:本病后期常可并发急性脑血管病,脑血管并发症是我国高血压病最常见的并发症,包括脑出血、脑血栓形成、短暂性脑缺血发作、腔隙性脑梗死、高血压危象和高血压脑病等。心脏:高血压可以加重心脏后负荷,导致心肌肥厚、扩张;早期由于代偿,心功能正常,但是随着病情发展则可出现心力衰竭、冠心病等并发症。肾脏:长期高血压可导致肾小动脉硬化;出现多尿、夜尿频多等症状提示肾浓缩功能减退;当肾功能进一步减退时可出现尿量减少、蛋白尿、血尿、管型尿等症状,严重者可发生肾功能不全甚至尿毒症。眼:炎症血管受累时,出现视力进行性减退。

(二)急进型高血压

急进型高血压又称恶性高血压,多发生在中青年,表现为血压突然升高,收缩压常高于180 mmHg,舒张压持续在130~140 mmHg,甚至更高。与缓进型高血压相比,症状更加明显,病情更加严重,发展更加迅速,以视网膜和肾功能损伤为特点。心、脑、肾损害在发病数月开始出现,并迅速恶化,最终多因尿毒症、急性脑血管病或心力衰竭死亡。

三、类病辨别

本病常与中风相鉴别,中风通常以猝然昏仆、不省人事、口眼歪斜、半身不遂及语言謇涩;或不经昏仆,仅以喎僻不遂为特征。部分中风患者,以头痛或眩晕为发作先兆。

四、中医治疗

(一)辨证论治

辩证时首先应分清相关脏腑,后辨标本虚实。治疗当以调整阴阳、补虚泻实为原则。肝阳上亢者平肝潜阳,痰湿内盛者祛痰降浊,瘀血阻窍者活血化瘀,肾阳虚衰者温补肾阳,肝肾阴虚者滋补肝肾、平肝潜阳。

1.肝阳上亢证

症候:头晕头痛,面红目赤,烦躁易怒,口舌干燥,大便秘结,小便赤黄,舌红苔黄,脉弦细有力。

治法:平肝潜阳。

方药及加减:天麻钩藤饮加减。若阳亢化风,加羚羊角粉、珍珠母以平肝息风;大便秘结者,加大黄(后下)以通腑泄热;若失眠者,加酸枣仁、远志以安神定志。

2.痰湿内盛证

症候:头晕头痛,头重如裹,困倦乏力,心胸烦闷,腹胀痞满,少食多痰,呕吐痰涩,手足麻木,舌胖苔腻,脉濡滑。

治法:祛痰降浊。

方药及加减:半夏白术天麻汤加减。若痰热蕴结,加天竺黄、黄连以清热化痰;若脾虚湿困,加砂仁、藿香、焦神曲以健脾化痰。

3.瘀血阻窍证

症候:头痛经久不愈,固定不移,偏身麻木,胸闷不舒,面唇紫暗,舌暗有瘀斑,脉弦细涩。

治法:活血化瘀。

方药及加减:通窍活血汤加减。若气虚明显,加黄芪、山药以补气活血;若阳虚明显,加仙茅以温阳化瘀;若兼血瘀化热,加牡丹皮、地骨皮以清瘀热。

4.肝肾阴虚证

症候:头晕耳鸣,目涩咽干,少寐健忘,五心烦热,腰膝酸软,小便短赤,大便秘结。舌红少苔或无苔,脉弦细或细数。

治法:滋补肝肾,平肝潜阳。

方药及加减:杞菊地黄丸加减。若心肾不交,加阿胶、酸枣仁、鸡子黄等交通心肾。

5.肾阳虚衰证

症候:头晕眼花,头痛耳鸣,心悸气短,形寒肢冷,腰膝酸软,失眠多梦,遗精阳痿,夜尿频多,大便溏薄,舌淡苔白,脉沉弱。

治法:温补肾阳。

方药及加减:济生肾气丸加减。若阳虚甚者,加鹿角胶、杜仲以温补肾阳。

(二)中成药

1.松龄血脉康

由葛根、珍珠层粉等组成,具有活血化瘀,平肝潜阳等功效。适用于瘀血内阻,肝阳上亢证。用法:每次3粒,每日3次。

2.天麻钩藤颗粒

由天麻、钩藤等组成,具有平肝潜阳等功效。适用于肝阳上亢证。用法:每次1包,每日3次。

3.牛黄降压丸

由牛黄、钩藤、夏枯草等组成,具有平肝泻热,清心安神等功效。适用于肝阳上亢,肝火旺盛的高血压。用法:每次2粒,每日3次。

(三)外治法

1.针灸疗法

①体针。主穴:曲池、三阴交、足三里、太冲。配穴:肝火炽盛加行间、太阳;阴

虚阳亢加太溪、神门;痰湿内盛加丰隆、内关;阴阳两虚加气海、关元。

②耳针。取降压沟、心、皮质下、神门、肾上腺、交感、神门等穴,每次选1～2穴。每天1次,留针30 min,15～20次为1个疗程。

③灸法。取足三里、绝骨,按照瘢痕灸法常规施术。每个穴位连灸5～7壮,灸3～5次。

④穴位注射。a.足三里、内关。b.合谷、三阴交。c.太冲、曲池。方法:3组穴位可交替使用,每个穴位注射0.25%盐酸普鲁卡因1 mL,每日1次。

⑤穴位埋线。a.曲池、足三里。b.心俞、太冲。方法:每次埋1组,2组交替使用,埋15～20天。

2.中药泡脚疗法

将钩藤20 g剪碎,用布包冰片少许,放入盆中加入温水泡脚,每次30～40 min,每日早晚各1次,10日为1个疗程。

第五节　动脉粥样硬化

动脉粥样硬化(AS)是动脉硬化性血管疾病中最常见、最重要的类型。动脉硬化包括动脉粥样硬化、小动脉硬化、动脉中层硬化三类。各种动脉硬化的共同特点是动脉管壁增厚变硬、失去弹性和管腔缩小。动脉粥样硬化在临床上意义重大,故虽其仅为动脉硬化中的一种,但一般情况下,把动脉粥样硬化称为"动脉硬化"。动脉硬化早期,患者几乎都没有任何临床症状,处于隐匿状态下逐渐进展。动脉硬化中期,临床表现为心慌、胸闷、胸痛、头痛、头晕、四肢凉麻、记忆力下降、视力下降、四肢乏力、跛行、失眠、多梦等。不同患者临床症状差异很大。

动脉粥样硬化的流行病学特点是在青少年时期发生,至中老年时期加重;城市发病率高于农村,男性发病率高于女性;女性绝经前发病年龄比男性晚10～15年,绝经期后发病年龄与男性较接近。此外,吸烟、饮食中含大量动物性脂肪、肥胖、体力活动少、工作紧张或脑力劳动者均易患本病。在我国,近年来由于生活方式的改变及人均寿命的增长,动脉粥样硬化的发病率逐年上升,并成为老年人死亡的主要原因之一。

中医学无此病名,但根据本病的临床表现和病理变化,本病可归属于"痰证""瘀证""脉痹"等病证的范畴。AS从形成粥样斑块开始,病程长短不一,早期症状不明显,当发展到相应器官或组织受累严重而出现相应症状时,则可分别类属于"心悸""胸痹""真心痛""眩晕""头痛""中风""脱疽""健忘""痴呆"等病证的范畴。

本文是讨论动脉粥样硬化的辨证施治,但临床实践中可根据相关受累脏腑经络的表现,结合辨病治疗。

一、病因病机

(一)病因

1.年老体衰,肾精亏损

本病多见于中老年人,且随年龄增长而呈增高趋势。人至中年,肾气逐渐虚衰,久则累及肾阴肾阳,肾虚是 AS 发病基础。肾阳虚衰则不能鼓动五脏之阳,心脉失于温煦,鼓动无力而痹阻不通;若肾阴亏虚,则不能滋养五脏之阴,心脉失养;阴虚则火旺,肾阴不能相交于心,则心火偏旺,灼津成痰,痰浊痹阻心脉,发为此病。王清任《医林改错》言:"元气既虚,必不能达于血管,血管无气,必停留而瘀。"可见人渐衰老本身就容易产生血瘀症状。

2.肝郁气滞,情怀失畅

七情内伤致脏腑功能失调,气血运行失常,心肝气火煎熬津液、营阴;肾虚,水不涵木,肝阴亏耗,则生痰、成瘀发为本病。明代王纶《明医杂著·医论》中有"肝气滞则心气乏"之说。在 AS 基础上胸痹心痛和真心痛的发生与情志过极息息相关。

3.饮食失调,脾失健运

过食肥甘厚味,损伤脾胃,致运化水湿津液无力而生痰,脂浊内聚,壅阻血脉,滞而为瘀。痰瘀阻滞血脉,遂成粥样斑块。正如《证治汇补》所言:"脾虚不运,清浊停留,津液凝滞,变为痰饮者。"

4.气血不足,心脉失养

因禀赋不足,久坐少动,失于调护等因素,心脾气血亏虚,心气不足或心阳不振,血脉失于温煦、鼓动而痹阻不畅,阴寒之邪乘虚侵袭,寒凝瘀滞;同时,心气虚衰,不能宣散痰湿,使之痹阻心脉而发此病。

(二)病机

1.病理变化

AS 病理变化主要为脏腑功能失调,气、血、津液运行、代谢发生障碍,产生痰、瘀等内生之邪,痹阻血脉,胶结凝聚,形成粥样斑块。

审证求因,动脉粥样硬化是从微观辨证来看,病位在血脉,但究其发病机制,则病根在脏腑,其中与肾、肝关系最为密切。由于在多种病因(年老体衰、饮食失调、情怀失畅、久坐少动、禀赋不足等)作用下,脏腑功能失调,痰浊、瘀血内生,留于血脉,脉络受损,脉道不畅,血府失柔,发为本病。

肾乃先天之本,人至中老年,肾之精气渐亏。肾阴不足,虚火内生,灼津炼液,而成痰浊;肾气虚弱,气不化津,清从浊化,痰湿内聚;若水不涵木,肝失疏泄,木不疏土,脾运失司,水谷精微失于正化,脂浊停聚,变生痰浊。痰浊壅塞脉道,痰借血体,血借痰凝,滞而为瘀,胶结血脉,心气营运不畅,遂成粥样斑块。

2.病理因素

AS病理因素主要为痰、瘀,以痰浊为重,二者常相互影响,相兼为患。痰来自津,瘀本乎血,津血同源,痰瘀亦同源。瘀阻气滞,水津失布,则凝而为痰;痰阻气机,血行涩滞,则郁而成瘀,形成特异性的病理改变。阻于脑络,则精明失用;阻于心络则胸痹、心痛;阻于肢体,则肢麻、肢痛。且常见痰与风、火、湿邪相兼为患,瘀常与气、热、寒杂呈。

近年来有学者提出AS的"毒邪"致病论,可作参考,即毒邪侵犯肌体造成脏腑血脉功能障碍,成痰成瘀。反之,痰饮、瘀血作为津液代谢的病理产物其本身皆能化毒为害,形成痰毒、瘀毒。毒、痰、瘀三者相互促生,形成恶性循环。以毒为引发关键,以痰瘀互结成为AS有形之病灶,

AS总属于本虚标实之证,肝肾亏虚为本,痰瘀阻络为标,相兼错杂,是动脉硬化发病的病理基础。不同的患者由于个体的差异,其标本主次是不同的。素嗜肥甘,形体壮实,面色油腻晦暗,年岁尚轻者,一般以标实为主;而年老病久,体瘦不强,常苦腰酸膝软者,多以本虚为主。然而,标本之间每每相互影响,肝肾亏虚可致痰瘀内生,痰瘀阻滞又可进一步损伤脏腑,加重本虚,互为因果,肝肾更虚,痰浊更盛,瘀滞更重,使病情不断发展而致质变。

3.病理转归

脉属奇恒之腑,为气血之通道,附属于心,连接多个重要脏腑及经络。久病痰瘀相互搏结于血脉,脉络受损,脉道不畅,血府失柔,可致动脉硬化形成。动脉硬化根据受累部位的不同可表现出各种病证。风痰上扰,清阳失展,则头目昏眩,如坐舟车,脑响耳鸣;风痰入络,则手足僵硬,拘挛弛缓,麻木不仁,感觉异样,口眼歪斜;痰火扰心,心神不宁,则心烦躁扰,夜不能寐,寐则多梦;痰火上炎,则面目红赤,口苦口干,烦躁易怒;痰湿上蒙,清窍不利,则头重嗜睡,善忘不记,性情古怪,口多痰涎;痰湿痹阻,胸阳失旷,则胸闷如窒,胸痛彻背。凡此种种皆为痰之作祟。瘀阻气滞,则胸闷、胸痛,连及胁背,喜太息,多郁虑,头身窜痛;络热血瘀,则面部暗红而有油光,烦热,头痛,心胸刺痛,肢麻;瘀滞寒凝,血脉不和,则胸痛,肢冷,畏寒喜温,甚至腿足发黑、坏死。上述各种临床表现可涉及中风、眩晕、头痛、不寐、健忘、胸痹、脱疽等病。

二、辨病

动脉粥样硬化的症状主要取决于血管病变及受累器官的缺血程度。主动脉粥样硬化常无特异性症状;冠状动脉粥样硬化者,若管径狭窄达75%以上,则可发生心绞痛、心肌梗死、心律失常,甚至猝死;脑动脉粥样硬化可引起脑缺血、脑萎缩,或

造成脑血管破裂出血;肾动脉粥样硬化常引起夜尿、顽固性高血压,严重者可有肾功能不全;肠系膜动脉粥样硬化可表现为饱餐后腹痛、消化不良、便秘等,严重时肠壁坏死可引起便血、麻痹性肠梗阻等症状;下肢动脉粥样硬化引起血管腔严重狭窄者可出现间歇性跛行、足背动脉搏动消失,严重者甚至可发生坏疽。

三、类病辨别

早期诊断较为困难,但当本病发展到相当程度,尤其是有器官明显病变时诊断不难。一般根据临床表现、实验室检查可以确诊。主动脉粥样硬化可表现为脉压增大,X线检查示有主动脉结突出、增宽或钙化影。冠状动脉粥样硬化可表现为稳定型或不稳定型心绞痛、心律失常、心肌梗死、心力衰竭或猝死,冠脉造影或冠脉CT血管造影可以确诊。脑动脉硬化可引起脑部缺血乃至脑萎缩,以及由于脑供血不足所致的眩晕或步态不稳,可以行经颅多普勒超声、颈动脉超声等以明确。下肢动脉粥样硬化可表现为间歇性跛行,下肢发凉、麻木,足背动脉搏动消失,动脉超声及血管造影可明确。此外,老年患者如发现血脂、血糖增高,可行颈动脉超声、四肢动脉超声,眼底检查,下肢节段性测压计算踝臂指数等,间接了解全身动脉粥样硬化程度。近年来发展的血管内超声(IVUS)、磁共振成像(MRI)、光学相干层析成像(OCT)可帮助了解粥样硬化斑块的组织结构与稳定性。

动脉粥样硬化的诊断结论需要排除其他原因引起的动脉病变,如多发性大动脉炎、冠状动脉炎、梅毒性主动脉炎、血栓闭塞性脉管炎、结节性动脉周围炎等。

四、中医治疗

(一)辨证要点

①辨清病理性质:掌握标实与本虚的主次。
②区别病理因素:分清痰、瘀的主次。
③审察脏腑病机:本虚为主者,鉴别肾、肝、心、脾的重点。

(二)治疗原则

治疗当以滋肾养肝,化痰消瘀为原则,标本兼顾。具体而言,标实者,化痰逐瘀,分清主次;本虚为主者,分别以柔肝、滋肾、养心、健脾之法。

(三)辨证治疗

1.痰浊内阻证

症候:眩晕健忘,胸闷不舒,体肥少动,嗜睡困倦,肢体麻木,晨起口中黏腻乏味,舌淡胖或淡暗,边有齿痕。苔白腻,脉沉缓或滑。

治法:化痰,降浊,燥湿。

方药:二陈汤加减。此方燥湿化痰,理气和中。主治湿痰证。

常用药:半夏、陈皮、茯苓、泽泻、茵陈、生姜、甘草。

加减:脾虚痰盛者,可加炒白术、党参益气健脾化痰,治生痰之源;痰热明显者,加竹茹清热化痰;肢麻不利者,加桂枝、赤芍通络和营;便结者,加大黄通腑降浊;食欲不振者,加山楂、砂仁、炒麦芽消食健胃。

2.气滞血瘀证

症候:平素心烦易怒,时感胸胁胀闷不适,甚则心胸闷痛,眩晕健忘,肢体麻木疼痛,面色晦暗,舌下青筋。舌质紫暗或有瘀点、瘀斑,脉细涩或结代。

治法:疏肝理气,活血化瘀。

方药:血府逐瘀汤加减。此方活血化瘀,理气通络。主治胸中瘀血证。

常用药:桃仁、红花、当归、川芎、赤芍、生地黄、牛膝、桔梗、柴胡、枳壳、郁金、山楂、炙甘草。

加减:胁肋胀痛明显者,加青皮、白芥子行气止痛;气郁日久化火者,加栀子、牡丹皮泻火除烦;疲乏无力,气短懒言,易汗出,面色少华,舌淡暗或有瘀斑,苔薄白,脉细弱或涩,宜益气活血,方用补阳还五汤加减。

3.肝肾阴虚证

症候:头晕,头痛,耳鸣,健忘,失眠,盗汗,烦躁,性格改变,面部发麻,烘热,胸闷胸痛,肢体麻木疼痛,腰酸膝软,神疲乏力,口干,尿多。舌暗红,或紫,或有瘀点、瘀斑,苔腻,脉弦细、滑。

治法:滋肾养肝,化痰消瘀。

方药:二至丸加味。此方有滋养肝肾之效。主治肝肾阴虚证。

常用药:女贞子、墨旱莲、黄精、何首乌、桑椹、海藻、水蛭、泽泻。

加减:烦躁失眠加黄连、夜交藤、合欢花清热安神;耳鸣健忘加石菖蒲、郁金开窍化痰;头昏头痛加葛根、荷叶、蔓荆子、珍珠母平肝潜阳,清利头目;胸闷胸痛加瓜蒌皮、生山楂、丹参化痰行瘀;肢麻疼痛加鸡血藤、赤白芍、桂枝、桑寄生、怀牛膝通络止痛。

4.肾精不足证

症候:眩晕,头痛,失眠,健忘,遗精,记忆力减退,腰膝酸软,神疲乏力,畏寒肢冷,下肢水肿,早衰,发脱齿摇,耳鸣耳聋,动作迟缓,精神呆钝。苔薄白,舌淡暗,脉细。

治法:补肾填精。

方药:右归丸加减。此方补肾填精,温补肾阳。主治肾阳不足,命门火衰证。

常用药:熟地黄、山药、枸杞子、山茱萸、鹿角胶、菟丝子、杜仲、当归、桂枝、附子。

加减：若阴虚火旺，去附子、桂枝，加知母、黄柏、牡丹皮、泽泻清热泻火；寒象明显者，加淫羊藿、巴戟天、骨碎补温补肾阳；健忘者，加石菖蒲、远志、龙眼肉补脾养心；遗精频繁者，加金樱子、芡实、煅牡蛎、莲须固涩止遗；下肢水肿者，加防己、茯苓皮、赤小豆、冬瓜皮利水消肿。

临床应用上列 4 方的过程中发现，患者常肝肾阴虚与痰浊、瘀血并见，而痰浊为主者常伴肾虚、脾虚、血瘀。故在治疗 AS 过程中要分清本虚标实，随证治之，不可拘泥于一方一法一证。

（四）其他疗法

1.单方、验方

①绞股蓝：具有益气健脾、化痰止咳、清热解毒之效。主治脾虚证及肺虚咳嗽证。现代药理证实本品有明显的降血脂、降血糖的作用。每日服 5 g，开水冲，加盖闷泡 5 分钟，代茶饮，效果佳。

②新鲜山楂：具有消食化积、行气散瘀之效。主治饮食积滞，泻痢腹痛，疝气痛，瘀阻胸腹痛，痛经。现代药理证实山楂可降血脂，抗动脉粥样硬化。其降低血清胆固醇及三酰甘油的机制可能是通过提高血清中高密度胆固醇及其亚组分浓度，从而促进胆固醇的排泄。1 次 60 g，水煎后代茶饮，或服用山楂片。

③菊花 5 g，生山楂 8 g，决明子 8 g，沸水冲泡，代茶饮。

④桑叶蚕沙汤：嫩桑叶 30 g，蚕沙 15 g，水煎服，每日 1 剂，连服 10 日为 1 个疗程。

⑤槐花蒲黄冲剂：槐花、生蒲黄各 100 g，共研末混匀，1 次 6 g，每日 2 次，温开水送服。

⑥枯草银花汤：夏枯草 30 g，金银花 10 g，共放入杯内，用沸水冲泡，代茶饮用，每日 1 剂。

⑦黄精山楂首乌汤：黄精 30 g，山楂 25 g，何首乌 15 g，水煎服，每日 1 剂，分 2 次服。

2.中成药

①软脉灵口服液：由熟地黄、五味子、枸杞子、制何首乌、白芍、茯苓、怀牛膝、炙黄芪、人参、淫羊藿、当归、川芎、丹参、柏子仁、远志、陈皮组成。具有滋补肝肾、益气活血之功效。治疗用于肝肾阴虚、气虚血瘀引起的早期脑动脉硬化、冠心病、心肌炎、中风后遗症。1 次 10 mL，每日 3 次，口服，连服 40 日为 1 个疗程。

②降脂通片：由制何首乌、枸杞子、黄精、山楂、决明子组成。有补益肝肾、养血、明目的功效。可降血脂，抗动脉粥样硬化，用于头晕目花、耳鸣、健忘、腰膝酸软

无力、舌暗红、苔薄黄、脉细弦迟等症。1次5片,每日3次,口服。

③绞股蓝总苷片:具有养心健脾、益气活血、除痰化瘀、降脂的作用,治疗动脉粥样硬化心脾两虚、痰停血瘀引起的心悸气短、胸闷肢麻、眩晕头痛、耳鸣健忘、自汗乏力等。1次2～3片,每日3次,口服。

④荷丹片:由荷叶、山楂、补骨脂(盐水炒)、丹参、番泻叶组成。具有化痰降浊、活血化瘀之功效。用于动脉粥样硬化痰浊血瘀症候者,症见形体肥胖,面有油光,头晕头重,心悸气短,胸闷肢麻,乏力懒动,口苦口黏,苔滑腻,脉弦或滑。1次2～4片,每日3次,口服。

⑤蒲参胶囊:由何首乌、蒲黄、丹参、川芎、赤芍药、山楂、泽泻、党参组成。具有活血祛瘀、滋阴化浊功效。用于高脂血症及动脉粥样硬化的血瘀证,症见头晕目眩,头部刺痛,胸部刺痛,胸闷憋气,心悸怔忡,肢体麻木,舌质紫暗或有瘀点,脉象细涩。1次4粒,每日3次,口服。

⑥血脂康胶囊:由红曲组成。具有除湿祛痰、活血化瘀、健脾消食之功效。用于脾虚痰瘀阻滞,症见气短、乏力、头晕、头痛、胸闷、腹胀、食少纳呆等。也适用于高脂血症及动脉粥样硬化引起的心脑血管疾病。1次2粒,每日2次,口服。

⑦精乌胶囊:由何首乌、黄精、女贞子、墨旱莲组成。具有补肝肾、益精血、壮筋骨的功效。用于脑动脉硬化症见肝肾不足者。1次2粒,每日3次,口服。

3.食疗

动脉粥样硬化是一种隐匿状态下逐渐进展的疾病,人在青年时期就开始动脉粥样硬化的病理进程,逐年加重。因此,日常如果注意饮食调摄,可延缓这一进程。

①首乌丹参蜂蜜饮:何首乌15 g,丹参15 g,蜂蜜15～30 g。先将何首乌、丹参加水煎汤,去渣后调入蜂蜜。具有滋阴润燥、补益五脏、通经活络的功效,适用于动脉硬化具肝肾阴虚或兼脉络瘀滞者。每日1剂。

②海参冰糖羹:海参20～30 g,冰糖适量。先将海参用清水泡发,洗净后放入锅中,加水适量,先用武火烧沸,再用文火炖烂,加入冰糖稍煮,每日服1次。具有补肾、益精血、滋阴润燥的功效,适用于动脉硬化有肾阴虚所致的头晕、腰酸、咽干、心烦等。

③海带海藻紫菜汤:海带250 g,海藻20 g,紫菜20 g,精盐适量。先将海带、海藻、紫菜分别洗净,海带切成丝,一同放入砂锅中,加水适量,煎煮取汁,加精盐调味,每日服1剂。具有软坚、化痰、散结的功效,适用于动脉粥样硬化、高血压等。凡脾胃虚寒、寒湿蕴结者不宜服用。

第六节 心绞痛

一、病因病机

(一)病因

1. 寒邪内侵,凝滞心脉

如寒邪内袭,痹阻心阳,致使胸阳不振,血行不畅,心脉瘀滞,不通则痛。若素体阳虚,阴寒内盛,心阳不足,胸阳不振,血脉失于温运而痹阻不畅,亦可致心痛诸症发生。

2. 情志失调,气血瘀滞

郁怒伤肝,肝失疏泄,肝郁气滞,甚则气郁化火,灼津成痰。忧思伤脾,脾失健运,津液不布,遂聚为痰。无论气滞或痰阻,均可使血行失畅,脉络不利,而致气血瘀滞,心脉痹阻,不通则痛,而发胸痹。总之,情志刺激可损伤心脏,是胸痹心痛的病因,又能加重病情。

3. 饮食失调,痰浊内蕴

饮食不节是导致心绞痛发生的重要致病因素之一。经常恣食肥甘厚味,可损伤脾胃,使脾失健运,聚湿成痰,上犯心胸,气机不畅,痹阻心脉而发为胸痹心痛;或痰浊久留,痰瘀交阻,阻滞心脉而发病;或因饱餐伤气,气行无力,气血运行不畅而发病。

4. 劳逸不节,气血失调

劳倦伤脾,脾虚转输失能,气血生化乏源,无以濡养心脉,拘急而痛。积劳伤阳,心肾阳微,鼓动无力,胸阳失展,阴寒内侵,血行涩滞,而发胸痹。过度安逸,少动多坐,胸阳不振,气机不畅而致胸痹。过劳则气阴两伤,久病者气血虚损,心气不足,血不养心,则心痛作矣。

5. 年老体弱,肾脏虚衰

年老脏腑气血自然虚损,肾气渐亏。肾阳虚衰则不能鼓动五脏之阳,引起心阳不振或心气不足,血脉失于温煦,鼓动无力而致血脉瘀阻不通;或因肾阴亏虚,则不能润养五脏之阴,肾水不能上济于心,使心阴失养,心阴亏虚,脉道失润而发心痛。

6. 脏腑亏虚,他脏及心

本病的病变部位虽在心脉,因脏腑彼此相关,病虽在心,但与其各脏腑之间都有密切关系。《证治准绳》谓:"厥心痛者,他脏病干之而痛。"脾、肝、肾、肺等脏腑病变,在一定条件下,均可累及心脏而引发胸痹心痛。

(二)病机

1.病理变化

病理变化主要为心脉痹阻,乃本虚标实之证。

心绞痛的病机关键在于外感或内伤引起心脉痹阻,其病位在心,与肝、脾、肺、肾等脏腑功能的失调有密切的联系。心主血脉,肺主治节,两者相互协调,气血运行自畅。心病不能推动血脉,肺气治节失司,则血行瘀滞;肝病疏泄失职,气郁血滞;脾失健运,聚生痰浊,气血乏源;肾阴亏损,心血失荣,肾阳虚衰,君火失用,均可引致心脉痹阻,胸阳失旷而发胸痹心痛。

2.病理因素

病理因素为虚、痰浊、瘀血、寒凝、气滞、郁热。

心阳虚与心阴虚是本病的始发病机。心为君主之官,通过供给全身血液以濡养脏腑、经络、四肢百骸,而其血液的正常运行"上下贯通,如环无端""流行不止,环周不休",均需以心的阳气为动力。其温煦、推动功能正常,则心的机能旺盛。心阳不足,温煦推动功能失职,可生痰致瘀,发为胸痹。心阴不足,脉失所养;阴虚火旺,灼津生痰;脉失所充,停而为瘀,常可发为胸痹。临床中亦有作为兼症出现者,多由心阳虚日久伤阴或过用辛燥药物伤及阴血而成。因而心阳虚与心阴虚是本病的始发病机,是第一位的病理因素。

痰浊、血瘀既是病理产物又是致病因素,为演变的必然过程。在胸痹的发病过程中,痰、瘀一经形成,往往缠绵难愈,贯穿疾病的始终,相互转化。津血同源为痰瘀互化的生理基础。津血互化、运行正常以发挥营养和滋润脏腑经络的生理功能。若津液停聚,积水成饮,饮凝成痰,痰阻脉络,血滞则瘀,痰夹瘀血,窠囊遂生;若血瘀脉中或溢脉外,停而为瘀,阻滞气机,水湿亦停,聚而成痰,痰瘀互结。而心阳为推动津血运行之动力,心阳虚衰,推动无力,痰瘀易生,亦常互化;心阴内耗,阴虚火旺,煎熬津液成痰,燔灼血液为瘀,痰瘀同生。

寒凝、气滞、郁热是病机演变日渐复杂与急性发病的主要病理因素。寒邪内袭,痹阻心阳或素体阳虚,阴寒内盛,心阳不足,胸阳不振,血脉失于温运而痹阻不畅。气是构成人体和维持人体生命活动的基本物质,气机阻滞,推动无力,气不行津运血,而加重痰阻血瘀,则可引起病情的恶化与急性发病。胸痹者,心阳虚为其主要病理基础,阳虚生寒,寒极则郁而为热;阳损及阴,心阴亏少,虚火自生;痰、瘀为有形之邪,皆阻碍气机,郁而生热。如遇情志失调、嗜酒过度、过食辛热或过服芳香温热药物皆可生郁热。郁热一经形成,既可煎熬津液,加重痰阻,又可燔灼血液,加重血瘀,亦可伤阴耗气,加重本虚;重则郁热日久化火,火邪痹阻心脉而厥。因而寒凝、气滞、郁热是病机演变日渐复杂与急性发病的主要病理因素。

3.病理转归

病机转化可有先虚后实,亦可因虚致实。心气不足,鼓动无力,易致气滞血瘀;心肾阴虚,水亏火炎,炼液为痰;心阳虚衰,阳虚外寒,寒痰凝络。此三者皆由虚而致实。痰踞心胸,胸阳痹阻,病延日久,每可耗气伤阳,向心气不足或阴阳并损证转化;阴寒凝结,气失温运,日久寒邪伤人阳气,亦可向心阳虚衰转化;瘀阻脉络,血行滞涩,瘀血不去,新血不生,留瘀日久,心气痹阻,心阳不振。此三者皆因实致虚。但临床表现多是虚实夹杂,或以实证为主,或以虚证为主。

本病多在中年以后发生,如治疗及时得当,可获较长时间的缓解并保持稳定,如反复发作,则病情较为顽固。病情进一步进展,可见心胸猝然大痛,出现真心痛症候,甚则可"旦发夕死,夕发旦死"。

二、辨病

(一)主要症状

突发胸骨上中段之后压榨性或窒息性疼痛,常向左肩、左上肢放射,部分患者向颈部、下颌部放射,偶伴濒死的恐怖感,不敢活动,汗出。常因劳累、情绪激动、遇寒、饱餐、吸烟、心动过速、休克等而诱发。发作频率随病情而异,历时2~5分钟,一般不超过15分钟。经休息或舌下含服硝酸甘油多能缓解。多见于中老年患者。

(二)体征

平时一般无异常体征。心绞痛发作时常见心率增快、血压升高、焦虑不安、皮肤发冷或出汗,有时出现第四或第三心音奔马律。

(三)实验室检查

①心电图检查是发现心肌缺血,诊断心绞痛最常用的检查方法。

②心电图负荷试验是一种对疑有冠心病的患者增加其心脏负荷而激发心肌缺血的心电图检查。

③动态心电图:连续记录24小时或24小时以上的心电图,可从中发现ST-T改变和各种心律失常,有助于心绞痛的诊断。

④放射性核素心肌显像:对早期明确心肌缺血性改变有较大帮助。

⑤选择性冠状动脉造影:为评估心肌缺血的金标准,可明确冠状动脉病变和程度。

三、类病辨别

(一)诊断

据典型的发作特点和体征,含服硝酸甘油后缓解,结合年龄和存在冠心病易患因素,排除其他原因所致的心绞痛,一般即可确诊。发作时心电图检查可见以 R 波为主的导联中,ST 段压低,T 波平坦或倒置(变异型心绞痛者则有关导联 ST 段抬高),发作过后数分钟内逐渐恢复。心电图无改变的患者可考虑做负荷试验。

发作不典型者,诊断要依靠观察硝酸甘油的疗效和发作时心电图的改变;如仍不能确诊,可多次复查心电图、心电图负荷试验或 24 小时动态心电图连续监测,如心电图出现阳性变化或负荷试验诱致心绞痛发作时亦可确诊。

诊断有困难者可行放射性核素检查或选择性冠状动脉造影。考虑施行外科手术治疗者则必须行选择性冠状动脉造影。冠状动脉内超声检查可显示管壁的病变,对诊断可能更有帮助。

(二)鉴别诊断

1.急性心肌梗死

本病疼痛部位与心绞痛相仿,但性质更剧烈,持续时间可达数小时,常伴有休克、心律失常及心力衰竭,并有发热,含服硝酸甘油多不能使之缓解。心电图中面向梗死部位的导联 ST 段抬高,并有异常 Q 波。白细胞计数及肌酸激酶、谷草转氨酶、乳酸脱氢酶、肌红蛋白、肌球蛋白轻链磷酸酶等增高,红细胞沉降率增快。

2.X 综合征

本病为小冠状动脉舒缩功能障碍所致,以反复发作劳累性心绞痛为主要表现,疼痛亦可在休息时发生。发作时或负荷后心电图可示心肌缺血,核素心肌灌注可示缺损,超声心动图可示节段性室壁运动异常。本病多见于女性,易致病因素不明显,疼痛症状不甚典型,冠状动脉造影阴性,左心室无肥厚表现,麦角新碱激发试验阴性,治疗反应不稳定而预后良好,与冠心病心绞痛不同。

3.其他疾病引起的心绞痛

包括严重的主动脉瓣狭窄或关闭不全,风湿热或其他原因引起的冠状动脉炎,梅毒性主动脉炎引起冠状动脉口狭窄或闭塞,肥厚型心肌病,先天性冠状动脉畸形等,均引起心绞痛,要根据其他临床表现来进行鉴别。

4.肋间神经痛

本病疼痛常累及 1~2 个肋间,但并不一定局限在前胸,为刺痛或灼痛,多为持续性而非发作性,咳嗽、用力呼吸和身体转动可使疼痛加剧,沿神经行径处有压痛,手臂上举活动时局部有牵拉疼痛,故与心绞痛不同。

此外,不典型的心绞痛还需与食管病变、膈疝、溃疡病、肠道疾病、颈椎病等所引起的胸、腹疼痛相鉴别。

四、中医治疗

(一)辨证论治

1. 寒凝心脉证

症候:猝然心痛如绞或心痛彻背,背痛彻心或感寒痛甚,心悸气短。形寒肢冷,面色苍白,冷汗自出。其多因气候骤冷或感寒而发病或加重。舌苔薄白,脉沉紧或促。

治法:温经散寒,活血通痹。

方药:本证因心阳亏虚,阳不制阴,阴寒内生;或心气内虚,又外感阴寒之邪,寒主收引,脉络拘急,血液凝瘀,心脉涩而不行而发,方选用瓜蒌薤白白酒汤(《金匮要略》)合当归四逆汤(《伤寒论》)。方用瓜蒌、薤白通阳开痹;桂枝、细辛温散寒邪,通阳止痛;当归、芍药养血活血;芍药、甘草缓急止痛;通草通利血脉;大枣健脾益气。全方共奏温经散寒、活血通痹之效。若疼痛剧烈,心痛彻背,背痛彻心,痛无休止,伴有身寒肢冷,气短喘息,脉沉紧或沉微者,为阴寒极盛,胸痹心痛重症,治以温阳逐寒止痛,方用乌头赤石脂丸(《金匮要略》)加荜茇、高良姜、细辛;若剧痛四肢不温,冷汗自出,即舌下含化苏合香丸(《太平惠民和剂局方》),芳香化浊,理气温通开窍。

2. 气滞心胸证

症候:心胸满闷不适,隐痛阵发。痛无定处,时欲太息,遇情志不遂时容易诱发、加重或兼有脘腹胀闷,得嗳气或矢气则舒。苔薄或薄腻,脉细弦。

治法:疏调气机,和血舒脉。

方药:本证多因情志不遂,郁怒伤肝,肝失疏泄,肝郁气滞,使血行失畅,心脉痹阻而发,方用柴胡舒肝散(《医学统旨》)。方用柴胡与枳壳相配可升降气机,白芍与甘草同用可缓急舒脉止痛,加香附、陈皮以增强理气解郁之功,香附又为气中血药,川芎为血中气药,故可活血且能调畅气机。全方共奏疏调气机,和血舒脉功效。若兼有脘胀、嗳气、纳少等脾虚气滞的表现,可用逍遥散(《太平惠民和剂局方》)疏肝行气、理脾和血。若气郁日久化热、心烦易怒、口干、便秘、舌红苔黄、脉数者,用丹栀逍遥散(《太平惠民和剂局方》)疏肝清热。如胸闷心痛明显,为气滞血瘀之象,可合用失笑散(《太平惠民和剂局方》),以增强活血行瘀、散结止痛之作用。如气滞兼见阴虚者可选用佛手、香橼等理气而不伤阴。

3. 痰浊闭阻证

症候:胸闷重而心痛轻,形体肥胖,痰多气短。遇阴雨天而易发作或加重,伴有倦怠乏力、纳呆便溏、口黏、恶心、咳吐痰涎。苔白腻或白滑,脉滑。

治法：通阳泄浊，豁痰开结。

方药：本证因饮食不当，恣食肥甘厚味或经常饱餐过度，日久损伤脾胃，运化失司，酿湿生痰，上犯心胸，清阳不展，气机不畅，心脉痹阻而发，方用瓜蒌薤白半夏汤（《金匮要略》）加味。方用瓜蒌、薤白化痰通阳，行气止痛；半夏理气化痰。常加枳实、陈皮行气滞，破痰结；加石菖蒲化浊开窍；加桂枝温阳化气通脉；加干姜、细辛温阳化饮，散寒止痛。全方加味后共奏通阳化饮、泄浊化痰、散结止痛之效。若患者痰黏稠、色黄、大便干，苔黄腻，脉滑数，为痰浊郁而化热之象，用黄连温胆汤（《六因条辨》）清热化痰，因痰阻气机，可引起气滞血瘀。另外，痰热与瘀血往往互结为患，故要考虑到血脉滞涩的可能，常配伍郁金、川芎理气活血，化瘀通脉。若痰浊闭塞心脉，卒然剧痛，可用苏合香丸（《太平惠民和剂局方》）芳香温通止痛；因痰热闭塞心脉者，用猴枣（《药物出产辨》）清热化痰，开窍镇惊止痛。

4.瘀血痹阻证

症候：心胸疼痛剧烈，如刺如绞，甚则心痛彻背，背痛彻心或痛引肩背。痛有定处，有胸闷，日久不愈，可因暴怒而加重。舌质暗红或紫暗，有瘀斑，舌下瘀筋，苔薄，脉涩或结、代、促。

治法：活血化瘀，通脉止痛。

方药：本证因久病体虚，思虑劳心过度、痰湿内阻或失血过多等，使脉不充盈，心之阳气不足，无力推动血液运行，血行瘀滞，胸阳痹阻，心脉不畅而发，方用血府逐瘀汤（《医林改错》）。方用桃仁、红花、川芎、赤芍、牛膝活血祛瘀而通血脉；柴胡、桔梗、枳壳、甘草调气疏肝；当归、生地黄补血调肝，活血而不耗血，理气而不伤阴。兼寒者，可加细辛、桂枝等温通散寒之品；兼气滞者，可加沉香、檀香辛香理气止痛之品；兼气虚者，加黄芪、党参、白术等补中益气之品。若瘀血痹阻重症，表现胸痛剧烈，可加乳香、没药、郁金、延胡索、降香、丹参等加强活血理气止痛的作用。

5.心气不足证

症候：心胸阵阵隐痛，胸闷气短，动则益甚，心中动悸。倦怠乏力，神疲懒言，面色㿠白或易出汗。舌质淡红，舌体胖且边有齿痕，苔薄白，脉细缓或结代。

治法：补养心气，鼓动心脉。

方药：本证因年老体虚，肾气、肾阳虚衰，不能鼓动五脏之阳，引起心气不足，血脉失于气之鼓动，导致气血运行滞涩不畅而发，方用保元汤（《博爱心鉴》）。方以人参、黄芪大补元气，扶助心气；甘草炙用，甘温益气，通经利脉，行血气；肉桂辛热补阳，温通血脉；或以桂枝易肉桂，有通阳、行瘀之功；生姜温中。可加丹参或当归，养血活血。若兼见心悸气短、头昏乏力、胸闷隐痛、口干咽干、心烦失眠、舌红或有齿痕者，为气阴两虚，可用养心汤（《仁斋直指方论》）养心宁神。方中当归、生地黄、熟地黄、麦冬滋阴补血；人参、五味子、炙甘草补益心气；酸枣仁、柏子仁、茯神养心安神。

6.心阴亏损证

症候：心胸疼痛时作，灼痛或隐痛，心悸怔忡。五心烦热，口燥咽干，潮热盗汗。舌红少津，苔薄或剥，脉细数或结代。

治法：滋阴清热，养心安神。

方药：本证因肾阴亏虚，不能滋养五脏之阴，阴亏则火旺，灼津为痰，痰热上犯于心，心脉痹阻而发，方用天王补心丹（《世医得效方》）。本方以生地黄、玄参、天冬、麦冬、丹参、当归滋阴养血而泻虚火；人参、茯苓、柏子仁、酸枣仁、五味子、远志补心气，养心神；朱砂重镇安神；桔梗载药上行，直达病所为引。若阴不敛阳，虚火内扰心神，心烦不寐，舌尖红少津者，可用酸枣仁汤（《金匮要略》）清热除烦安神；如不效者，再予黄连阿胶汤滋阴清火、宁心安神。若阴虚导致阴阳气血失和，心悸、怔忡症状明显，脉结代者，用炙甘草汤（《伤寒论》），方中重用生地黄，配以阿胶、麦冬、麻仁滋阴补血，以养心阴；人参、大枣补气益胃，资脉之本源；桂枝、生姜以行心阳。诸药同用，使阴血得充，阴阳调和，心脉通畅。若心肾阴虚，兼见头晕、耳鸣、口干、烦热、心悸不宁、腰膝酸软，用左归饮补益肾阴，或河车大造丸滋肾养阴清热。若阴虚阳亢，风阳上扰，加珍珠母、磁石、石决明等重镇潜阳之品，或用羚羊钩藤汤加减。如心肾真阴欲竭，当用大剂量西洋参、鲜生地黄、石斛、麦冬、山茱萸等急救真阴，并佐用生牡蛎、乌梅肉、五味子、甘草等酸甘化阴且敛其阴。

7.心阳不振证

症候：胸闷或心痛较著，气短，心悸怔忡。自汗，动则更甚，神倦怯寒，面色㿠白，四肢欠温或肿胀。舌质淡胖，苔白腻，脉沉细迟。

治法：补益阳气，温振心阳。

方药：本证因年老、体虚、久病，脾肾阳气亏虚，不能鼓动五脏之阳，引起心阳不振，血脉失于阳之温煦、气之鼓动，导致气血运行滞涩不畅而发，方用参附汤（《正体类要》）合桂枝甘草汤（《伤寒论》）。方中人参、附子大补元气、温补真阳；桂枝、甘草温阳化气，振奋心阳，两方共奏补益阳气、温振心阳之功。若阳虚寒凝心脉，心痛较剧者，可酌加鹿角片、蜀椒、吴茱萸、荜茇、高良姜、细辛、川乌、赤石脂。若阳虚寒凝而兼气滞血瘀者，可选用薤白、沉香、降香、檀香、焦延胡索、乳香、没药等偏于温性的理气活血药物。

（二）中成药

1.血塞通分散片

①药物组成：五加科人参属植物三七提取的有效成分三七总皂苷，主要为人参皂苷 Rg_1、人参皂苷 Rb_1、三七皂苷 R_1。

②功能作用:活血祛瘀,通脉活络,抑制血小板聚集和增加脑血流量。用于脑络瘀阻,中风偏瘫,心脉瘀阻,胸痹心痛;脑血管后遗症、冠心病、心绞痛属上述症候者。

③用法用量:口服:一次50~100 mg(1~2片),每日3次。

2.救心丸

①药物组成:人参茎叶总皂苷、牛胆膏粉、麝香、珍珠、牛黄、冰片、蟾酥、三七膏粉。

②功能作用:益气活血,化痰通络。用于痰浊瘀血阻心脉而致的胸心痛、胸闷、气短、心悸、怔忡等。

③用法用量:舌下含服或口服,一次1~2粒,每日2次。

3.灯盏生脉胶囊

①药物组成:灯盏细辛、人参、五味子、麦冬。

②功能作用:益气养阴,活血健脑。用于气阴两虚,瘀阻脑络引起的胸痹心痛、中风后遗症,以及手足麻木、冠心病心绞痛、缺血性心脑血管疾病、高脂血症。

③用法用量:口服,一次2粒,每日3次,饭后30分钟服用。2个月为一个疗程,2个疗程可连续。巩固疗效或预防复发,一次1粒,每日3次。

4.复方丹参片

①药物组成:丹参、三七、冰片。

②功能作用:活血化瘀,理气止痛。用于气滞血瘀所致的胸痹及冠心病心绞痛,症见胸闷、心前区刺痛。

③用法用量:口服,一次3片,每日3次。

5.补心气口服液

①药物组成:黄芪、人参、石菖蒲、薤白。

②功能作用:补益心气,理气止痛。用于气短、心悸、乏力、头晕等心气虚损型胸痹心痛。

③用法用量:口服,一次10 mL,每日3次。

6.香菊活血丸

药物组成:沉香、丁香、菊花、肉豆蔻、木香、白芸香、珍珠、广枣、马钱子。

(三)单方、验方

①三七磨成粉,生粉服用,早晚各服一次,每次2~4 g,温开水送服。可用于瘀血痹阻型胸痹心痛。

②补中益气汤(《脾胃论》):黄芪、党参各15 g,白术10 g,当归、陈皮各6 g,柴胡、升麻、炙甘草各5 g。升阳补中,可用于气虚血瘀型胸痹心痛。

③化浊祛湿通心方：藿香、苏梗、厚朴、郁金各 12 g，杏仁 9 g，白豆蔻 5 g，石菖蒲 10 g。可用于湿浊痹阻之胸痹心痛。

④附子 3～6 g 先煎，党参、生地黄、酸枣仁各 15～30 g，石菖蒲、蒲黄各 10～15 g，炙甘草 3～6 g。本方有温阳化瘀、补心安神作用，可用于阳气虚衰型胸痹心痛。

⑤三棱、莪术粉各 1 g，温开水送服，每日 2～3 次。可用于气滞血瘀型胸痹心痛。

（四）中医特色疗法

1.冬病夏治穴位贴敷

方药组成：丹参、延胡索、薤白、瓜蒌各 20 g，黄芪 30 g，川芎、檀香、党参各 15 g，五味子、炙甘草各 10 g，冰片 5 g。

取穴：膻中、虚里、内关、三阴交。

功效：宽胸止痛，益气化瘀。

组方分析：方中重用黄芪和丹参，以其为君药，黄芪可发挥补气益血之效，丹参可发挥活血化瘀之效，两者联用，可起到显著的益气化瘀作用。党参可发挥明显的益气强心功效，可使机体心气得以大补，从而促使机体血脉能够保持畅通。川芎可发挥行气活血祛瘀之功效；延胡索可发挥行气活血之效，同时兼备止痛之功；此两味药可和党参起到协同作用，从而使得补气不留滞，行气却不伤正气，共同达到益气化瘀的目的。薤白可理气宽胸，瓜蒌可化痰散结，此两味中药联用，可对胸痹起到有效的治疗作用。上述五味中药均为臣药。檀香可发挥行气温中止痛之功效，五味子可发挥益气敛气之功效，冰片可发挥通窍止痛之功效，此三味中药为佐药。甘草可发挥止痛之效，同时可对上述诸药进行调和，为使药。上述药物联合应用，可发挥宽胸止痛，益气化瘀之效。同时取穴膻中、虚里、内关、三阴交，穴药配合，互为协调，使得药物的作用得到有效发挥，达到理想的治疗效果。

2.耳穴治疗

主穴：心、小肠、心血管系统皮质下、交感。

配穴：肝、心脏点。

方义：心主血脉，刺激心区可改善心肌缺血，调整心肌功能；心与肠相表里，刺激小肠压有利于循环功能改善；按压交感、心血管系统皮质下可以调节血量。心脏点于心律失常时取之，以调节心律及心率。

3.中药足浴

中药熏蒸是中医重要的外治法之一，将其应用于足疗中，能借助水蒸气扩张足部的毛细血管，使中药的有效成分充分地通过毛细血管循环至全身经络，再循经络运行到五脏六腑,从而达到内病外治,上病下治的作用。

处方:丹参、赤芍、生地黄各12 g,广郁金、当归各10 g,川芎、红花各9 g。气短乏力加党参、黄芪。心神不宁,失眠多梦,加柏子仁、酸枣仁、磁石、生龙骨。形寒肢冷加桂枝、淫羊藿。每日1剂,水煎,先熏后泡脚,至头部(或周身)微汗,每次30分钟,再按摩足底部5～10分钟。每日1次。

治法:活血通脉,养心安神。

第七节　心肌梗死

一、病因病机

(一)病因

1.年迈体虚

本病多见于老年人,年过半百,肾气自半,精血渐衰。如肾阳虚衰,则不能鼓舞五脏之阳,可致心气不足或心阳不振,血脉失于温运,瘀阻不畅,发为胸痹,严重者可致真心痛。

2.情志失节

忧思伤脾,脾运失健,津液不布,遂聚为痰。郁怒伤肝,肝失疏泄,肝郁气滞,甚则气郁化火,灼津成痰。无论气滞或痰阻,均可使血行失畅,脉络不利,而致气血瘀滞;或痰瘀交阻,胸阳不振,心脉痹阻,不通则痛,而发为胸痹,甚则发生真心痛。

3.饮食失调

饮食不节,如过食肥甘厚味或嗜烟恣饮酒浆,以致脾胃损伤,运化失健,聚湿生痰,上犯心胸清旷之区,阻遏心阳,胸阳失展,气机不畅,心脉痹阻,严重者发为本病。如痰浊留恋日久,痰阻血瘀,亦成本病症。

4.劳倦内伤

劳倦伤脾,脾虚转输失能,气血生化乏源,无以濡养心脉,拘急而痛。积劳伤阳,心肾阳微,鼓动无力,胸阳失展,阴寒内侵,血行涩滞,发为此病。

5.外邪内侵

年老体虚,卫外不固,若起居不慎,风寒湿热邪毒乘虚侵入,闭塞心脉,则成心痛。

(二)病机

1.病理变化

本病的主要病机为气血阴阳不足,邪闭心脉,不通则痛。病理变化主要表现为本虚标实，虚实夹杂。本虚可有气虚、阳虚、阴虚、血虚，且又多阴损及阳，阳损及阴，而见气血两亏、气阴不足、阴阳两虚，甚至阳微阴竭，心阳外越。以上诸虚证不仅可相互转化，更可因虚导致瘀血阻滞。标实有寒凝、痰浊、气滞、血瘀之不同，同时又有兼寒、兼热的区别，临床上常表现为虚实兼夹，如阴虚与痰热并见，阳虚与寒邪互存等。

2.病理因素

病理因素为痰浊、血瘀、寒凝、气滞、毒邪。

①痰浊、血瘀是急性心肌梗死发生发展的关键因素。外感六淫、情志内伤、饮食不节等均可出现脏腑功能失调，气机升降失常，水液代谢紊乱，水湿内停，聚而成痰。久病脏腑功能虚损，阳虚则水液输布失常，水湿上泛，聚而成痰；阴虚则虚火内生，灼津为痰。瘀血之病机亦有虚实之分：虚者，是指气虚血瘀，心气不足，无力推动血行，血停而为瘀；实者，是指气滞、寒凝、热毒、痰浊等实邪客于脉中，阻遏血流，而致瘀血。痰浊、血瘀均是机体脏腑功能失调的病理产物，痰浊壅滞血脉，阻遏血行，则滞血成瘀；瘀血停于胸中则胸阳不振，精微不布，则痰浊内生。由此可见，痰瘀可互为因果，互相兼夹，循环往复，痰瘀互结，痹阻心脉。情志过激、劳累过度、饱餐、暴受寒邪等诱因均可引起机体气机逆乱，引动痰浊、血瘀阻遏胸中气机，胸阳痹阻，心脉闭塞不通而发为急性心肌梗死。痰浊和瘀血互结，在心肌梗死的发生发展过程中起到重要作用。

②寒凝、气滞是急性发病的主要病理因素。胸阳不足，心阳不振，复受寒邪，阴寒内盛，阳气失展，寒凝心脉，血行受阻，发为本证。心脉不通，不通则痛，故心痛彻背；寒为阴邪，心阳不振，虚寒内生，复感外寒则阴寒益甚，故易引发心痛；心阳失展，营血运行不畅，心失所养，阳气失达，心液失摄，故见心悸、气短、手足不温、冷汗出等症，以心痛较剧，遇寒而作，舌淡、苔白、脉紧。气机阻滞，推动无力，气不行津运血，而加重痰阻血瘀，则可引起心肌梗死急性发病。

③毒损心络是发生急性心血管事件的重要病理机制。动脉粥样硬化稳定斑块向易损斑块发展，并继而破裂导致血栓形成，是引起急性冠状动脉综合征（ACS）的主要病理学基础。ACS不同于稳定性冠心病的病机特点在于毒邪为患，引发本病的毒邪主要为热毒和瘀毒。

心阴不足，虚热内生，复感温热之邪或气郁化火或湿浊蕴久化热，均可使热结于内，火热之邪（热毒）上扰于心，阻滞心脉而成心痛。火邪热结证以心胸灼痛、心烦易怒、舌红苔黄为特征。

由于寒凝、热结、气滞、气虚等因素，皆可致血行郁滞而为瘀血。血瘀停着不散，心脉不通，故作心痛如刺如绞，而痛处不移；血为气母，瘀血痹阻，则气机不运而见胸闷；暴怒则肝气上逆，气与瘀交阻，闭塞心脉，故作猝然剧痛，痛则脉弦涩，舌紫暗、瘀斑,均为瘀血之候。若瘀久化热,酿生毒邪或从化为毒,可致瘀毒内蕴,如迁延日久,失治误治,则正消邪长,一旦外因引动,蕴毒骤发,则蚀肌伤肉,进而毒瘀搏结,痹阻心脉,导致病情突变。

3.病理转归

表现为阴损及阳,阳损及阴,可见气阴不足,阴阳两虚;甚至阳微阴竭,心阳外越。以上诸虚证不仅可相互转化,更可因虚导致瘀血阻滞。若心气不足,运血无力,心脉瘀阻,心血亏虚,气血运行不利,可见心动悸,脉结代(心律失常);若心肾阳虚,水邪泛滥,水饮凌心射肺,可见心悸、水肿、喘促(心力衰竭),亡阳厥脱、亡阴厥脱(心源性休克)或阴阳俱脱,最后导致阴阳离决。

二、辨病

参考2015年急性ST段抬高型心肌梗死诊断和治疗指南,存在下列任何一项时,可诊断心肌梗死。

①心脏生物标志物(最好是肌钙蛋白)增高或增高后降低,并有以下至少一项心肌缺血的证据:a.心肌缺血临床症状;b.心电图出现新的心肌缺血变化,即新的ST段改变或左束支传导阻滞(按心电图是否有ST段抬高,分为急性ST段抬高型心肌梗死和非ST段抬高型心肌梗死);c.心电图出现病理性Q波;d.影像学证据显示新的心肌活力丧失或区域性室壁运动异常。

②突发、未预料的心脏性死亡,涉及心脏停跳,常伴有提示心肌缺血的症状、推测为新的ST段抬高,左束支传导阻滞、冠状动脉造影或尸体检验显示新鲜血栓的证据。

③基线肌钙蛋白值正常、接受冠状动脉介入治疗(PCI)的患者,心脏生物标志物升高超过正常上限提示围手术期心肌坏死。按习用裁定,心脏生物标志物升高超过正常上限的3倍定为PCI相关的心肌梗死。

④基线肌钙蛋白值正常、行冠状动脉旁路移植术(CABG)的患者,心脏生物标志物升高超过正常上限,提示围手术期心肌坏死。

⑤有急性心肌梗死的病理学发现。

三、类病辨别

根据典型的临床表现,特征性心电图衍变以及血清生物标志物的动态变化,可做出正确诊断。心电图表现为ST段抬高者诊断为ST段抬高型心肌梗死;心电图无ST段抬高者诊断为非ST段抬高型心肌梗死(过去称非Q波梗死)。老年人突然心力衰竭、休克或严重心律失常,也要想到本病的可能。表现不典型的常需与急腹症、肺梗死、夹层动脉瘤等鉴别。

四、中医治疗

（一）辨证论治

1. 气虚血瘀证

症候：心胸刺痛，胸部闷滞，动则加重。短气乏力，汗出心悸。舌体胖大，边有齿痕，舌质黯淡或有瘀点、瘀斑，舌苔薄白，脉弦细无力。

治法：益气活血，通脉止痛。

方药：本证因各种原因导致脏腑气机衰减，气虚推动无力，血行不畅而发，方用保元汤（《丹台玉案》）合血府逐瘀汤（《医林改错》）加减。人参、黄芪补益心气；失笑散、桃仁、红花、川芎活血化瘀；赤芍、当归、丹参养血活血；柴胡、枳壳、桔梗行气豁痰宽胸；甘草调和诸药。若瘀重刺痛明显，加莪术、延胡索，另吞三七粉；口干、舌红，加麦冬、生地黄养阴；舌淡肢冷，加肉桂、淫羊藿；痰热内蕴，加黄连、瓜蒌、半夏。

2. 寒凝心脉证

症候：胸痛彻背，胸闷气短，心悸不宁。神疲乏力，形寒肢冷。舌质淡黯，苔白腻，脉沉无力，迟缓或结代。

治法：温补心阳，散寒通脉。

方药：本证因素体阳虚，胸阳不振，阴寒之邪乘虚而入，寒凝气滞，胸阳不振，血行不畅，心脉痹阻不通而发，方用当归四逆汤（《伤寒论》）加味。当归补血活血；芍药养血和营；桂枝、附子温经散寒；细辛散寒，除痹止痛；人参、甘草益气健脾；通草、三七、丹参通行血脉。若寒象明显，加干姜、蜀椒、荜茇、高良姜；气滞加白檀香；痛剧急予苏合香丸之类。

3. 正虚阳脱证

症候：胸中憋闷或心胸绞痛，重则神志昏迷。面色苍白，大汗淋漓，四肢厥冷，口开目合，手撒尿遗。喘促不宁或有窒息感或表情淡漠，心慌，烦躁不安。脉疾数无力或脉微欲绝。

治法：回阳救逆，益气固脱。

方药：本证因心气不足，运血无力，心脉瘀阻，心血亏虚，气血运行不利，导致阳气虚衰而发，方用四逆加人参汤加减回阳救逆、益气固脱。红参大补元气；附子、肉桂温阳；山茱萸、龙骨、牡蛎固脱；玉竹、炙甘草养阴益气。若阴竭加五味子，并可急用独参汤灌服或鼻饲，或参附注射液静脉用药。亦可选用蝮蛇抗栓酶、蚓激酶、三七总皂苷、毛冬青甲素、川芎嗪等活血药物，具有一定程度的抗凝和溶栓作用，并可扩张冠状动脉。

(二)中成药

1.麝香保心丸

①药物组成:麝香、人参、人工牛黄、肉桂、苏合香、蟾酥、冰片。

②功能作用:芳香温通,益气强心。用于气滞血瘀所致的胸痹,症见心前区疼痛、固定不移;心肌缺血所致的心绞痛、心肌梗死见上述症候者。

③用法用量:口服。一次1~2丸,每日3次;或症状发作时服用。

2.速效救心丸

①药物组成:川芎、冰片。

②功能作用:行气活血,祛瘀止痛,增加冠状动脉血流量,缓解心绞痛。用于气滞血瘀型冠心病、心绞痛。

③用法用量:含服,一次4~6粒,每日3次;急性发作时,一次10~15粒。

3.复方丹参滴丸

①药物组成:丹参、三七、冰片。

②功能作用:活血化瘀,理气止痛。用于气滞血瘀所致的胸痹,症见胸闷、心前区刺痛;冠心病心绞痛见上述症候者。

③用法用量:吞服或舌下含服,一次10丸,每日3次,4周为1个疗程;或遵医嘱。

4.通心络胶囊

①药物组成:人参、水蛭、全蝎、赤芍、蝉蜕、土鳖虫、蜈蚣、檀香、降香、乳香、酸枣仁、冰片。

②功能作用:益气活血,通络止痛。用于冠心病心绞痛属心气虚乏,血瘀络阻证。其症见胸部憋闷,刺痛,绞痛,固定不移,心悸自汗,气短乏力,舌质紫黯或有瘀斑,脉细涩或结代。亦用于气虚血瘀络阻型中风病,症见半身不遂或偏身麻木、口舌㖞斜、言语不利。

③用法用量:口服。一次2~4粒,每日3次。

5.心欣舒胶囊

①药物组成:黄芪、生地黄、五味子、丹参、赤芍、桂枝、人参。

②功能作用:益气活血,滋阴荣心。用于气阴两虚所致的胸痹、心悸;以及冠心病、心绞痛、心肌炎属上述症候者。

③用法用量:口服,一次5粒,每日3次。

6.丹参舒心胶囊

①药物组成:丹参。

②功能作用:活血化瘀,镇静安神。用于冠心病引起的心绞痛、胸闷及心悸等。

③用法用量：口服。一次 1～2 粒，每日 3 次。

（三）单方、验方

①三棱、莪术粉各 1 g，温开水送服，每日 2～3 次。用于治疗气血郁滞之冠心病。

②养心定志汤：太子参、桂枝各 15 g，茯神、石菖蒲、远志、丹参、麦冬、川芎各 10 g，炙甘草 5 g，水煎服，每日 1 剂。用于治疗阳气虚所致的冠心病心绞痛等。

③丹参散：丹参 50 g，檀香、砂仁各 7.5 g。以水 1000 mL，煎 7 分服，具有活血祛瘀、行气止痛之效。用于血脉瘀阻之胸痹心痛、真心痛等。

（四）中医特色疗法

1.针灸治疗

(1)毫针针刺

①常用穴位。

主穴：合谷、血海、膈俞。

配穴：神门、郄门、三阴交、膻中、胃俞、脾俞、肺俞、足三里、内关、太冲。

合谷属手阳明大肠经，位于第 1、2 掌骨间，太冲属足厥阴肝经，位于第 1、2 跖骨间。两穴同为原穴，又都分布在四肢歧骨部，犹如四虎把关，故古人将左右合谷、太冲合称为"四关"穴。发病时取双侧合谷刺入，留针 20 分钟左右，一般疼痛会在 3～5 分钟后缓解。膈俞属足太阳膀胱经，位于第 7 颈椎下，两旁各 5 cm，为八会穴之血会。血海，膈俞虽不同经，但在临床上均有调血功能，可同治血病。在运用中又各有所长。血海、膈俞配伍具有统摄、补养全身阴血，畅通全身瘀血及清热凉血的作用。

②针刺手法和针感。

针刺手法：选准穴位后，快速刺到皮下，然后不变角度慢慢地进针 1.2～1.5 cm，针尖遇有抵触感为止，再将针提起 0.33～0.67 cm，患者出现感应时，即可刺激。

针感特点：针刺时患者产生麻胀感、闷压感及揪心感。

③常用手法和疗程。

手法：根据患者敏感情况，使用不同手法中等刺激，留针 10～20 分钟，配合使用提插、捻转、刮针和抖针等。

疗程：通常每日针 1 组穴位，10～20 次为 1 个疗程，两个疗程间隔 3～5 日。如病情重者可每日针 2 次。

(2)耳穴揿针针刺

①常用穴位。

主穴：心、肾上腺、小肠、皮质下。

配穴:肺、交感、肝、内分泌、神门。

揿针即小型针灸针,通过贴敷于耳穴双侧心、肾上腺、小肠、皮质下、肺、交感、肝、内分泌、神门,心、脾、肾三者相生相克,共同维持人体水液的合理分布,促进体内水液循环,体内外液体趋于平衡状态。防止液体蓄积,避免水液潴留。

②操作手法:局部常规消毒后,拆下揿针密封纸,将塑料容器向后曲折,用拇指和示指夹紧其中一半剥离纸和胶布,将它们一并从另一半剥离纸分开,并从塑料容器中取出,将针直接应用在已消毒的皮肤上,按压粘附扎好,除去剥离纸,将胶布压好以确保粘附稳妥。嘱患者每日按压3~5次,每次按压10分钟,以刺激局部穴位。

2.穴位贴敷疗法

心绞痛贴膏(药物组成:川芎、丹参、冰片、乳香、没药、檀香、延胡索等)穴位贴敷,每贴含生药量0.1 g,每日1次,维持24小时,双侧心俞、双侧足三里、神阙取穴,每穴1贴,1个疗程为7日。用于治疗气虚血瘀型冠心病及不稳定型心绞痛、心肌梗死后期。

第八节 心脏瓣膜病

一、病因病机

中医认为本病主要是由于外邪(如风寒湿热之邪)侵袭肌表,久留不去或反复侵袭,由表入里,内舍于心,邪耗正气,邪阻心脉而发病;或因先天不足、年老体虚等正气虚弱,影响及心,致心气衰弱,气不行血,气虚血瘀,或损及心阳、心阴,气血衰败,发为此病。

(一)心肺瘀阻

本证多由于感受风寒湿之邪,引起气血运行不畅,经络阻滞。心在体合脉,主脉行血,若痹证久迁不愈,反复感受外邪,则邪气可通过经络内舍于心,发为心痹。由于肺主气、朝百脉,心痹日久影响及肺,则心肺瘀阻,而表现心悸气短,胸痛憋闷,两颧紫红,甚者面色瘀暗、唇紫。

(二)气血亏虚

本证多由于先天禀赋不足,素体亏虚,或后天失养,年老体虚,以致正气不足,气血亏虚,腠理疏松,卫外不固,外邪易于侵袭;或感邪之后难以驱邪外出,导致外邪深入,累及于心;或因思虑日久,劳伤心脾,气血化源不足,心神失养而发为心痹。

（三）气阴两虚

本证由于外邪入侵，内舍于心，邪耗正气或素体正气虚弱，日久心气衰弱，气虚致气化机能障碍，使阴液生成减少或素体阴虚，损及心阴，致气阴两虚。

（四）气虚血瘀

血液的正常运行全赖心气推动。心气不足，鼓动无力，则血行不畅形成瘀血，导致气虚血瘀。

（五）心肾阳虚

久病之后，阳气虚弱，不能温养心脉，心阳虚衰，累及肾阳，肾不能气化水湿而生水饮，饮邪上犯凌心则心悸，射肺则咳喘，泛溢肌肤则水肿。

总之，本病病位主要在心，常涉及肺、脾、肾。基本病机为正虚邪入，痹阻心脉。病属本虚标实，虚指气血阴阳亏虚，实以瘀血、水饮为主。发病初期，可无明显症状，日渐损及气血阴阳，日久不愈，可出现"心悸""胸痹""心衰病"等。本病严重时可见心气、心阳暴脱及阴盛格阳之危候。

二、辨病

（一）辨虚实

本病属本虚标实之证，故辨证当首辨虚实。未发时以本虚为主，发作时以虚实夹杂或邪实为主。发作期以痰浊内生、瘀血阻滞、肝气郁滞为主要病机，表现为胸闷、胸痛、呼吸困难、水肿等症状。缓解期偏于本虚，以正虚为主要病机，即心之气血亏虚、心阳不振，久病心阴虚证亦可出现。

（二）分轻重

心脏瓣膜病患者如能起居有常、饮食有节、情志舒畅则病情稳定，可无明显不适症状，其中平素体质虚弱患者可有乏力、食少、眠差等轻微不适症状，经个人调护亦能缓解。如各种原因诱发，病情加重，可出现胸闷、心悸等症状，应及时寻求中西医干预；如病情进一步发展可见喘促、呼吸困难、张口抬肩、不能平卧、下肢水肿等危重症，应急则治标改善症状为主；待病情稳定，再寻求治本之法。

（三）明脏腑

此病患者早期一如常人或病情较轻、病势较缓，后期病情发展可由心波及肺、脾、肾，如心火虚弱不能制约肾水，肾水上冲于肺，则肺气被扰，升降失司，可见咳嗽、胸闷等症状。同样，这些脏腑病变亦可直接或间接波及于心。故辨病时当明辨脏腑，以及当前状态下以治疗何脏为主或某几脏同治。

三、类病辨别

(一)诊断依据

①有诊断明确的心脏瓣膜器质性疾病史,常因感受外邪、体虚劳倦、情志不畅、饮食不节等因诱发。

②呈反复发作性,病情进展缓慢。

③发作前多有心悸、胸闷、胸痛等先兆。发作时呼吸困难,甚则张口抬肩,不能平卧,口唇指甲发绀,双下肢水肿,数小时或数日可缓解。平时如常人或可有乏力、纳差、咳嗽等症状。病程日久,反复发作,常伴喘憋等症状,甚至急性发作持续不缓解,出现喘脱、晕厥,如不及时救治,可危及生命。

(二)类证鉴别

1.心悸应与怔忡相鉴别

心悸常与情绪因素有关,多为阵发性,实证居多,可自行缓解,不发时如常人;怔忡多由久病体虚,心脏受损所致,无精神因素亦可发生,常持续心悸,心中惕惕,不能自控,多属虚证或虚中夹实。病来虽渐,病情较重,不发时亦可兼见脏腑虚损症状。

2.心悸与悲慄相鉴别

悲慄症状为胃中痞塞不欲食、心中常有所歉、爱处暗室或倚门后、见人则惊避、似失志状,其病因在于"心血不足"。悲慄之胸中不适由于痞塞所致。心悸则源于心跳异常,患者有时坐卧不安,但不避人,无情志异常。悲喋为一种神志异常为主的病证,一般无促、结、代、疾、迟等脉象出现。

3.胸痹与真心痛相鉴别

真心痛乃胸痹的进一步发展;症见心痛剧烈,甚则持续不解,伴有汗出、肢冷、面白、唇紫、手足青至节、脉微或结代等危急重症。

4.胸痹与胃脘痛相鉴别

心在脘上,脘在心下,故有"胃脘当心而痛"之称,以其部位相近。胸痹之不典型者,其疼痛可在胃脘部,极易混淆。但胸痹以闷痛为主,为时极短,虽与饮食有关,但通过休息、服药常可缓解。胃脘痛与饮食相关,以胀痛为主,局部有压痛,持续时间较长,常伴有反酸、嘈杂、嗳气、呃逆等胃部症状。

5.喘证应与哮证相鉴别

喘证和哮证都有呼吸急促、呼吸困难的表现,哮指声响言,为喉中有哮鸣音,是一种反复发作的疾病;喘指气息言,为呼吸气促困难,是多种急慢性疾病的其中一个症状。

6.喘证与气短相鉴别

两者同为呼吸异常,喘证呼吸困难,张口抬肩,摇身撷肚,若为实证则气粗声高,若为虚证则气虚声低;气短亦即少气,主要表现呼吸浅促或气短不足以息,似喘而无声,亦不抬肩撷肚。可见气短不若喘证呼吸困难之甚。但气短进一步加重,亦可呈虚喘表现。

此外,虽然心脏瓣膜病的临床表现与某些疾病相似,但其存在器质性损害,应时刻保持警惕。

四、中医治疗

(一)辨证论治

1.缓解期

(1)心阳不振证

症候:时有心悸、心胸憋闷或气短不足以息,面色苍白,畏寒肢冷。口不渴或渴喜热饮,天冷或遇寒而发,动则尤甚。舌淡苔白,脉象虚弱或沉细无力。

治法:温补心阳,温补、温通、温守并重。

方药:本证为心阳虚,心阳不得振奋而阴霾四布,应选用桂枝甘草龙骨牡蛎汤合橘枳姜汤加减,方用桂枝、甘草辛甘化阳,温振心阳;生龙骨、生牡蛎重镇安神,定悸敛气下行;青皮、枳实破积化滞以疗胸闷气短;根据"子实则母不虚",干姜温补脾阳,间接温补心阳。若畏寒肢冷较重者,加用小量制附子、肉桂温阳散寒;汗出多、动则尤甚者,改生龙骨、牡蛎为煅龙骨、牡蛎以加强收涩止汗之力;兼夹瘀血者,加当归、川芎、桃仁、红花活血行气化瘀;兼夹阴伤者,加麦冬、五味子养阴益气;兼见水饮内停或上冲者,加茯苓、生白术,合原方成苓桂术甘汤,温阳化饮利水;若心阳不振,以致心动过缓者,加炙麻黄、细辛以温心肾之阳。

(2)心血不足证

症候:心悸气短,倦怠乏力,面色及唇甲无华。纳呆食少,头晕目眩,失眠健忘或妇女月经量少、色淡。舌淡红,苔薄白,脉细弱无力。

治法:补血养心,补行并重。

方药:本证为心血不足,心失所养,故选用归脾汤加减,方用生黄芪、党参、炒白术、炙甘草益气健脾,以滋气血生化之源;熟地黄、当归、龙眼肉补养心血;茯神、制远志、炒酸枣仁宁心安神;木香理气醒脾,使补而不滞。若服药后,效果不显者,加仙鹤草、大枣,补气养血;药后腹胀、纳呆严重者,加焦山楂、炒麦芽、炒鸡内金健胃消食、健脾助运;如若失眠多梦者加合欢皮、夜交藤、柏子仁等养心安神。若病情稳定,可在补益方剂中加入小量土鳖虫、烫水蛭等破血消癥药物治疗瓣膜狭窄;亦可加入桔梗、升麻、枳实、赤芍等药物,促进瓣膜收缩来治疗瓣膜关闭不全;如五心烦热、自汗盗汗、胸闷心烦、舌淡红少津、苔少或无、脉细数或结代,为气阴两虚,治以益气养血、滋阴安神,用炙甘草汤加减以益气滋阴、补血复脉;兼阳虚而汗出肢冷,加制附子、煅龙骨、牡蛎等。

(3)脾肾阳虚证

症候:水肿反复消长不已,腰以下为甚,按之凹陷不易恢复,甚至按之如泥,脘腹胀闷,腰膝冷痛,四肢厥冷。神疲乏力,四肢倦怠,面目虚浮,纳呆便溏,尿量减少或反多。苔白腻或白滑,脉沉细或沉弱无力。

治法:温补脾肾,化气行水。

方药:本证为脾肾阳虚,运化不及,故选用真武汤合济生肾气丸加减,方用炮附子、桂枝温阳化气利水;生白术、茯苓、泽泻、生白芍、牡丹皮专事养血活血利水;熟地黄、山药、山茱萸、生姜双补脾肾,培补先后天之根本。药后初期小便清长量多属向愈之象,但逾7~10日依然如此,则应加用菟丝子、补骨脂温固下元,使利而无伤、补而有益;若症见面部浮肿为主,表情淡漠、动作迟缓、形寒肢冷,为病重药轻,可加入右归丸合方应用。病至肾阳久衰、阳损及阴,可导致肾阴亏虚,即在水肿反复发作的同时,出现腰酸遗精、口渴口干、五心烦热等症,可适当减少温补脾肾药味及药量,稍增滋补肾阴兼利水之品如冬葵子、猪苓等;肾虚肝旺,头晕头痛、心慌腿软,加生麦芽、龟板、鳖甲、生牡蛎、杜仲等补肾疏肝潜镇之品。

(4)气阴两虚证

症候:心胸隐痛,时作时止,心悸气短,动则益甚,易汗出。倦怠乏力,声低息微,舌质红,舌体胖且边有齿痕。苔薄白,脉虚细缓。

治法:益气养阴。

方药:本证为心气不足、阴血亏耗之证,故选用生脉散合补中益气汤加减,方用党参、生黄芪、炙甘草大补元气;生白术、陈皮、生姜、大枣健脾理气补中;麦冬、五味子益气养阴;柴胡、升麻升提气机;当归补血活血。兼见痰浊之象者可合用茯苓、生白术、白豆蔻以健脾化痰;兼见纳呆、失眠等心脾两虚者,可加用茯神、制远志、清半夏健脾和胃;兼见气滞血瘀者,可加川芎、延胡索以活血行气。因此证型多出现在疾病后期,亦当引起重视,如若阴不敛阳、虚火内扰心神,虚烦不寐,可合用酸枣仁汤清热除烦;如久病及肾,出现心肾阴虚,兼见头晕目眩、腰酸膝软、遗精盗汗、心悸不宁、口燥咽干,用左归饮以滋阴补肾。

2.发作期

(1)气滞心胸证

症候:心胸满闷,时欲太息,情志不畅时易诱发及加重。心胸及胁下胀痛阵作或兼脘腹胀满,得嗳气或矢气则舒。苔薄或薄腻,脉弦。

治法：疏肝理气。

方药：本证为肝失疏泄、气机郁滞，故选柴胡舒肝散加减。方中柴胡、香附、川芎疏肝解郁、行气止痛；生白芍养血柔肝、活血止痛，与柴胡相伍养肝之体、利肝之用；陈皮、枳壳理气健脾行气；甘草调和诸药，伍白芍增缓急止痛之功。胸闷心痛明显，多为气滞血瘀之证，可加用失笑散或丹参饮，以增强活血化瘀、散结止痛之作用；气郁日久化热，心烦易怒，口干便秘，舌红苔黄，脉弦数者，合用丹栀逍遥散，以疏肝清热。

(2) 痰浊痹阻证

症候：胸闷，痰多气短，咳吐痰涎，肢体沉重，倦怠乏力。形体肥胖，遇阴雨天易发作或加重，纳呆便溏。舌体胖大且边有齿痕、苔浊腻或白滑，脉滑。

治法：通阳泄浊，豁痰宣痹。

方药：本证为痰浊痹阻于胸，胸阳不振，故选用瓜蒌薤白半夏汤合涤痰汤加减。方中瓜蒌、薤白化痰通阳宽胸散结；清半夏、胆南星、竹茹清化痰热；党参、茯苓、生甘草健脾益气；石菖蒲、枳实、陈皮理气宽胸。痰浊郁而化热者，用黄连温胆汤加郁金，以清热化痰而理气活血；如痰热兼有郁火者，加海浮石、海蛤壳、焦栀子、天竺黄化痰火之胶结；大便干燥者加桃仁、酒大黄。

(3) 瘀阻心脉证

症候：心痛时作，痛如针刺，唇甲青紫。心悸不安，胸闷不舒。舌质紫暗或有瘀斑，脉涩或结或代。

治法：活血化瘀，理气通络。

方药：本证属血瘀气滞，心脉瘀阻，故选用血府逐瘀汤加减。方中柴胡、生白芍或赤芍、枳实、甘草为四逆散，活血理气，缓急止痛，着重气分层面；生地黄、当归、川芎、桃仁、红花活血化瘀，行气止痛，尤重血分层面；桔梗、枳壳一升一降宣开胸部气机，桔梗并能载药上行；怀牛膝活血通经、引血下行。如兼气虚者加生黄芪、党参；兼血虚者加枸杞子、制何首乌；兼阴虚者加麦冬、玉竹、女贞子；兼阳虚者加制附子、肉桂、淫羊藿；络脉痹阻，胸部窒闷者，加降香、砂仁；胸满，苔浊腻者，加全瓜蒌、薤白、清半夏、陈皮。

3.危重期

(1) 喘脱证

症候：喘逆剧甚，张口抬肩，鼻翼扇动，端坐不能平卧，稍动即咳喘欲绝。或见痰鸣，心慌悸动，烦躁不安，面青唇紫，汗出如珠，肢冷。脉浮大无根或见歇止或模糊不清。

治法：扶阳固脱，镇摄肺肾。

方药：本证属肺气欲绝，心肾阳虚，故选用参附汤加减送服黑锡丹、蛤蚧粉。方中红参(另煎),大补元气,同时大补肺心脾之阳气;炮附子回阳救逆、补火助阳,挽狂澜于既倒,防炉底之火熄;同时加用山茱萸、五味子收敛虚汗,防阳随汗脱;加用煅龙骨、煅牡蛎,在收敛的同时,能纳气归肾,同时潜镇以防再次外脱;黑锡丹同样镇摄肾气;蛤蚧粉温肾阳、散阴寒、降逆气、定虚喘。若阳虚甚,气息微弱,汗出肢冷,舌淡,脉沉细,加干姜、炙甘草合炮附子为四逆汤;神识不清,加丹参、制远志、石菖蒲安神、祛痰、开窍;浮肿加茯苓、五加皮、葶苈子、地龙强心利水。

(2)亡阴证

症候:汗热而黏、如珠如油,虚烦躁扰,面赤颧红,呼吸急促。恶热,口渴饮冷,皮肤皱瘪,小便极少。唇舌干燥,舌鲜红无苔,脉细数疾无力。

治法:增液,救阴,固脱。

方药:本证属亡阴重症,病情危笃,故选用大补阴丸加减。方中重用熟地黄滋补真阴、填精益髓;重用龟板滋阴潜阳、敛汗固精;知母、黄柏相须为用,善于清降阴虚之热;加用生龙骨、生牡蛎重镇潜纳;加用山茱萸、麦冬、西洋参、五味子大补阴液之不足。兼有瘀热者,加赤芍、牡丹皮;兼见虚烦躁扰者加用珍珠母、石决明重镇安神;兼见脾虚不纳者,加党参、炒白术、炒麦芽、砂仁益气醒脾。

此两证属瓣膜病之危候,阳气极度衰微,失却温煦、固摄、推动之功能,人体阴阳互根,亦可导致阴液消亡,而人体阴液严重耗损而欲竭,若不及时救治,阳气亦随之而衰亡,故此时当中西医结合、中西药并用,以救急为先。

(二)中成药

1.心血不足

(1)归脾丸

药物组成:白术、党参、黄芪、龙眼肉、酸枣仁、木香、甘草、当归、远志、茯神、大枣。

功能作用:益气补血,健脾养心。本品适用于心脾气血两虚证及脾不统血证。其表现为心悸怔忡,健忘失眠,气短乏力,食少,面色萎黄,舌淡,苔薄白,脉细弱及妇女崩漏,月经超前,量多色淡或淋漓不止,便血,皮下紫癜,舌淡,脉细者。

用法用量:用温开水或生姜汤送服。水蜜丸1次6 g,每日3次。

(2)十全大补丸

药物组成:党参、白术、茯苓、甘草、熟地黄、白芍、当归、川芎、肉桂、黄芪。

功能作用:温补气血。主治气血不足证,表现为饮食减少、久病体虚、脚膝无力、面色萎黄、精神倦怠及疮疡不敛、妇女崩漏等。

用法用量:口服,1次6 g,每日2~3 g。

(3)八珍益母丸

药物组成:益母草、党参、炒白术、茯苓、甘草、当归、酒白芍、川芎、熟地黄。

功能作用:益气养血、活血调经。用于气血两虚兼有血瘀证所致的月经不调,症见月经周期错后,行经量少,淋漓不净,精神不振,肢体乏力。

用法用量:口服,水蜜丸1次6g,每日2次。

2.气阴两虚

(1)补中益气丸

药物组成:炙黄芪、党参、炙甘草、炒白术、当归、升麻、柴胡、陈皮。

功能作用:补中益气,升阳举陷。用于脾胃虚弱、中气下陷证所致的体倦乏力、食少腹胀、便溏久泻、肛门下坠。

用法用量:口服,小蜜丸1次9g,每日2~3次。

(2)生脉饮

药物组成:红参、麦冬、五味子。

功能作用:益气,养阴生津。用于气阴两亏证,症见心悸气短、自汗等。

用法用量:口服,1次10 mL(1支),每日3次。

(3)屏风生脉胶囊

药物组成:黄芪、防风、五味子、麦冬、人参、附子(制)、白术(土炒)。

功能作用:益气、扶阳、固表。用于表虚自汗证,表现为气短心悸、自汗恶风,动则尤甚,以及乏力眩晕、易感风邪等。

用法用量:口服,1次3粒,每日2~3次。

3.脾肾阳虚

(1)附子理中丸

药物组成:附子(制)、党参、白术(炒)、干姜、甘草。

功能作用:温中健脾。用于脾胃虚寒证,症见脘腹冷痛、呕吐泄泻、手足不温等。

用法用量:口服,水蜜丸1次6g(1袋),每日2~3次。

(2)金匮肾气丸

药物组成:熟地黄、山药、山茱萸(酒炙)、茯苓、牡丹皮、泽泻、桂枝、附子(炙)、牛膝(去头)、车前子(盐炙)。

功能作用:温补肾阳,化气行水。用于肾虚水肿证,症见腰膝酸软、小便不利、畏寒肢冷、下肢水肿等。

用法用量:口服,水蜜丸1次4~5g(20~25粒),每日2次。

4.气滞心胸

(1)丹栀逍遥丸

药物组成:当归、白芍、茯苓、炒白术、柴胡、牡丹皮、栀子、炙甘草。

功能作用:养血健脾,疏肝清热。主治肝郁血虚内热证,表现为烦躁易怒或自汗盗汗或头痛目涩或颊赤口干或月经不调、少腹胀痛或经期吐衄、舌红苔薄黄、脉弦虚数。

用法用量:口服,1次6~9 g,每日2次。

5.瘀血阻滞

(1)血府逐瘀丸

药物组成:柴胡、白芍、枳实、甘草、生地黄、当归、川芎、桃仁、红花、桔梗、川牛膝。

功能作用:活血祛瘀,行气止痛。用于瘀血内阻证,症见头痛或胸痛、内热憋闷、失眠多梦、心悸怔忡、急躁易怒等。

用法用量:空腹,用红糖水送服。1次1~2袋,每日2次。

(2)桂枝茯苓丸

药物组成:桂枝、茯苓、桃仁、赤芍、牡丹皮。

功能作用:活血,化瘀,消癥。用于血瘀证,症见妇人素有肿块或血瘀闭经、行经腹痛、产后恶露不尽等。

用法用量:空腹,用红糖水送服。1次1~2袋,每日2次。

6.心阳不振

选药:虫草头孢菌粉。

功能作用:用于心阳不振证,本品有提高窦性心律、改善窦房结、房室传导阻滞、改善心脏功能的作用。用于多种心律失常、房室传导阻滞、难治性缓慢型心律失常、传导阻滞。

用法用量:口服,1次2粒,每日3次或遵医嘱。

(三)单方、验方

①三七粉、水蛭粉,每次各1 g,每日3次,用于心脏瓣膜病稳定期的保健药物。三七功效为化瘀止血、活血定痛;现代药理研究证实三七能降低血压,减慢心率,对各种药物诱发的心律失常均有保护作用,降低心肌耗氧量和氧利用度。水蛭功效为破血通经、逐瘀消癥。两者均有活血化瘀的作用,但水蛭破血力度较强,对一些器质性损害有较好的作用;水蛭煎剂能改善血液流变学,能降血脂,消退动脉硬化粥样斑块,增加心肌营养性血流等。

②地龙焙干,研粉,装入胶囊,每次3 g,每日2次,用于脾肾两虚所表现的喘促。地龙功效为清热息风通络、平喘利尿,适用于喘促伴有面浮肢肿者。现代药理研究证实,广地龙次黄嘌呤具有显著的舒张支气管作用,并能拮抗组胺及毛果芸香碱对支气管的收缩作用等。

③生薏苡仁、白豆蔻、杏仁各 10 g 熬水,每日 3 次,用于湿热壅盛导致的胸闷气短。此乃三仁汤的缩略方,其中薏苡仁淡渗利湿以健脾,使湿热从下焦而去;白蔻仁芳香化湿、利气宽胸,畅中焦之脾气以助祛湿;杏仁宣利上焦肺气,"盖肺气主一身之气,气化则湿亦化"。故此三药合用可化上、中、下三焦之湿热,可用于三焦被湿热充斥所致之胸膈满闷、气畅不舒等。

④全真一气汤:熟地黄 24 g,麦冬、炒白术、怀牛膝各、党参 9 g,五味子、制附子各 5 g。滋阴救火,用于亡阴证。此方治疗一切虚劳重症,阴分焦躁,上热下寒,阴竭于内,阳亢于外。或中风、麻疹、咳喘、下泄,但凡阴亏,阳气收不住者,皆可用之。此方可顺其性、养其真、降其浊,方中制附子、党参、炒白术分补肾、心、脾,鼓舞阳气顺其性;麦冬润心肺,熟地黄滋肾水以养其真;怀牛膝利水通淋,引火(血)下行,五味子收敛固涩,一引一收,使阴阳固密。

⑤破格救心汤:附子、干姜、炙甘草、生龙牡粉、磁石粉各 30 g,高丽参 10 g(煎浓汁兑服),山茱萸 60 g,麝香 0.5 g(分次冲服)。功用:挽垂绝之阳,救暴脱之阴。用于心脏瓣膜病危重症的治疗。

⑥三参复脉汤:人参、麦冬、五味子、炙甘草、桂枝各 10 g,丹参、生黄芪各 30 g,苦参、青皮、枳实各 15 g,煅龙骨、煅牡蛎各、葶苈子各 30 g。肝大、肝功能异常者,加白花蛇舌草、虎杖、板蓝根各 30 g,若肝大但生化检查正常者加鳖甲、土鳖虫各 10 g 以软坚散结;咯血者加川贝母 15 g,百合 15 g 以补肺益气,止咳化痰;加仙鹤草、白茅根各 30 g 以凉血止血;加鱼腥草 30 g 以清热解毒、抗感染。厥冷者加附子 10 g,干姜 10 g 以回阳救逆,加重黄芪用量至 60 g,另加防风 30 g,浮小麦 60 g 以敛汗固脱。

(四)中医特色技术

1.耳穴压豆

此法为根据全息医学理论,应用王不留行籽按压于耳部诸反应穴点来治疗疾病的方法。辨证选穴:肝郁气滞者选肝、肾、角窝上、耳轮结节穴;痰浊阻滞者选脾、胃、交感、三焦穴;脾肾阳虚者选脾、肾、三焦、神门、皮质下穴。方法:常规消毒耳部,将氧化锌橡皮膏剪成 2mm×2mm 大小,放上 1 粒饱满的王不留行籽,对准所选穴位贴压。每日自行按压 3~5 次,每次按压 3~5 分钟,候至耳郭灼热为度,5 日后换药 1 次。

2.针灸

缓解期取足三里、大椎、肺俞为常用保健穴位;肾虚加关元、肾俞;脾虚加脾俞、中脘。每次选用 2~3 个腧穴,用轻刺激,间隔 1 日治疗 1 次。可作预防性治疗,有减少发作或减轻症状的效果。

发作期,喘促取尺泽、定喘、天突、内关等穴;心悸取心俞、厥阴俞、风府、极泉、内关、神门、劳宫等穴;每次选用1~2个腧穴,用轻刺激,留针30分钟,每隔5~10分钟捻针1次,每日或间隔1日治疗1次。

3.穴位敷贴

穴位敷贴药粉可由桂枝甘草龙骨牡蛎汤及桂枝茯苓丸化裁,可温阳重镇、活血;缓解期可敷贴内关、血海、足三里、心俞、关元等穴位;发作期可选取天突、内关、定喘、尺泽等穴位,药粉每次敷贴1日,第2日更换,连续敷贴3日为1个周期。

4.艾灸

艾灸适合心阳不振及心肾阳虚的患者,有温通心阳或温补心肾阳气的作用。在缓解期,可每日进行艾灸治疗。

第九节 病毒性心肌炎

一、病因病机

该病的发生主要由于素体虚弱,气阴不足或劳累过度,耗伤正气,温热病邪乘虚侵入人体,郁于肌表,并循经入里,化热传心,进一步耗伤心之气阴,终致气阴两虚,邪热炽盛的本虚标实证。迁延不愈,渐至阳气虚损、正气不足,而变生他证。

二、辨病

(一)症状

1.前驱表现

在典型的心脏症状出现前1~3周多有轻重不等的前驱症状,表现为发热,周身不适,咽痛等上呼吸道或腹泻等病毒感染病史。少部分患者前驱表现不明显。

2.心肌受累表现

个体差异很大,轻重程度不一。轻者可无任何不适,一般可见胸闷、胸痛、心前区不适、心悸、气短、疲倦、乏力、头晕等。90%的患者以心律失常为主诉或首见症状,其中少部分患者因严重心律失常而发生晕厥、抽搐或阿-斯综合征。严重者可见心力衰竭或心源性休克。

(二)体征

体格检查发现与体温不相称的心率增快或异常缓慢,心尖部听诊第1心音明显低钝,部分有舒张期奔马律,一般无明显器质性杂音,心律整齐,或可闻及期前收缩、心房颤动等各种心律失常。危重病例出现烦躁不安,端坐呼吸,心率增快,满肺湿啰音,肝脏肿大,下肢浮肿等心力衰竭表现。或出现面色灰白,大汗淋漓,四肢湿冷,脉搏细数,血压下降等心源性休克表现。病变迁延不愈,可有心脏扩大,心尖区收缩期及舒张期杂音,少部分患者遗留下顽固的心律失常。

三、类病辨别

(一)风湿性心肌炎

有咽、扁桃体等部位的 A 组溶血性链球菌感染史,可伴有游走性关节炎,皮下小结,环形红斑,心内膜、心瓣膜、心外膜亦常被累及。查血红细胞、血红蛋白降低,呈正常细胞性、正常色素性贫血,白细胞增加,血沉明显增快,抗链球菌溶血素"O">50 单位(呈阳性)。

(二)冠心病

年龄多在 40 岁以上,常伴有高血压、高脂血症、肥胖、糖尿病等病。临床表现以阵发性胸闷、憋气、心前区疼痛为主。心电图 ST-T 改变,超声心动图可见心肌节段性运动减弱。

(三)甲状腺功能亢进症

多见于 20~40 岁女性,以神经兴奋性与功能代谢增高为主要表现,如兴奋,易激动,怕热多汗,心率增快,体重下降,食欲亢进,双手细颤等,伴有双眼突出,甲状腺肿大;血清 T_3、T_4 增高,甲状腺碘 131 摄取率增高。

(四)中毒性心肌炎

有明显细菌感染性原发病,如白喉、伤寒、猩红热等,临床上除心肌炎表现外,白细胞总数及中性粒细胞均明显增高并有感染中毒表现。某些化学品或药物如吐根素、三价锑、多柔比星等,也可引起中毒性心肌炎,根据接触史或用药史可以鉴别。

(五)自主神经功能紊乱

患者常诉心悸、气短、胸闷、心前区隐痛,但为时短暂(几秒钟)或持续几小时不缓解,症状多少不一,多变不稳定;患者常喜欢不自主地深吸气或叹息样呼吸;伴有心烦、健忘、失眠多梦、手足心热等症状,且随精神状态及情绪好坏而波动;查体无明显阳性体征,实验室检查无特异性改变。

四、中医治疗

(一)治疗原则

首当分虚实论治,虚证分别予以补气、养血、滋阴、温阳,实证则应清热祛火、祛痰、化饮、行瘀。其次,分期论治。初期邪毒较甚,予以清热解毒、祛邪为主;中、末期邪去正虚,扶正为主。本病虚实错杂,气阴两虚为病机关键,扶正贯穿始终,益气养阴为基本大法,在益气养阴基础之上加以清热解毒,化痰祛瘀,即根据症情缓急不同,标本兼顾。

此外,本病多数伴有心神不宁的病理特点,故应酌情运用安神宁心之法。

(二)辨证论治

1. 邪毒侵心证

症候:起病时可见恶寒发热,鼻塞流涕,头痛,身痛,心悸,胸痛,气短乏力,咽痛,咳嗽,口干口苦,小便黄赤。舌质红,舌苔黄,脉浮数或促或结代。

治法:清热解毒,养心复脉。

方药:银翘散合清营汤加减。银翘散辛凉透表,清热解毒;清营汤清心解毒,养阴生津,两方合用,适用于疾病初期,邪陷心包证。

常用药:金银花、连翘、薄荷、牛蒡子、荆芥穗、淡豆豉、苦桔梗、芦根、竹叶、连翘心、莲子心、麦冬、玄参、竹叶、水牛角、甘草。

加减:热毒盛、咽喉肿痛者加马勃、玄参、板蓝根等解毒利咽;肺气不利、咳喘甚者,加杏仁、瓜蒌皮、黄芩等清泻肺热;热毒入里,如再不解,耗伤阴液者,加生地黄、麦冬、栀子、黄芩、知母等清热养阴。

2. 心脾两虚证

症候:心悸气短,头晕目眩,失眠健忘,面色无华,倦怠乏力,纳呆食少。舌淡红,苔薄白,脉细。

治法:补血养心,益气安神。

方药:归脾汤加减。本方具有益气补血、健脾养心的作用,重在益气,意在生血。适用于心悸怔忡、健忘失眠、头晕目眩。

常用药:黄芪、人参、白术、炙甘草、熟地黄、当归、龙眼肉、茯神、远志、酸枣仁、木香。

加减:兼有阴虚者,重用麦冬、沙参、地黄、玉竹、石斛滋养心肾之阴;兼有阳虚而汗出肢冷者,加制附子、炙黄芪、煅龙骨、煅牡蛎温阳敛汗;纳呆腹胀者,加陈皮、谷芽、麦芽、神曲、山楂、鸡内金、枳壳等健脾助运;失眠多梦者,加合欢皮、夜交藤、五味子、柏子仁、莲子心等养心安神。

3. 气阴两虚证

症候:心悸怔忡,气短乏力,自汗盗汗,五心烦热。舌红少津,苔少或无,脉虚数或促或涩或结代。

治法:补气养阴,益心复脉。

方药:生脉散合炙甘草汤加减。前方益气养阴,敛汗生脉;后方气血双补,通阳复脉。二者合用,适用于气阴两虚之脉结代,心动悸。

常用药:炙甘草、人参、大枣、阿胶、生地黄、麦冬、麻仁、桂枝、生姜。

加减:气虚明显者加用黄芪、白术、茯苓等益气健脾;阴虚较甚,肾水不能上制心火,五心烦热,心烦失眠者可合天王补心丹加减化裁,滋阴清火;心悸怔忡较甚者加酸枣仁、柏子仁等安神定悸;虚劳阴伤较甚者,应酌减桂枝、生姜、酒等,以防温药耗阴劫液之弊。

4.心阳不振证

症候:心悸甚,胸闷气促,动则加剧,畏寒肢冷,面色苍白,疲乏无力。舌质淡胖或有齿痕,苔白腻,脉沉而细迟或结代。

治法:温补心阳,安神定悸。

方药:桂枝甘草龙骨牡蛎汤合参附汤加减。前方温补心阳,安神定悸,后方益心气,温心阳。二者相用,适用于心阳不足、心悸不安。

常用药:桂枝、附子、人参、黄芪、麦冬、枸杞子、炙甘草、龙骨、牡蛎。

加减:形寒肢冷者,重用人参、黄芪、附子、肉桂等温通阳气;兼有水饮内停者,加葶苈子、五加皮、车前子、泽泻等利水化饮;夹瘀血者,加丹参、赤芍、川芎、红花等活血通脉;兼见阴伤者,加麦冬、玉竹、五味子等滋阴生津;若心阳不振,心动过缓者,酌加炙麻黄、补骨脂,重用桂枝以温通心阳。

5.心血瘀阻证

症候:心悸不安,胸闷不舒,心痛时作,痛如针刺,痛有定处,唇甲青紫。舌质暗紫或有瘀斑,脉涩或结代。

治法:活血化瘀,理气通络。

方药:桃仁红花煎合桂枝甘草龙骨牡蛎汤加减。前方养血活血,理气通脉,止痛,适用于阵发性心悸伴心痛、胸闷不适等瘀血阻脉证;后方温通心阳,镇心安神,适用于胸闷不舒、心烦失眠等。

常用药:桃仁、红花、丹参、赤芍、川芎、延胡索、香附、青皮、生地黄、当归、桂枝、甘草。

加减:气滞血瘀,加用柴胡、枳壳等行气化瘀;兼气虚者加黄芪、党参、黄精等益气;兼血虚者,加制何首乌、枸杞子、熟地黄等补血;兼阴虚者加麦冬、玉竹、女贞子等滋阴;兼阳虚者,加附子、肉桂、淫羊藿等温补肾阳;若瘀血痹阻心脉,胸部室闷,加沉香、檀香等行气化瘀;夹痰浊,加用瓜蒌、薤白、半夏、广陈皮等化痰泄浊;胸痛甚者,加乳香、没药、五灵脂、蒲黄、三七等化瘀止痛。

6.痰火扰心证

症候:心悸时发时止,受惊易作,胸闷烦躁,失眠多梦,口干苦,大便秘结,小便短赤。舌红,苔黄腻,脉弦滑。

治法:清热化痰,宁心安神。

方药:黄连温胆汤加减。本方清心降火,化痰安中,用于痰热扰心而见心悸时作,尿赤便结,失眠多梦。

常用药:黄连、栀子、竹茹、半夏、胆南星、全瓜蒌、陈皮、生姜、枳实、远志、石菖蒲、酸枣仁、生龙骨、生牡蛎。

加减:痰火互结,大便秘结者,加生大黄通腑泄热;心悸重者,加珍珠母、石决明、磁石重镇安神;火郁阴伤重者,加麦冬、玉竹、天冬、生地黄等滋阴清热;兼脾虚者加党参、白术、谷麦芽、砂仁等益气健脾。

7.心阳虚脱证

症候:起病急骤,心悸气短,不能平卧,烦躁不安,自汗不止,四肢厥冷,口唇青紫。舌淡苔白,脉微欲绝。

治法:温补心阳,救逆固脱。

方药:参附龙牡救逆汤。本方回阳救逆,用于元气大亏,心阳虚衰出现胸闷气喘、手足厥逆、脉微欲绝等重症。

常用药:人参、附子、龙骨、牡蛎、白芍、炙甘草。

加减:气阴两竭者,可加生脉散育阴潜阳救逆;兼有寒凝血瘀者,可酌加当归、红花、紫丹参等活血化瘀之品,以助血行畅利;若兼有肾阳虚衰,不能制水,水饮上凌心肺,症见水肿、喘促、心悸,加用真武汤温阳化水;若阳虚厥逆者,用四逆加人参汤,温阳益气,回阳救逆;或参附汤注射液40~60 mL加入5%葡萄糖注射液250~500 mL中静脉点滴,可增强疗效。

(三)单方、验方

1.小柴胡汤加减

柴胡、半夏、生姜、大枣、黄芩、生甘草各10 g,人参5 g,麦冬20 g,黄芪30 g。上述中药水煎2次,分2次服用,每日1剂,疗程2~4周。功擅和解少阳,主治伤寒少阳病证邪在半表半里,妇人伤寒,热入血室,以及疟疾、黄疸等内伤杂病而见少阳证者。诸药相伍,上焦得通,津液得下,胃气因和,身濈然汗出而解。现代医学研究证明:柴胡、黄芩均有广泛抗菌、抗病毒复制、促进机体免疫功能作用;半夏有肾上腺皮质激素样作用;黄芪可提高心肌耐缺氧能力;麦冬改善心功能,抗心肌缺血,调节免疫功能;人参能直接兴奋心肌,增强心肌收缩力,增加心排血量,改善循环,增强机体特异性抵抗力;生姜、甘草均有不同程度的抗炎作用。

2.炙甘草汤

甘草12 g,人参、阿胶、桂枝、生姜各6 g,大枣、麦冬、麻仁各10 g,生地黄20 g。

上述中药水煎2次,分2次服用,每日1剂,疗程2~4周。本方益气滋阴,通阳复脉。主治阴血不足,阳气虚弱,心脉失养证。现代医学研究证明:炙甘草汤注射液有抗心律失常作用机制,可能与改善植物神经系统功能紊乱,抑制交感神经偏亢有关;亦有改善心肌缺血作用。

3.生脉散

人参、麦冬各9 g,五味子6 g。上述中药水煎2次,分2次服用,每日1剂,疗程2~4周。本方益气生津,敛阴止汗。主治心之气阴两虚证。现代医学研究证明生脉散能增加冠脉血流,保护心肌损伤,增强心肌收缩力,营养心肌细胞,改善心肌细胞代谢,改善心功能,抗休克,对人体皮质醇分泌有促进作用等。

4.旋覆郁金汤

旋覆花(包煎)、广郁金、丹参、赤白芍各、香附、全瓜蒌各10 g,三七粉3 g(冲服),川芎6 g。水煎服,早、晚各1次。上述中药水煎2次,分2次服用,每日1剂,疗程2~4周。全方具有活淤通阳、开胸理气之功效。主要治疗病毒性心肌炎气滞血瘀证而致胸脘部憋满、气短、心悸、胸痛、痰多等症。

(四)中成药

1.黄芪口服液

主要成分为黄芪提取物。具有补气固表、利尿托毒作用,可用于病毒性心肌炎见心悸、气短、自汗、虚脱、久泻及内脏下垂等气虚症。口服,1次10 mL,每日2次。

2.参松养心胶囊

由人参、麦冬、山茱萸、丹参、酸枣仁、桑寄生、赤芍、土鳖虫、甘松、黄连、南五味子、龙骨组成。具有益气养阴,活血通络,清心安神的作用。用于治疗冠心病见室性期前收缩属气阴两虚,心络瘀阻,症见心悸不安,气短乏力,动则加剧,胸部闷痛,失眠多梦,盗汗,神倦懒言等。口服,1次2~4粒,每日3次。4周为1个疗程或遵医嘱。

3.玉屏风口服液

由黄芪、防风、炒白术组成。具有益气、固表、止汗作用。主要治疗病毒性心肌炎见表虚不固,自汗恶风,面色㿠白或体虚易感风邪等。口服,1次10 mL,每日3次。

4.天王补心丸

主要由丹参、当归、党参、石菖蒲、茯苓、五味子、麦冬、天冬、地黄、玄参、桔梗、制远志、甘草、炒酸枣仁、朱砂、柏子仁等组成。具有滋阴养血、补心安神作用。用于病毒性心肌炎症见心阴不足,心悸健忘,失眠多梦,大便干燥等。口服,小蜜丸1

次 9 g,每日 2 次。

(五)针灸

1.体针

邪毒犯心高热者,取曲池;咽痛者,取少商、合谷;以上采用泻法。心悸脉促者,取内关、郄门、厥阴俞、心俞、三阴交;期前收缩者,取阴郄;心动过缓者,取通里、素髎、列缺;心动过速者,取手三里、侠白;心绞痛者,取神门、内关、膻中。

2.耳针

取穴心、皮质下、交感、小肠,毫针轻刺激,每日 1 次。

3.推拿

先按揉内关、神门、心俞、膈俞、脾俞、胃俞,反复数次,再推拿内关、神门,对心悸、怔忡有效。

第三章

消化系统疾病

第一节 功能性消化不良

一、病因病机

胃痞发病原因可有感受外邪,食滞中焦,痰湿阻滞,情志失调,禀赋不足、脾胃虚弱。脾胃同居中焦,表里相互络属,脾主升清,胃主降浊,清升浊降,中焦气机条畅,若感邪或脾胃虚弱,健运失职,气机升降失调、气机滞塞中焦而发为痞满。肝主疏泄,中焦气机升降有赖于肝气条达,肝气郁滞,克犯脾胃,也可导致痞满。该病病位在胃脘,涉及肝脾。感受外邪:风寒暑湿之邪或秽浊之气袭表,治不得法,滥用攻里泻下,伤及胃腑,外邪内陷,结于心下胃脘,中焦气机阻塞,升降失常,发为胃痞。食滞中焦:暴饮暴食或嗜食生冷肥甘或食谷不化,阻滞胃脘,痞塞不通发为痞满。痰湿阻滞:脾胃健运失调,酿生痰浊,痰气交阻,中焦气机阻塞,升降失常,发为胃痞。情志失调:忧思恼怒,五志过极,气机逆乱,升降失职,肝气横逆犯脾,肝脾不和,气机郁滞,发为痞满。禀赋不足,脾胃虚弱:素体脾胃虚弱,中气不足或饮食不节,损伤脾胃,脾失健运,气机不利发为痞满。临床有实痞与虚痞之分。

(一)实证

胃脘痞满,病势急迫,按之满甚,食后加重。兼见咽干口苦,渴喜冷饮,身热汗出,大便干结,小便短赤,舌红苔黄,脉滑数,属邪热内陷;伴见恶心呕吐,嗳腐吞酸,厌食,大便不调,舌淡,苔白腻,属饮食停滞;若胸膈满闷,头重身体困倦,头晕目眩,咳嗽痰多,恶心呕吐,不思饮食,口淡不渴,小便不利,舌质淡胖,苔白腻,脉沉滑,属痰湿内阻;兼胁肋胀满,心烦易怒,喜叹息,情绪不调加重,舌质淡红,苔薄白,脉弦,属肝郁气滞。

(二)虚证

胃脘痞满闷胀,病势缓或时缓时急,喜温喜按,不欲进食。多见乏力、纳差、便溏。如胃脘冷甚,手足不温属脾阳不振。

二、辨病

(一)症状

该病常见自觉胃脘部痞满不舒,闷塞不痛为主的症状,触之无形,按之柔软,压之无痛,望无胀大,伴胸膈满闷,得食则胀,嗳气则舒。

(二)体征

患者大多无明显体征。

三、类病辨别

(一)胃脘痛

两者病变部位相同,均在胃脘部。胃脘痛以疼痛为主,兼有胀满;胃痞以满闷为主症,时有隐痛。胃脘痛,胃脘部有压痛,胀较甚;胃痞,胃脘部无压痛,而以痞闷胀满不舒的自觉症状为主。胃脘痛起病急;胃痞起病缓。在胃病的发生、发展过程中,胃脘痛及胃痞在某一阶段表现程度不一,或以胃痛为主,又或胃痞较为明显,需依据症候鉴别辨证。

(二)臌胀

与胃痞均有腹部胀满之候,但两者病位不一样,胃痞病位在胃脘,臌胀病位在大腹;臌胀外形腹部胀大如鼓,皮色苍黄,脉络暴露,而胃痞腹部外形无异常;臌胀按之胀急,久病腹部可有瘕积,胃痞无胀急,触之无有形积块。

(三)胸痹心痛

两者症状时有互见,胸痹时伴有脘腹不舒,胃痞也常兼见胸膈不适。胸痹以当胸闷痛,气短如窒,疼痛可牵及左臂,起病急骤,为心脉痹阻、心失所养所致,胃痞为胃脘痞塞满闷不痛,起病缓,为脾胃虚弱、健运失职,气机升降失调、气机滞塞中焦所致。两者应审慎鉴别。

四、中医治疗

1.脾虚气滞证

症候:胃脘痞闷或胀痛,食少纳呆,恶心,嗳气呃逆,疲乏无力,舌淡,苔薄白,脉细弦。

治法:健脾和胃,理气消胀。

方药:四君子汤合香砂枳术丸加减。

药物组成:党参、炒白术、茯苓、炙甘草、姜厚朴、木香、砂仁、延胡索、法半夏。

功用:健脾理气。

2.肝胃不和证

症候:胃脘胀痛,两胁胀满,痞塞不适,每因情志不畅而发作或加重,心烦易怒,善太息,舌淡红,苔薄白,脉弦。

治法:理气解郁,和胃降逆。

方药:柴胡舒肝散加减。

药物组成:柴胡、枳壳、白芍、川芎、香附、陈皮、法半夏、佛手、木香、炙甘草。

功用:疏肝和胃。

3.脾胃湿热证

症候:脘腹痞满或疼痛,口干口苦,身重困倦,恶心呕吐,食少纳呆,小便短黄,舌质红,苔黄厚腻,脉滑。

治法:清热化湿,理气和中。

方药:连朴饮加减。

药物组成:黄连、姜厚朴、石菖蒲、法半夏、黄芩、陈皮、芦根、茵陈、薏苡仁。

功用:清热祛湿。

4.脾胃虚寒证

症候:胃寒隐痛或痞闷,喜温喜按,泛吐清水,食少纳呆,神疲倦怠,手足不温,大便溏薄,舌淡苔白,脉细弱。

治法:健脾和胃,温中散寒。

方药:理中丸加减。

药物组成:党参、炒白术、干姜、炙甘草、苏梗、姜厚朴、炒神曲、制香附。

功用:温中散寒。

5.寒热错杂证

症候:胃脘痞满或疼痛,遇冷加重,嘈杂泛酸,嗳气纳呆,肢冷便溏,舌淡苔黄,脉细弦滑。

治法:辛开苦降,和胃开痞。

方药:半夏泻心汤加减。

药物组成:清半夏、黄芩、黄连、干姜、党参、生甘草、姜厚朴、炒神曲、煅瓦楞子。

功用:辛开苦降。

第二节 肠易激综合征

一、病因病机

中医认为肠易激综合征(IBS)病位在脾、胃和大小肠,其发病与肝、心、肾等脏腑有关,在心、肝、脾功能失调的基础上,挟气滞、气逆、痰湿、血瘀等病变。发生多与情志失调、饮食不节及禀赋不足有关。

(一)情志失调

情思抑郁,忧思恼怒或性情内向,精神紧张,致肝郁气滞,木失条达。肝之疏泄郁滞。则气之升降出入失常。气逆于上,则呕吐、嗳气;气郁于中,则脘腹胀痛;气窜于下,则肠鸣泄泻。

(二)饮食不节

过食辛热或寒凉,饥饱无定或恼怒,皆易伤脾胃。脾伤则运化失司,津液不行。聚湿成痰,阻碍气机;胃伤则受纳失职,食不能化。终致脾虚、气滞、食停而致本病。

(三)禀赋不足

素体阴虚,津液不足,胃肠燥热,失于濡润或素体阳虚,脾失健运,痰饮内伏,痰阻气滞,而致腹胀便秘。脾病及肾,肾阳虚衰,脾失温煦,则水谷难化,而致泄泻。

综上所述,本病本虚标实,寒热错杂。本虚乃脾肾不足,标实多以气滞、痰湿、血瘀、食停常见。病邪壅阻胃肠,气机紊乱。痰瘀内停,并生诸疾。

二、辨病

IBS 起病通常缓慢、隐匿,间歇性发作,有缓解期;病程可长达数年至数十年,但全身健康状况却不受影响。症状的出现或加重与精神因素或遭遇应激事件有关,部分患者尚有不同程度的心理精神异常表现,如抑郁、焦虑、紧张、多疑或敌意等,精神、饮食等因素常可诱使症状复发或加重。症状虽有个体差异,对于某一具体患者则多为固定不变的发病规律和形式。

(一)症状

1.腹痛或腹部不适

与排便有关,为一项主要症状,且为 IBS 必备症状,大多伴有排便异常并于排便后缓解或改善,部分患者易在进食后出现;可发生于任何部位,呈局限性或弥漫性,性质、程度各异,但不会进行性加重,极少有睡眠中痛醒者。不少患者有排便习惯的改变,如腹泻、便秘,或两者交替。

2.腹泻

一般每日 3~5 次,少数可达十数次。粪量正常,禁食 72 小时后应消失。夜间不出现,通常仅在晨起时发生,约 1/3 患者可因进食诱发。大便多呈稀糊状,也可为成形软便或稀水样。可带有黏液,但无脓血。排便不干扰睡眠。

3.便秘

为排便困难,粪便干少,呈羊粪状或细杆状,表面可附黏液;亦可间或与短期腹泻交替,排便不尽感明显,粪便可带较多黏液;早期多为间断性,后期可为持续性,甚至长期依赖泻药。

4.其他

腹胀在白天加重,夜间睡眠后减轻,腹围一般不增加。近半数患者有胃灼热、早饱、恶心、呕吐等上消化道症状。

(二)体征

一般无明显阳性体征,可在相应部位有轻压痛,部分患者可触及腊肠样肠管,直肠指检可见肛门痉挛、张力较高,可有触痛。

三、类病辨别

(一)诊断

1.诊断要点

肠易激综合征是胃肠功能性疾病,诊断本病应首先排除胃肠器质性疾病,并符合下列罗马Ⅲ诊断标准。

①病程 6 个月以上且近 3 个月来持续存在腹部不适或腹痛,并伴有下列特点中的至少 2 项:a.症状在排便后改善;b.症状发生伴随排便次数改变;c.症状发生伴随粪便性状改变。

②以下症状不是诊断所必备,但属常见症状,这些症状越多越支持 IBS 的诊断:a.排便频率异常(每天排便>3 次或每周<3 次);b.粪便性状异常(块状、硬便或稀水样便);c.粪便排出过程异常(费力、急迫感、排便不尽感);d.黏液便;e.胃肠胀气或腹部膨胀感。

③缺乏可解释症状的形态学改变和生化异常。

2.分型

根据粪便的性状可分为腹泻型(IBS-D)、便秘型(IBS-C)、混合型(IBS-M)、不定型(IBS-U)。腹泻型指至少 25% 的排便为糊状粪或水样粪,且硬粪或干球粪<25% 的排便;便秘型指至少 25% 的排便为硬粪或干球粪,且糊状粪或水样粪<

25%的排便;混合型指至少25%的排便为硬粪或干球粪,且至少25%的排便为糊状粪或水样粪;不定型指粪便性状不符合以上各型标准。

(二)鉴别诊断

主要与各种引起腹痛和排便异常的器质性疾病鉴别,因功能性消化不良、功能性便秘与IBS有部分症状重叠,也应互相鉴别。

1.炎症性肠病

两者均具有反复发作的腹痛、腹泻、黏液便等症状。肠易激综合征虽反复发作,但一般不会影响全身情况,而炎症性肠病往往伴有不同程度的消瘦、贫血、发热、虚弱等全身症状。结肠镜检查可明确诊断。

2.感染性腹泻

反复发作的感染性腹泻有时与腹泻型IBS难以鉴别,感染性腹泻一般有感染史,起病急,多伴有呕吐、发热等症状。大便病原体培养或检测一般可明确诊断。

3.结直肠癌

腹痛或腹泻是结肠癌的主要症状,特别是直肠癌除腹痛腹泻外,常伴有里急后重或排便不畅等症,这些症状与肠易激综合征相似。结直肠癌常伴有便血,其恶性消耗症状明显,多见于中年以后,直肠指检常可触及肿块,结肠镜和X线钡剂灌肠检查对鉴别诊断有价值,活检可确诊。

4.功能性消化不良

主要以上腹部不适为主,一般无大便性状改变,腹部不适与排便异常无直接关系。

5.吸收不良综合征

系小肠疾病,常有腹泻,在大便中可见脂肪及未消化食物。

6.功能性便秘

便秘型IBS与功能性便秘均以便秘为主要表现,主要鉴别点在于是否存在腹部不适或腹痛,且腹痛或腹部不适与排便是否直接相关。

四、中医治疗

(一)辨证论治

1.脾虚湿阻证

症候:大便时溏时泻,腹痛隐隐,劳累或受凉后发作或加重;神疲纳呆,四肢倦怠;舌淡,边有齿痕,苔白腻;脉虚弱。

治法:健脾益气,化湿消滞。

方药:参苓白术散加减。

药物组成:莲子(去皮)、薏苡仁、砂仁、桔梗(炒令深黄色)、白扁豆(姜汁浸,去皮,微炒)、茯苓、人参(去芦)、甘草(炒)、白术、山药。

功效:补脾胃,益肺气。

2.肝郁脾虚证

症候:腹痛即泻,泻后痛减,发作常和情绪有关;急躁易怒,善叹息;两胁胀满;纳少泛恶;脉弦细;舌淡胖,边有齿痕。

治法:抑肝扶脾。

方药:痛泻要方加味。

药物组成:陈皮、白术、白芍、防风。

功效:补脾柔肝,祛湿止泻。

3.脾肾阳虚证

症候:晨起腹痛即泻;腹部冷痛,得温痛减;形寒肢冷;腰膝酸软;不思饮食;舌淡胖,苔白滑;脉沉细。

治法:温补脾肾。

方药:附子理中丸加减。

药物组成:附子(制)、党参、白术(炒)、干姜、甘草。

功效:温中健脾。

4.脾胃湿热证

症候:腹痛泻泄;泄下急迫或不爽;肛门灼热;胸闷不舒,烦渴引饮;口干口苦;舌红,苔黄腻;脉滑数。

治法:清热利湿。

方药:葛根芩连汤加减。

药物组成:葛根、黄芩、黄连、甘草。

功效:清热解表。

5.肝郁气滞证

症候:大便干结;腹痛腹胀;每于情志不畅时便秘加重;胸闷不舒,善太息;嗳气频作,心情不畅;脉弦。

治法:疏肝理气,行气导滞。

方药:四磨汤加减。

药物组成:槟榔、沉香、木香、乌药、大黄、枳壳。

功效:行气降逆,逐瘀攻积。

6.肠道燥热证

症候:大便硬结难下;舌红,苔黄燥少津;少腹疼痛,按之胀痛;口干口臭;脉数。

治法:泄热行气,润肠通便。

方药:麻子仁丸加减。

药物组成:麻子仁、枳实、厚朴、大黄、杏仁、芍药。

功效:润肠泻热,行气通便。

(二)中成药

1.补脾益肠丸

功效:补中益气,健脾和胃,涩肠止泻。用于脾肾两虚所致的慢性泄泻。

用法用量:口服,每次6~9丸,每日3次。

组成:外层:黄芪、党参(米炒)、砂仁、白芍、当归(土炒)、白术(土炒)、肉桂;内层:醋延胡索、荔枝核、炮姜、炙甘草、防风、木香、盐补骨脂、煅赤石脂。辅料为聚丙烯酸树脂Ⅱ、炼蜜、滑石粉、蓖麻油、乙醇、淀粉、药用炭、虫白蜡、单糖浆。

2.麻仁丸

功效:润肠通便。用于肠道燥热,脾约便秘之实证。

用法用量:口服,水蜜丸每次6 g,每日2次。

组成:火麻仁,苦杏仁,大黄,枳实(炒),厚朴(姜制),白芍(炒)

3.四神丸

功效:温肾散寒,涩肠止泻。用于脾肾虚寒之久泻、泄泻。

用法用量:口服,每次9 g,每日1~2次。

组成:肉豆蔻(煨)、补骨脂(盐炒)、五味子(醋制)、吴茱萸(制)、大枣(去核)。

4.便秘通

功效:健脾益气,润肠通便。用于虚性便秘。

用法用量:口服,每次1支,每日2次。

组成:白术,肉苁蓉,枳壳。

5.人参健脾丸

功效:健脾益气,消食和胃。用于脾虚湿阻泄泻。

用法用量:口服,每次6 g,每日2次。

组成:人参、白术(麸炒)、茯苓、山药、陈皮、木香、砂仁、炙黄芪、当归、酸枣仁(炒)、远志(制)。

6.四磨汤口服液

功效:顺气降逆,消积止痛。用于肝郁气滞之便秘。

用法用量:口服,成人每次20 mL,每日3次。

组成:木香、枳壳、乌药、槟榔。

7.木香顺气丸

功效:行气化湿,健脾和胃。用于气郁便秘。

用法用量:口服,每次6~9 g,每日2~3次。

组成:木香、砂仁、醋香附、槟榔、甘草、陈皮、厚朴、枳壳(炒)、苍术(炒)、青皮(炒)、生姜

8.参苓白术颗粒

功效:健脾,益气。用于脾胃虚弱之泄泻。

用法用量:口服,每次6 g,每日3次。

组成:人参、茯苓、白术(炒)、山药、白扁豆(炒)、莲子、薏苡仁(炒)、砂仁、桔梗、甘草。

9.乌梅丸

功效:缓肝调中,清上温下。用于寒热夹杂,腹泻便秘交替型。

用法用量:口服,每次2丸,每日2~3次。

组成:乌梅肉、花椒、细辛、黄连、黄柏、附子(制)、干姜、桂枝、人参、当归。

第三节　慢性胃炎

一、病因病机

胃脘痛发生的常见原因有寒邪客胃、饮食伤胃、肝气犯胃和脾胃虚弱等。胃主受纳,腐熟水谷,若寒邪客于胃中,寒凝不散,阻滞气机,可致胃气不和而疼痛;或因饮食不节,饥饱无度,或过食肥甘,食滞不化,气机受阻,胃失和降引起胃脘痛;肝对脾胃有疏泄作用,如因恼怒抑郁,气郁伤肝,肝失条达,横逆犯胃,亦可发生胃脘痛;若劳倦内伤,久病脾胃虚弱或禀赋不足,中阳亏虚,胃失温养,内寒滋生,中焦虚寒而痛;亦有气郁日久,瘀血内结,气滞血瘀,阻碍中焦气机,而致胃脘痛发作。总之,胃脘痛发生的病机分为虚实两端,实证为气机阻滞,不通则痛;虚证为胃腑失于温煦或濡养,失养则痛。

(一)实证

主症:上腹胃脘部暴痛,痛势较剧,痛处拒按,饥时痛减,纳后痛增。

兼见胃脘痛暴作,脘腹得温痛减,遇寒则痛增,恶寒喜暖,口不渴,喜热饮或伴恶寒,苔薄白,脉弦紧者,为寒邪犯胃;胃脘胀满疼痛,嗳腐吞酸,嘈杂不舒,呕吐或矢气后痛减,大便不爽,苔厚腻,脉滑者,为饮食停滞;胃脘胀满,脘痛连胁,嗳气频频,吞酸,大便不畅,每因情志因素而诱发,心烦易怒,喜太息,苔薄白,脉弦者,为肝气犯胃;胃脘痛拒按,痛有定处,食后痛甚或有呕血便黑,舌质紫暗或有瘀斑,脉细涩者,为气滞血瘀。

（二）虚证

主症上腹胃脘部疼痛隐隐，痛处喜按，空腹痛甚，纳后痛减。

兼见泛吐清水，喜暖，大便溏薄，神疲乏力或手足不温，舌淡苔薄，脉虚弱或迟缓，为脾胃虚寒；胃脘灼热隐痛，似饥而不欲食，咽干口燥，大便干结，舌红少津，脉弦细或细数，为胃阴不足。

二、辨病

（一）症状

慢性非萎缩性胃炎缺乏特异性症状，症状的轻重与胃黏膜的病变程度并非一致。大多数患者常无症状或有程度不同的消化不良症状，如上腹隐痛、食欲减退、餐后饱胀、反酸等。萎缩性胃炎患者可有贫血、消瘦、舌炎、腹泻等，个别患者伴黏膜糜烂者上腹痛较明显，并可有出血。本病进展缓慢，常反复发作，中年以上好发病，并有随着年龄增长而发病率增加的倾向。部分患者可无任何症状，多数患者可有不同程度的消化不良症状，体征不明显。各型胃炎其表现不尽相同。

①慢性非萎缩性胃炎：可有慢性不规则的上腹隐痛、腹胀、嗳气等，尤以饮食不当时明显，部分患者可有反酸，上消化道出血，此类患者胃镜证实糜烂性及疣状胃炎居多。

②萎缩性胃炎：不同类型、不同部位其症状亦不相同。A型萎缩性胃炎患者一般消化道症状较少，有时可出现明显厌食、体重减轻、舌炎、舌乳头萎缩。萎缩性胃炎影响胃窦时胃肠道症状较明显，特别有胆汁反流时，常表现为持续性上中腹部疼痛，于进食后即出，可伴有含胆汁的呕吐物和胸骨后疼痛及烧灼感，有时可有反复小量上消化道出血，甚至出现呕血。

（二）体征

慢性胃炎大多无明显体征，有时可有上腹部轻压痛。

三、类病辨别

（一）胃癌

慢性胃炎之症状如食欲缺乏、上腹不适、贫血等少数胃窦胃炎的X线征与胃癌颇相似，需特别注意鉴别。绝大多数患者纤维胃镜检查及活检有助于鉴别。

（二）消化性溃疡

两者均有慢性上腹痛，但消化性溃疡以上腹部规律性、周期性疼痛为主，而慢性胃炎疼痛很少有规律性并以消化不良为主。鉴别依靠X线钡剂造影及胃镜检查。

(三)慢性胆道疾病

如慢性胆囊炎、胆石症常有慢性右上腹隐痛、腹胀、嗳气等消化不良的症状,易误诊为慢性胃炎。但该类疾病胃肠检查无异常发现,胆囊造影及 B 超异常可最后确诊。

(四)其他

如肝炎、肝癌及胰腺疾病亦可因出现食欲缺乏、消化不良等症状而延误诊治,全面细微的查体及有关检查可防止误诊。

四、中医治疗

1.脾胃湿热型

症候:胃脘部痞满胀痛,饭后加重,口苦,口黏,胸闷,纳少,或见嘈杂泛酸,恶心呕吐,渴不思饮,舌红苔黄腻,脉缓滑。

治法:清热化湿,理气和胃。

方药:方选半夏泻心汤加减。处方:法半夏 20 g,蒲公英 30 g,苍术、苏梗、藿香、黄连各 10 g,白蔻仁、甘草、干姜各 6 g。若挟积滞者加神曲、鸡内金、谷麦芽;瘀血者加延胡索、五灵脂各 10 g;气虚者加党参 15 g;津液亏损者加芦根 20 g,石斛 10 g。

2.肝胃不和型

症候:胃脘胀痛连及两胁,饭后饱胀加重,嗳气频频,矢气较舒或有泛酸,呕吐,大便不调,舌苔薄白,脉弦。

治法:疏肝理气,和胃降逆。

方药:柴胡舒肝散合金铃子散加减。处方:柴胡、白芍、枳壳、苏梗、苍术、延胡索、佛手各 10 g,陈皮 10 g,川楝子 20 g,甘草 6 g。如化火者加蒲公英 30 g,山栀子 10 g;挟积者加神曲、麦芽、山楂各 20 g;瘀血者加当归、莪术各 10 g。

3.脾胃虚寒型

症候:胃脘隐隐作痛,喜热饮,食欲减退,饮食稍多则痞胀,泛吐清水,四肢欠温,倦怠无力,大便溏薄,舌淡红,苔薄白,脉细弱。

治法:温中健脾,理气和胃。

方药:方选香砂六君子汤加减。处方:党参、白术、茯苓、法半夏各 15 g,陈皮、木香各 10 g,黄连 6 g,砂仁、干姜、炙甘草各 6 g。挟积滞者加神曲、鸡内金各 10 g;血瘀者加当归、丹参各 15 g,延胡索 10 g。

4.胃阴不足型

症候:胃脘隐隐作痛,不思饮食,食后饱胀,口干心烦,舌红少苔,脉沉细数。

治法:疏肝泄热,养阴清胃。

方药:方选养胃汤加减。处方:太子参、麦冬、石斛、白芍、玉竹、白扁豆、腊梅花、麦芽各15 g。胃酸缺乏者,加乌梅15 g,生山楂15 g。

5.瘀血阻络型

症候:胃脘胀满刺痛,痛有定处或见吐血、便血,食少,神疲气短,畏寒喜温,舌暗边有瘀点,苔白,脉沉细涩,此乃气血淤结,胃络失和。

治法:补气温中,活血化瘀,理气止痛。

方药:桃红四物汤加减。处方:当归、赤芍、川芎、乌药、桂枝、吴茱萸各10 g,砂仁、红花各6 g,黄芪30 g,茜草炭15 g,白及30 g,仙鹤草30 g,延胡索10 g。

第四节 消化性溃疡

一、病因病机

本病的致病因素:①精神因素,主要是情志失调,怒气郁逆,恼怒过度则伤肝,怒则气上,肝气过亢则木横乘土,伤及脾胃,临床上所见的"肝气犯胃""肝胃不和"等肝气型症候,多因此而得;②饮食因素,如暴饮暴食,饥饱失节,冷热所伤,五味偏嗜,均能使脾胃受病;③劳倦因素,《黄帝内经》指出"饮食劳倦即伤脾"说明脾胃病变不少可因劳倦而得;④脏腑因素,除了中气虚弱,痰湿困脾引起外,由其他脏腑的疾病的影响而致者,亦属累见。上述四种因素,均可使脾胃升降失调,气机阻碍,气滞血瘀,营气不从,瘀积日久,阴血暗损,局部便形成溃疡的病变。

二、辨病

多数消化性溃疡以上腹疼痛为主要表现,并有以下特点:慢性反复发作,发作呈周期性,与缓解期相互交替,发作有季节性,多在冬春和秋冬之交发病;病程长,几年到几十年不等;上腹疼痛有节律性,多与进食有关。

(一)症状

本病临床表现不一,少数患者无任何症状,部分以出血、穿孔等并发症为首发症状。上腹疼痛为主要症状,可表现为钝痛、灼痛、胀痛、饥饿痛,一般能忍受,部位多位于中上腹,也可出现在胸骨剑突后,甚或放射至背部,能被制酸药或进食所缓解。节律性疼痛是消化性溃疡的特征之一,大多数十二指肠溃疡(DU)患者疼痛好发于两餐之间,持续不减,直至下次进食后缓解,有午夜痛;胃溃疡(GU)节律性不如DU有规律,一般在餐后1小时内发生疼痛。疼痛常在持续数天或数月后缓解,继而又复发。可伴有烧心、反胃、反酸、嗳气、恶心等非特异性症状。

(二)体征

缺乏特异性体征。在溃疡活动期,多数有上腹部局限性压痛。

三、类病辨别

(一)诊断

1.诊断要点

①长期反复发生的周期性、节律性慢性上腹部疼痛,应用制酸药物可缓解。

②上腹部可有局限深压痛。

③X线钡剂造影见溃疡龛影。

④内镜检查可见到活动期溃疡。具备上述条件即可确诊。

2.特殊类型的消化性溃疡

①无症状性溃疡:15%~30%消化性溃疡患者无任何症状,一般因其他疾病做胃镜或X线钡剂造影,或并发穿孔、出血时发现,多见于老年人。

②老年性消化溃疡:近年来发病率有上升趋势,多表现为无症状性溃疡或症状不典型,通常表现为食欲缺乏、贫血、体重减轻。GU等于或多于DU,溃疡多发生于胃体上部或小弯,以巨大溃疡多见,易并发大出血。

③复合性溃疡:指胃和十二指肠同时发生的溃疡,约占消化性溃疡的5%,一般是DU先于GU,易发生幽门梗阻。

④幽门管溃疡:较少见。常伴胃酸过多,缺乏典型溃疡的周期性和节律性疼痛,餐后即出现剧烈疼痛,制酸剂疗效差,易出现呕吐或幽门梗阻,易穿孔或出血。

⑤十二指肠球后溃疡:十二指肠球后溃疡多发于十二指肠乳头的近端。夜间疼痛和背部放射痛更为多见,内科治疗效果差,易并发出血。

(二)鉴别诊断

1.胃癌

二者临床表现十分相似。一般而言,胃癌多为持续疼痛,制酸药效果不佳,大便隐血试验持续阳性。X线、内镜和病理组织学检查对鉴别两者意义大。X线钡剂检查示胃癌龛影位于胃腔之内,边缘不整,龛影周围胃壁强直、呈结节状。胃镜下胃癌的溃疡通常形态不规则,基底凹凸不平,苔污秽,边缘呈结节状隆起,周围黏膜呈癌性浸润,皱襞中断。组织学检查可提供有力依据。一次活检阴性并不能排除胃癌的可能,应在不同部位、不同时间多次检查。

2.胃泌素瘤

亦称Zollinger-Ellison综合征,是胰岛非β细胞瘤大量分泌胃泌素所致。其特点为反复发作,多发性溃疡,不典型部位消化性溃疡,难治性、易穿孔、出血,血清胃泌素常＞500pg/mL,胃液分析、超声、CT等检查有助于病位诊断。

3.功能性消化不良

临床表现为餐后上腹饱胀、嗳气、反酸和食欲减退等,症状与溃疡有时相似。但本病多发于年轻女性,X线和胃镜检查正常或只有轻度胃炎,胃排空试验可见胃蠕动下降。

4.慢性胆囊炎和胆石症

疼痛位于右上腹,多在进食油腻后加重,并放射至背部,可伴发热、黄疸,墨菲征阳性。胆囊B超和逆行胆道造影有助于鉴别。

四、中医治疗

(一)辨证论治

1.寒邪客胃证

症候:胃痛暴作,拘急冷痛,恶寒喜暖,得温痛减,口不渴,喜热饮,舌苔薄白,脉弦紧。

治法:温胃散寒,理气止痛。

方药:良附丸加减。

2.饮食伤胃证

症候:胃胀痛,嗳腐吞酸或呕吐不消化食物,其味腐臭,吐后痛减,不思饮食,大便不爽,得矢气及便后稍舒,舌苔厚腻,脉滑。

治法:消食导滞,和胃止痛。

方药:保和丸加减。

3.肝胃不和证

症候:胃胀痛或攻撑窜动,牵引背胁,每因情志刺激发作或加重,嗳气、矢气则痛舒,善太息,大便不畅,舌苔薄白,脉弦。

治法:疏肝理气,和胃止痛。

方药:柴胡舒肝散加减。

4.湿热中阻证

症候:胃脘灼痛,吐酸嘈杂,脘痞腹胀,纳呆恶心,口渴不欲饮,小便黄,大便不畅,舌红,苔黄腻,脉滑数。

治法:清化湿热,理气和胃。

方药:清中汤加减。

5.瘀血停胃证

症候:胃脘刺痛,痛有定处,按之痛甚,食后加重,入夜尤甚,甚至出现黑便或呕血,舌质紫暗或有瘀斑,脉涩。

治法:化瘀通络,理气和胃。

方药:失笑散合丹参饮加减。

6.脾胃虚寒证

症候:胃脘隐痛,绵绵不休,空腹痛甚,得食则缓,喜温喜按,劳累后发作或加剧,泛吐清水,食少纳呆,大便溏薄,四肢不温,舌淡苔白,脉虚缓无力。

治法:温中健脾,和胃止痛。

方药:黄芪建中汤加减。

7.胃阴不足

症候:胃脘隐痛,有时嘈杂似饥或饥而不欲食,口干咽燥,大便干结,舌红少津,无苔,脉弦细无力。

治法:益阴养胃。

方药:益胃汤加减。

(二)中成药

1.胃可宁片

功效:收敛,制酸,止痛。可用于消化性溃疡用量。用法用量:饭前半小时、睡前或泛酸时口服,每次3~5片,每日3~4次。

2.健胃愈疡片

功效:疏肝健脾,解痉止痛,止血生肌。用于肝郁脾虚,肝胃不和型消化性溃疡活动期。用法用量:口服,每次4~5片,每日4次。

3.阴虚胃痛片

功效:养阴益胃,缓中止痛。用于胃阴不足型消化性溃疡。用法用量:每次6片,每日3次。

4.小建中合剂

功效:温中补虚,缓急止痛。用于脾胃虚寒型消化性溃疡。用法用量:口服,每次20 mL,每日3次。

5.元胡止痛片

功效:理气,活血,止痛。用于气滞血瘀的胃痛。用法用量:口服,每次1~1.5 g(4~6片),每日3次。

6.三九胃泰胶囊

功效:清热燥湿,行气活血,柔肝止痛。用于湿热内蕴、气滞血瘀证。用法用量:口服,每次2~4粒,每日2次。

7.保和丸

功效:消食,导滞,和胃。用于食积停滞,脘腹胀满,嗳腐吞酸,不欲饮食等症。用法用量:口服,水丸每次6~9 g,每日2次。

第五节 胃癌

一、病因病机

(一)外感六淫

《灵枢·五变第四十六》曰:"脾胃之间,寒温不次,邪气稍至,蓄积留止,大聚乃起。"说明外感是导致肿瘤产生的原因之一。六淫邪气,从口入内,稽留不去,阻碍气机,脾气失和,运化失司,痰湿内生,脾胃升降失常,则朝食暮吐或暮食朝吐。

(二)内伤七情

《素问·上古天真论篇第一》云:"恬惔虚无,真气从之,精神内守,病安从来",阐述了正常的情志精神变化,可以使气血调和,保持身体健康。《素问》中有怒伤肝、喜伤心、思伤脾、忧伤肺、恐伤肾之说,故思虑可以伤脾,脾伤则气结;怒则伤肝,肝火横逆犯胃,导致脾胃升降失和,运化失常,久致饮食梗噎难下、食入则吐,或导致脾失统摄,血液不循常道,而致出血。

(三)饮食失调

长期饮食不当,影响脾胃功能,使脾失健运,不能运化水湿,饮食停留,聚而生痰,久则气血运行失常,瘀血滞留,痰气瘀血结于胃中,发为本病。

(四)正气不足

《内经》云:"邪之所凑,其气必虚。"外感六淫、内伤七情侵袭机体,正气不足,阴阳失调,不能祛邪外出,致使浊邪久滞体内,酿生癌毒,致生癌肿。明代李中梓《医宗必读》曰:"积之成者,正气不足而后邪气踞之。"清代余景和《外证医案汇编》云:"正气虚则为岩。"

二、辨病

(一)症状

1.胃部疼痛

多数胃癌患者发病初期都有胃部疼痛的症状。开始仅仅是感到上腹部不适或有膨胀、沉重感,有时心窝部隐隐作痛,因此,常被患者误认为是胃炎或溃疡病,治疗后症状可暂时缓解。如病变发生在胃窦部,则可诱发十二指肠功能改变,出现类似溃疡病的节律性疼痛,但也常被患者忽视,直到出现持续性疼痛甚至出现黑便或呕血等症状时才引起患者注意,而此时患者的病情往往已发展到了胃癌晚期,失去了治疗的最佳时机。

2.食欲减退、消瘦、乏力

患者出现食欲减退、消瘦、乏力,也是一组常见而又缺乏特异性的胃癌早期信号。食欲减退且不伴胃部疼痛者可能是胃癌的早期表现,若与胃痛症状同时出现并排除肝炎时,尤应引起重视。有些患者因在进食后出现腹胀、嗳气等症状后便自动限制日常饮食,致使体重下降,出现消瘦、乏力的现象。由于患者腹胀的位置多在剑突下或偏右的地方,因此很容易被误诊为胆囊疾病。

3.恶心呕吐、呕血便血

早期胃癌患者还可出现食后饱胀感并伴有轻度恶心的症状。贲门部的肿瘤开始可出现进食不顺,以后逐步出现吞咽困难和食物反流等症状。早期胃癌患者也常出现便血的症状,这是由病变破坏了胃内小血管所致。少量胃内出血的患者可表现为大便潜血阳性,出血量多时可表现为呕血和黑便。平日无胃病的老年人,一旦出现黑便尤应警惕胃癌的发生。此外,患者如出现腹泻、便秘、胃下部不适、按压上腹有深压痛及轻度肌紧张等症状,也可视为胃癌的早期信号,应及早进行全面检查。

4.早期胃癌的隐蔽性

胃癌的隐蔽性主要体现在以下两个方面:第一,早期胃癌患者80%没有症状,少数患者即使有症状也是一些非典型性症状,如食欲缺乏、腹部不适等。这些症状极易同胃炎、胃溃疡等胃病相混淆。因此,患者千万不要简单地根据一些症状来判断自己的病情,更不可自己到药店买药治疗。第二,以胃外表现为主的胃癌,易被忽视。

(二)体征

早期胃癌可以无任何体征或仅有上腹部压痛,中晚期胃癌多数上腹压痛明显。胃癌的体征:1/3的患者腹部可触及肿块,质硬,表面不平滑,有触痛,尤其患胃窦部癌的消瘦患者更易发现肿块。

胃癌常因转移部位不同而出现相应体征,使临床表现非常复杂。胃癌的体征如肝转移可出现肝大、黄疸等;卵巢转移可发现卵巢肿大和大量腹水,肺部转移可有呼吸困难等。

此外,胃癌伴癌综合征也可成为重要体征,如血栓性静脉炎、皮肌炎等。晚期患者可有发热、恶病质等表现。

三、类病辨别

胃癌早期症状和体征不明显,进展期症状也缺乏特异性,有时因转移和合并症的症状和体征使病情复杂多变,需与多种疾病相鉴别。

首先,在临床工作中,某些胃部良性疾病如胃溃疡、胃息肉、慢性胃炎等常需与胃癌鉴别。这些疾病病史较长,症状反复发作,药物治疗常常有效,内镜检查和活检常能做出正确诊断。值得注意的是,这些疾病也是胃癌的癌前疾病,往往需要长期随访,在长期随访中发现早期胃癌十分重要。有时需要定期内镜检查,一些特殊检查如染色胃镜等可提高识别率。

一些少见的胃部良性疾病,如胃结核、间质性胃炎、胃平滑肌瘤、血管瘤等间质性良性肿瘤、胃壁内异位胰腺、胃嗜酸性肉芽肿等常因消化不良症状和某些合并症而行胃镜检查,多数胃镜下可见病灶但活检病理未能发现癌细胞,此时应特别慎重。短期内复查胃镜,深凿式活检时可奏效,必要时需手术探查,术中快速活检以明确诊断。

胃部某些其他恶性疾病如胃恶性淋巴瘤、平滑肌肉瘤、胃浆细胞瘤常因瘤体大被误认为晚期胃癌而放弃手术,失掉恰当治疗的机会。此类肿瘤好发于胃体部,胃镜下可见巨大黏膜皱襞上有出血糜烂、溃疡等,深凿式活检病理检查有利于鉴别,但多数病例需手术及冰冻切片病理检查确诊。

胃的临近脏器如胰腺、胆囊、肝脏、横结肠等的疾病常需与胃癌鉴别。慢性胰腺炎常有上腹疼痛和因消化不良造成的消瘦而疑似胃癌。B超、CT、内镜、逆行胰管造影和必要的胰腺内外分泌功能检查常可鉴别。胰腺体部癌常出现上腹部疼痛,但胰腺癌多为持续性疼痛,病情发展较快。有时胃癌累及胰腺也常使病情复杂化,皆需B超、CT、内镜和逆行胰管造影等协助诊断。横结肠癌有时引起上腹痛,甚至可有上腹部肿块,可能与胃癌混淆。只要提高警惕,根据可能性大小先后进行结肠镜和胃镜检查,多数能够鉴别。值得注意的是,胃癌可以累及横结肠,横结肠癌有时也可累及胃,应加以鉴别。

四、中医治疗

(一)辨证论治

1.脾胃虚弱证

症候:胃脘隐痛,喜按喜暖,脘腹胀满不舒,面色少华,肢倦乏力,时呕清水,大便溏薄,舌质淡,有齿痕,苔薄白,脉细弱。

治法:健脾益气。

方药:参苓白术散加减。若腹中冷痛,手足不温,可用附子理中丸加减;若大便滑脱,少气懒言,可用补中益气汤加减。

2.肝胃不和证

症候:胃脘痞满,时时作痛,窜及两胁,嗳气频繁或进食发噎,舌质红,苔薄白或薄黄,脉弦。

治法:疏肝和胃,降逆止痛。

方药:柴胡舒肝散合旋覆代赭石汤加减。若便秘燥结,腑气不通者,酌加瓜蒌仁、郁李仁、火麻仁。

3.胃热伤阴证

症候:胃脘嘈杂灼热,痞满吞酸,食后痛胀,口干喜冷饮,五心烦热,便结尿赤,舌质红绛,舌苔黄糙或剥苔、无苔,脉细数。

治法:清热和胃,养阴润燥。

方药:玉女煎加减。可加蒲公英、白花蛇舌草、金银花、蚤休等清热解毒。若兼痰气上逆,见恶心呕吐、唾吐痰涎者,去知母,加半夏、黄连;脘痛腹胀,气血不和者,加木香、大腹皮、延胡索。

4.痰湿阻胃证

症候:脘膈痞闷,呕吐痰涎,进食发噎不利,口淡纳呆,大便时结时溏,舌体胖大有齿痕,苔白厚腻,脉滑。

治法:燥湿健脾,消痰和胃。

方药:开郁二陈汤加减。偏气虚见气短、乏力者,加黄芪,党参;若痰阻偏盛见呕恶频繁者,加生姜、藿香。

5.痰气交阻证

症候:胸膈或胃脘满闷作胀或痛,胃纳减退,厌食肉食或有吞咽哽噎不顺,呕吐痰涎,苔白腻,脉弦滑。

治法:理气化痰,消食散结。

方药:启膈散加减。若气滞偏盛,见胸膈或胃脘胀痛者,加柴胡、佛手、郁金;若痰阻偏盛,见吞咽哽噎不顺或呕吐痰涎、食物者,加旋覆花、代赭石等;气郁日久化热,见胸膈胃脘灼痛、口苦、口干等症者,加白花蛇舌草、蒲公英、半枝莲、龙葵等以清热解毒。

6.瘀毒内阻证

症候:脘痛剧烈或向后背放射,痛处固定,拒按,上腹肿块,肌肤甲错,眼眶呈黯黑,舌苔黄,舌质紫暗或瘀斑,舌下脉络紫胀,脉弦涩。

治法:理气活血,软坚消积。

方药:膈下逐瘀汤加减。胃中灼热,加蒲公英、山栀子;伤及血分见呕血、黑便者,加白及、地榆。

7.气血两虚证

症候:神疲乏力,面色无华,少气懒言,动则气促、自汗,消瘦,舌苔薄白,舌质淡白,舌边有齿痕,脉沉细无力或虚大无力。

治法：益气养血，健脾和营。

方药：八珍汤加减。兼阴虚见口干、五心烦热者，加沙参、麦冬；气虚盛见心悸少寐者，加珍珠母、炒枣仁。

（二）中成药

1. 西黄丸

功效：清热解毒，消肿散结。适用于胃癌瘀毒痰阻型。用法用量：每次 3 g，每日 2 次，温开水送服。

2. 六神丸

功效：退热、解毒、止痛。适用于胃癌瘀毒内结型。用法用量：成人每次 10 丸，每日 3 次。

3. 木香顺气丸

功效：理气止痛，健胃化滞。适用于胃癌反胃吐逆，大便秘结者。用法用量：每次 6 g，每日 2 次。

4. 复方斑蝥胶囊

功效：攻毒蚀疮，散结抗瘤。适用于胃癌瘀毒内结型。用法用量：每次 3 粒，每日 2 次。

第六节　食管癌

食管癌是发生在食管上皮组织的恶性肿瘤，占所有恶性肿瘤的 2%。全世界每年约有 22 万人死于食管癌，我国是食管癌高发区，食管癌死亡率仅次于胃癌，发病年龄多在 40 岁以上，男性多于女性。食管癌在中医学上多属"噎膈"的范畴，明朝著名中医学家张景岳有"噎膈者，隔塞不通，食不能下，故曰噎膈"一说。

一、病因病机

现代医学认为长期吸烟与饮酒，长期进食过烫过快，食物粗糙、质硬等均可引起经久不愈的食管炎，导致食管癌的前期病变。此外，真菌、病毒、亚硝胺及其前体物、营养素、微量元素和遗传因素等，均与食管癌的发病有相关性。

中医学认为，本病主要与饮食、精神和正气内虚有关。其病机为情志不遂，肝郁气滞，久而脾胃受伤，运化功能不健，津液失于正常输布与转化而内聚成痰。肝郁气滞，失于宣畅，致血液不能畅流，渐瘀为死血，痰瘀互结为有形之块阻塞于食管，妨碍饮食下咽而发为本病。

二、辨病

①吞咽疼痛。进食后出现吞咽困难的同时,可有胸骨后烧灼痛、钝痛,特别在进食过热或酸性食物后为明显。

②消瘦,甚至恶液质、声嘶及食管癌穿孔引起的并发症均为晚期症状。

③进行性吞咽困难是本病最典型的症状,表现为进食不顺或困难,一般为经常性,但时轻时重。至病发侵及食管全周时,则进展非常迅速,甚至滴水不入。

④食管反流多出现在晚期。

三、类别辨病

(一)诊断要点

除上述临床表现外,以下辅助检查亦有助于本病的诊断。

1.实验室检查

①鳞状细胞癌相关抗原(SCC):SCC 是一种特异性很好的鳞癌标志物。SCC 在不同肿瘤大小、侵袭深度、淋巴结数量、远处转移的个体中,其血清浓度差异有显著性($P<0.01$),是重要的预后指标。SCC 对食管鳞癌特异性最高,可作为食管鳞癌的第一标志物。

②血清 midkine(S2MK):S2MK 是一种肝素黏合生长因子。S2MK 是食管癌诊断中极具价值的肿瘤标志物。

③血清中 CEA 或 AFP 的显著升高对食管癌的早期诊断及预后也具一定意义,并可作为食管癌诊断的辅助指标应用于临床。

2.影像学检查

①食管钡餐检查:食管黏膜紊乱、断裂,局部管腔狭窄或充盈缺损,食管管壁僵直,蠕动消失,或见软组织阴影。

②超声内镜(EUS)检查:病变浸润管壁的深度和周围有无肿大淋巴结是 EUS 检查的最大特点。EUS 能较准确显示食管癌的侵犯深度(T);EUS 对于肿瘤淋巴结转移(N)的诊断远优于 CT 检查,EUS 可以发现 2~3mm 大小的淋巴结。目前,对淋巴结行 EUS 引导下的细针吸取细胞学检查是术前判断淋巴结良恶性的最佳方法。总而言之,在食管癌的 TNM 分期中,对于 T 和 N 的判断,EUS 明显优于 CT 和磁共振成像检查。

③食管 CT 扫描检查:可以清晰显示食管与邻近纵隔器官的关系。正常食管与邻近器官分界清楚,食管壁厚度不超过 5mm,如食管壁厚度增加,与周围器官分界模糊,则表示食管病变存在。

④MRI 检查:用于食管癌术前检查,可显示食管癌的管壁增厚,对器官、支气管受侵敏感性、特异性及准确性分别为 100%、84%、87%。

⑤腹部 B 超:包括肝、胆、脾、胰、肾、肾上腺、腹膜后淋巴结等,必要时可行腹部增强 CT 扫描以辅助诊断是否有相关脏器转移。

⑥电子胃镜检查:可直接观察癌肿的形态,并可在直视下做组织病理学检查,以确定诊断。

3.病理及细胞学检查

①食管脱落细胞学检查:吞咽困难的患者应列为常规检查,对早期诊断有重要意义,阳性率可达 90% 以上。

②颈部淋巴结活检阳性。

③食管镜检查及活组织病理证实:食管镜检查总是放在 X 线钡餐检查和食管脱落细胞学检查之后仍不能定性或定位的时候方才进行。

(二)鉴别诊断

在中医学中虽未有记载食管癌这一病名,但与之类似的病症却多有描述。《素问·至真要大论篇第七十四》中说的:"饮食不下,膈咽不通,食则呕。"《灵枢·邪气脏腑病形》记载:"……膈中,食饮入而还出,后沃沫。"

本病应与胸痹相鉴别。本病常见胸痛、吞咽困难、呕吐等症状,进行性加重。胸痹可向左肩或左臂内侧等部位放射,常因受寒、饱餐、情绪激动、劳累而突然发作,历时短暂,休息或用药后得以缓解。

四、中医治疗

(一)辨证论治

1.痰气交阻证

主症:食入不畅,吞咽不顺,嗳气不舒,胸脘痞闷,胃脘隐痛阵作,口干。脉细弦,舌淡质红,苔薄白。

治则:降气开郁,化痰散结。

方药:启膈散加味。

组成:柴胡 10 g,枳壳 10 g,白芍 10 g,旋覆花 10 g,代赭石 15 g,法半夏 10 g,郁金 10 g,陈皮 10 g,山豆根 10 g,草河车 15 g。

方解:本型多为病变初起,情志不畅,肝失调达,肝郁气滞,气滞血瘀,阻滞于食管,则见吞咽不利;"见肝之病,知肝传脾",肝郁乘脾则纳食不行,脉弦细;肝经布胸胁,肝郁则胸胁胀闷;舌质淡红,舌苔薄白,脉细弦,为痰气交阻之佐证。方中旋覆花降气消痰、代赭石重镇降逆,为君药,枳壳、郁金、白芍疏肝开郁,陈皮、半夏祛湿化痰,为臣药;山豆根、草河车解毒散结,为佐药;柴胡和解理气,为使药。

2.痰阻血瘀证

主症:吞咽困难,伴胸背疼痛不适,饮水难下,食后即吐,大便燥结,小便黄赤,形体消瘦,肌肤甲错,舌质黯红,少津或有瘀斑点,苔黄薄,脉细涩或细滑。

治则:化痰散结,解毒祛瘀。

方药:通幽汤加味。

组成:当归10 g,生地黄10 g,桃仁10 g,红花10 g,枳壳10 g,赤芍10 g,川芎10 g,桔梗6 g,柴胡10 g,急性子15 g,半夏10 g,瓜蒌皮30 g。

方解:七情内伤,嗜酒无度,或过食肥甘辛辣,致生痰化瘀,日久痰瘀互结于食管成积,表现为吞咽困难,甚则饮水难下,食后即吐,吐物如豆汁。"不通则痛",食管走行于胸骨后,肿块阻滞于食管,可引起胸背部疼痛。血瘀化热,煎熬津液,致大便燥结,小便黄赤。肌肤甲错为血瘀之特征。舌质黯红,少津或有瘀斑、瘀点,黄白苔,脉细涩或细滑为血瘀痰滞之候。方中桃仁、红花、当归活血祛瘀,为君药;川芎、赤芍活血行气,为臣黄;生地黄、当归养血和血,为佐药;柴胡、枳壳、桔梗理气,共为使药。酌加急性子、半夏、瓜蒌皮以化痰散结。

3.阴虚内热证

主症:进食哽噎,形体虚羸,潮热盗汗,五心烦热,大便秘结,舌干红少苔,或有裂纹,脉细数。

治法:清热养阴,生津润燥。

方药:沙参麦门冬汤加减。

组成:沙参30 g,麦冬15 g,生地黄20 g,石斛15 g,玉竹15 g,当归10 g,川楝子10 g,枸杞子10 g。

方解:本型多见于年迈肾虚,或病变日久入于阴络,伤阴化热者。肿块日久渐大,则进食哽噎不顺;阴虚化热伤津,则见咽喉干痛,潮热盗汗,五心烦热,大便秘结;舌干红少苔,或舌有裂纹,脉细而数为阴虚内热之候。方中沙参、生地黄滋养肝肾,为君药;麦冬、枸杞子滋阴养肝以加强养阴作用,为臣药;当归养血活血,为佐药;川楝子疏肝泻热,为使药。阴虚口干者,加石斛、玉竹滋养胃津。

4.气虚阳微证

主症:患者晚期,饮食不下,泛吐清水痰涎,形体消瘦,气短乏力,面色苍白,行寒肢冷,面足水肿,舌质淡,脉虚细无力。

治法:益气养血,温阳开结。

方药:补气运脾汤加减。

组成:黄芪30 g,当归10 g,干姜10 g,党参20 g,白术10 g,熟地黄15 g,白芍15 g,桂枝10 g,急性子10 g,半夏10 g。

方解：疾病日久，正气大伤，阳气衰微，肿块结聚，故饮食不下；脾肾阳虚，温煦失职，则泛吐清涎或泡沫；阳虚则寒，故形寒肢冷，面色苍白；阳虚水泛，则面足水肿。正气虚衰，故形体消瘦，乏力气短；舌质淡，脉虚细无力为气虚阳微之佐证。方中黄芪、党参、白术补脾益气，为君药；当归、熟地黄、白芍补血和营，为臣药；干姜温运中阳，为佐药；桂枝温通经络，为使药。酌加急性子、半夏化痰开结。

（二）特色治疗

1.拔罐疗法

穴位：膈俞、脾俞、胃俞、阿是穴。

方法：将火罐对准穴位，用闪火法迅速罩在穴位上，每次拔罐2～6个，留罐10～15分钟，间日1次，10次为1个疗程，间歇1周再进行下1个疗程。

2.推拿疗法

可作为食管癌的辅助治疗手段。一般认为推拿背部俞穴可以减轻胸背部的癌性疼痛；揉按合谷、足三里、涌泉可以扶正固本，启膈降逆。

第七节 原发性肝癌

肝癌即肝脏恶性肿瘤，可分为原发性和继发性两大类。原发性肝癌起源于肝脏的上皮或间叶组织，原发性肝癌是我国高发的、危害极大的恶性肿瘤。

原发性肝癌（简称肝癌）是消化系统常见的恶性肿瘤，因起病隐匿而迅速，生存期短，严重危害人类健康。肝癌具有慢性疾病邪正盛衰反复的复杂演变过程，处于不同时期的证型多有偏差。肝癌多发生在各种病毒性肝炎、酒精性肝损伤等肝脏慢性病变的基础上，鉴证兼证繁多，复合证型亦为多见。根据相关的文章总结，原发性肝癌可大致总结归纳为九个证型组：气滞血瘀证、肝郁脾虚证、肝肾阴虚证、肝胆湿热证、肝气郁结证、脾虚湿困证、气阴两虚证、湿热蕴脾证和其他，其中气滞血瘀证最为常见，行气活血是原发性肝癌治疗中必需的环节。病位以肝和脾为主，其次为肾，在病机中实证和虚证的比例有一定的差别，实性症候要素主要为气滞、血瘀、湿热、热毒，虚性症候要素主要为气虚和阴虚。中医对肝癌的症候分型主要为六型：脾虚、肝郁气滞、血瘀、湿热、热毒、肝肾阴虚。在临床分期中，Ⅰ期以肝郁气滞、脾气虚为多，二维超声检查肝脏为单个结节，显示其肝固有动脉、门静脉血流变化与正常人比较无显著改变，亦未见血管内癌栓并发症出现，属早期癌变；Ⅱ期则以肝血瘀阻、肝郁气滞、脾气虚、脾胃湿热为多，也可表现为脾虚肝郁型或肝肾阴虚型，二维超声检查肝脏结节较大且呈多发，显示肝固有动脉流速增快，尤其是门静脉血流量显著增多；Ⅲ期主要症候为湿热蕴结证，二维超声检查肝脏肿块较大，显示肝固有动脉流速明显加快,并且伴有腹水、肝外转移病灶等并发症。

一、病因病机

(一)病因

肝癌的病理因素较多,中医各家都认为肝癌的发生与长期饮食不节、七情内伤、肝病久延、外邪侵袭、先天禀赋不足及脏腑虚弱有关。各种内外病因的影响及相互作用,引起机体的气血阴阳失衡,从而导致疾病的发生。

其外因之说,主要有寒邪、毒邪、外湿、火邪及食积之论。中医学著作《黄帝内经》就已对肝癌发生的外因有了较深入的论述,《灵枢·百病始生》中指出"积之始生,得寒乃生,厥乃成积"。《伤寒论·辨阳明病脉证并治》强调外湿夹寒邪在黄疸发生中的重要地位,其言:"伤寒发汗已,身目为黄,所以然者,以寒湿在里不解故也。"《诸病源候论》强调:"凡诸疸病,皆由饮食过度,醉酒劳伤,脾胃有瘀热所致。"《医述》说:"凡人脾胃虚弱,或饮食过常,或生冷过度,不能克化,致成积聚结块。"此处言及酒食不节对于"黄疸""积聚"的发病,是由酒热蓄积引起的胃肠湿热,从而由外及内,由脾及肝,终成肝病。

言其内因之一,《证治准绳》曰:"壮人无积,虚人则有之。"说明积聚之生,其正气亏虚是先决条件,是其内因之根本。在此基础上,经由寒、湿、食、毒等外因侵袭,引起机体或气机不调,或血瘀不行,或痰湿内阻,或热毒深聚,经年累月,由外及内,由气及血,由无形及有形,渐成肝癌癥瘕之象。内因之二,张子和说"积之始成也,或因暴怒喜悲思恐之气",尤在泾说"凡忧思郁怒,久不得解者,多成此疾",言明七情内伤致使肝气郁结,气滞则血瘀,瘀血居于胁下,终致积聚发生。论其病性,如《丹溪心法·积聚痞块》所言"块有形之物也,痰与食积死血而成也"。可见,肝癌乃有形之邪,其所生由乎正气不足,其所发因为外邪侵袭,其所成乃脏腑气血阴阳失调,毒邪盘踞而成,其病性虚实夹杂贯穿始终,不同阶段,虚实之著不同而已。

(二)病机

原发性肝癌患者Ⅰ~Ⅳ期出现频率最多的都是气虚、气滞、血瘀、阴虚4个证型,只不过重点有所不同,且相互兼夹。

正气亏虚,脏腑失调是肝癌发病的内在基础。中医学认为只有在脏腑功能失调、正气亏虚时,邪气才有可乘之机,病变才会发生。正气虚弱则卫外之气无以化生,抗邪之力无以生长。一旦内外合邪,正气难以抗御,各种病理因素的相互作用则促使癌毒内生,凝于肝胆,形成肝癌。而病邪日久必耗精伤血,又会导致气血不足,并损及元气,致使形体消瘦,正气衰败。故而此病往往因虚致病,又因病致虚,形成一种恶性循环,以致缠绵不愈。

气滞血瘀是肝癌发病的基本病机。在正常生理情况下,气发挥其推动、温煦、气化、防御、固摄等功能,血在人体有营养、濡润脏腑的作用。气血生成后,循行全身,并相互影响,共同维持着人体的正常生理活动和机体的健康。气血之间在病理上也相互影响,气病可以及血,血病也可以及气。一方面,"气行则血行,气滞则血瘀",气虚推动无力则气滞,气机不畅,可导致血运失调,从而出现气滞血瘀;另一方面,血瘀又会加重气滞,在内伤七情、外感六淫、饮食不节、肝病久延、正气亏虚等诸多因素作用下,肝气郁结,肝失疏泄,气机失调,气血运行不畅,气滞血瘀经久不散,凝积成瘤,因而形成肝癌。

湿聚痰凝、热毒等多因结合是肝癌的致病因素。痰、湿、热毒等既是致病因素,又是病理产物。痰是脏腑变生的病理产物,主要是由于肺、脾、肾功能失调,津液代谢紊乱,水湿停聚而成;同时,痰又可成为致病因素,随气循行,外至经络筋骨,内达五脏六腑,全身上下内外无处不到,从而可导致多种病变。湿也是津液代谢异常之产物,湿邪为病多重浊、黏腻,留滞于机体易阻遏气机,出现气滞、气郁、经络痹阻等证;湿蕴于内,久而不去酿成湿热、湿毒;痰湿滞留,气血不畅,则气滞血瘀。

总之,肝癌的病位在肝,涉及脾胃、胆及肾。正气亏虚、脏腑失调是肝癌发病的内在基础,气滞血瘀是此病的基本病机,在气虚、阴亏、气滞、血瘀、热毒、痰湿等多种病理因素相互作用下形成肝癌。

二、辨病

(一)肝区疼痛

最常见,半数以上患者有肝区疼痛,多呈持续性胀痛或钝痛。如病变侵犯膈,痛可牵涉右肩。当肝表面的癌结节破裂,坏死的癌组织及血液流入腹腔时,可突然引起剧痛,从肝区开始迅速延及全腹,产生急腹症的表现。

(二)肝大

肝呈进行性增大,质地坚硬,表面凹凸不平,有大小不等的结节或巨块,边缘钝而不整齐,常有不同程度的压痛。

(三)黄疸

可因肝细胞损害而引起,也可因癌块压迫或侵犯肝门附近的胆管,或癌组织和血块脱落引起胆道梗阻所致。

(四)肝硬化征象

可有脾大、腹水、静脉侧支循环形成等表现。血性腹水多因癌侵犯肝包膜或向腹腔内破溃而引起,偶因腹膜转移癌所致。

(五)全身表现

有进行性消瘦、发热、食欲缺乏、乏力、营养不良和恶病质等。少数肝癌患者由于癌本身代谢异常,进而影响宿主机体而致内分泌或代谢异常,可有特殊的全身表现,称为副癌综合征,以自发性低血糖症、红细胞增多症为常见,罕见的有高钙血症、高脂血症等。

(六)转移灶症状

胸腔转移以右侧多见,可有胸腔积液;骨骼或脊柱转移,可有局部压痛或神经受压症状;颅内转移癌可有神经定位体征。

三、类病辨别

(一)诊断

具有典型临床表现的肝癌病例不难诊断,但往往已到晚期。所以对有肝病史的中年患者,尤其是男性患者,如有不明原因的肝区疼痛、消瘦、进行性肝大,均做 AFP 测定和选做其他辅助检查,争取早期诊断。

1.诊断要点

中国抗癌协会肝癌专业委员会修订后的肝癌临床诊断标准为:①AFP>400μg/L,能排除活动性肝病、妊娠、生殖系胚胎源性肿瘤及转移性肝癌等,并能触及明显肿大、坚硬及有结节状肿块的肝脏,或影像学检查有肝癌特征的占位性病变者;②AFP≤400μg/L,能排除活动性肝病、妊娠、生殖系胚胎源性肿瘤及转移性肝癌等,并有两种影像学检查具有肝癌特征的占位性病变,或有两种肝癌标志物阳性及一种影像学检查有肝癌特征的占位性病变者;③有肝癌的临床表现,并有肯定的远处转移灶,能排除继发性肝癌者。

2.分期

肝癌的分期对于治疗方案的选择、预后评估至关重要。国外有多种分期方案,如:BCLC、TNM、JSH 和 APASL 等。结合中国的具体国情及实践积累,依据患者体力活动状态(PS)、肝肿瘤及肝功能情况,建立中国肝癌的分期方案(CNLC),包括:CNLC Ⅰa 期、Ⅰb 期、Ⅱa 期、Ⅱb 期、Ⅲa 期、Ⅲb 期、Ⅳ期,具体分期方案描述见图 3。

CNLC Ⅰa 期:PS 0~2 分,肝功能 Child-Pugh A/B 级,单个肿瘤、直径≤5 cm,无影像学可见血管癌栓和肝外转移。

CNLC Ⅰb 期:PS 0~2 分,肝功能 Child-Pugh A/B 级,单个肿瘤、直径>5 cm,或 2~3 个肿瘤、最大直径≤3 cm,无影像学可见血管癌栓和肝外转移。

CNLCⅡa期:PS 0~2分,肝功能Child-Pugh A/B级,2~3个肿瘤、最大直径>3 cm,无影像学可见血管癌栓和肝外转移。

CNLCⅡb期:PS 0~2分,肝功能Child-Pugh A/B级,肿瘤数目≥4个、肿瘤直径不论,无影像学可见血管癌栓和肝外转移。

CNLCⅢa期:PS 0~2分,肝功能Child-Pugh A/B级,肿瘤情况不论、有影像学可见血管癌栓而无肝外转移。

CNLCⅢb期:PS 0~2分,肝功能Child-Pugh A/B级,肿瘤情况不论、有无影像学可见血管癌栓不论、有肝外转移。

CNLCⅣ期:PS 3~4分,或肝功能Child-Pugh C级,肿瘤情况不论、有无影像学可见血管癌栓不论、有无肝外转移不论。

(二)鉴别诊断

1.继发性肝癌

肝外癌灶转移至肝者,一般病情发展较缓慢,症状较轻,AFP检测除少数原发癌在消化道的病例可呈阳性外,一般为阴性。但确诊的关键仍在于病理检查和找到肝外原发癌的证据。

2.肝硬化

原发性肝癌多发生在肝硬化的基础上,故二者的鉴别常有困难。若肝硬化病例有明显的肝大、质硬的大结节,或肝萎缩变形而影像检查又发现占位性病变,肝癌的可能性很大。

3.活动性肝病(急性肝炎、慢性肝炎)

肝病活动时血清AFP往往呈短期升高,应定期多次测定血清AFP和ALT进行分析:①AFP和ALT动态曲线平行或同步升高,或ALT持续增高至正常的数倍者,则活动性肝病的可能性大;②二者曲线分离,AFP升高而ALT正常或由高降低者,则多考虑原发性肝癌。

4.肝脓肿

肝脓肿一般有明显的炎症表现,肿大的肝脏表面平滑无结节,触痛明显,白细胞计数升高,超声检查可探得肝内液性暗区。

5.肝非癌性占位性病变

肝血管瘤、多囊肝、包虫病等可用CT、放射性核素血池扫描、MRI、超声检查帮助诊断。

四、中医治疗

(一)辨证要点

原发性肝癌早期可无任何症状,中医辨证有一定的困难,晚期出现明显症状和体征,可按脏腑结合病机辨证分型。

1.辨病证

肝癌临床表现复杂,如以肝区疼痛为主者可按疼痛论治,以上腹部肿块为主者可按肝积、积证论治,以腹腔积液而见腹部胀大为主者以鼓胀论治,以黄疸为主者则以黄疸论治。

2.辨纲目

①辨虚实:肝癌初起正气尚可,以标实为主,多为气、血、痰、湿、热互结;后期正气虚衰,以本虚为主,表现气血亏虚、津液枯槁、脏气衰弱。

②辨标本缓急:本病可由实转虚,因虚致实,或虚实夹杂,故在辨证上,应进一步分清标本缓急。正虚为本,而正虚以肝脾肾不足为多。气滞、血瘀、痰凝、热郁为标。初起正气未甚,辨证当以标实急;病中虚实夹杂,则多为正虚邪实之证;后期正气大虚,病邪未去,则以正虚为主,而病邪恋之,此时病多难治。

(二)辨证论治

由于肝癌病情发展复杂而多变,有主张不分型者,认为根据不同患者的不同病情进行辨证施治较为适宜。但大多数学者主张辨证分型,认为有利于观察并找出规律性的东西,以便进一步深入研究。归纳国内主要的辨证分型情况,可分为以下4种证型:

1.气滞血瘀证

症候:两胁胀痛或刺痛,脘腹胀闷,嗳气泛酸,纳呆倦怠,胁下或上腹肿块,质硬不平,固定不移,舌象正常或舌质紫暗边、有瘀斑,苔薄白,脉弦或弦涩。

治则:疏肝理气,活血化瘀。

方药:小柴胡汤合大黄䗪虫丸加减。

组成:柴胡、法半夏、黄芩、生姜、人参、甘草、大枣、大黄、土鳖虫(炒)、水蛭(制)、虻虫(去翅足,炒)、蛴螬(炒)、干漆(煅)、桃仁、苦杏仁(炒)、地黄、白芍药、甘草。

加减:痛甚者加延胡索、郁金、川楝子;恶心、呕吐者加砂仁、竹茹;神疲倦怠者加黄芪、太子参。

2.脾虚湿困证

症候:神疲乏力,纳差便溏,胁痛腹胀,肢浮足肿,胁下结块,固定难移,或有腹腔积液,舌质淡胖,苔白腻,脉弦滑或濡滑。

治则:益气健脾,化湿软坚。

方药:四君子汤合平胃散加减。

组成:党参、白术、茯苓、炙甘草、苍术、厚朴、陈皮。

加减:可加法半夏以加强行气祛湿,可加龟板、牡蛎、半边莲、石上柏以软坚化湿。肿甚者,可加黄芪、汉防己、猪苓、大腹皮以益气利水消肿;食滞腹胀纳呆者,可加神曲、麦芽、山楂以醒脾消食。

3.肝胆湿热证

症候:黄疸发热,右胁癥块疼痛,恶心纳差,口干口苦,大便干燥或溏稀,小便短赤,舌质红或红绛,苔黄腻,脉弦或弦滑数。

治则:清热化湿,疏肝利胆。

方药:茵陈蒿汤合膈下逐瘀汤加减。

组成:茵陈、栀子、大黄、五灵脂、当归、川芎、桃仁、牡丹皮、赤芍、乌药、延胡索、甘草、香附、红花、枳壳。

加减:发热者,可加半枝莲、半边莲、白花蛇舌草以清热解毒。

4.肝肾阴虚证

症候:烦热口干,低热盗汗,形体消瘦,腰酸脚软,肌肉酸痛,腹大胀满,积块膨隆,大便干结,小便短赤,舌质红或红绛,少苔或光剥有裂纹,脉细弦滑或细涩。

治则:滋阴柔肝,养血软坚。

方药:滋水清肝饮加减。

组成:熟地黄、山茱萸、山药、牡丹皮、麦冬、枸杞子、柴胡、栀子。

加减:加龟板、鳖甲以散结软坚;加鸡血藤、玄参加强滋肾养血柔肝的作用。

中药与化疗、放疗合用时,以扶正、健脾、滋阴为主,可改善症状,调动机体免疫功能,减少不良反应,从而提高疗效。

(三)中成药

1.艾迪注射液

由斑蝥、人参、黄芪、刺五加组成,属清热剂中解毒消癥类中药注射剂。每日1次,静脉滴注本品50～100 mL,以氯化钠或葡萄糖注射液250～500 mL稀释后使用,30天为1个疗程。该药尚有口服制剂,应遵医嘱服用。

2.鸦胆子油乳注射液

由精制鸦胆子油、大豆磷脂、甘油组成,具有清热解毒、散癥消结的药效。每天1次静脉滴注本品10～30 mL。注意应用灭菌生理盐水250 mL稀释后立即使用。一般3～4周为1个疗程。

3.复方苦参注射液

由苦参、当归等组成,具有清热利湿、凉血解毒、散结止痛的功效。属清热剂中解毒消癥类中药注射剂。每日1次,静脉滴注本品10～30 mL,以氯化钠或葡萄糖注射液250～500 mL稀释后使用,30天为1个疗程。

4.复方斑蝥胶囊

由斑蝥、三棱、莪术、人参、黄芪、刺五加、山茱萸、女贞子、半枝莲、熊胆粉、甘草组成。本品有破血消癥、攻毒蚀疮之效。临床用于因瘀毒内阻兼气阴两虚所致的原发性肝癌。口服本品3粒,每日2次。

5.平消胶囊

由郁金、五灵脂、干漆(制)、枳壳(麸炒)、白矾、硝石、马钱子粉、仙鹤草组成。本品有活血化瘀、散结消肿、解毒止痛之效,临床用于因瘀毒内结所致肝癌。口服本品4~8粒,每日3次。

6.肝复乐片

由党参、鳖甲(醋制)、重楼、白术(炒)、黄芪、茯苓、薏苡仁、桃仁、土鳖虫、大黄、郁金、苏木、牡蛎、半枝莲、败酱草、陈皮、香附(制)、沉香、木通、茵陈、柴胡组成。本品有健脾理气、化瘀软坚、清热解毒之功,临床用于因肝郁脾虚所致原发性肝癌。1次口服10片(糖衣片),或6片(薄膜衣片),每日3次。

第八节 病毒性肝炎

一、病因病机

病毒性肝炎为现代医学病名,中医对肝胆病早有认识,在中医古籍中虽无"肝炎"病名,但根据其发病特点及临床表现,可查询类似于本病的记载。病毒性肝炎,临床上大致分为黄疸型和无黄疸型,又根据该病病程的长短以及病情的轻重程度,而分为急性、慢性和迁延性。中医一般认为黄疸型肝炎是属于"黄疸"的范畴,而无黄疸型肝炎则与中医的"肝郁""胁痛"类似。

中医学认为,本病多因外感湿热、疫毒之邪或内伤酒食、情志抑郁或瘀血内结等原因所致,病变部位主要在肝脾,涉及胆、胃和肾。因邪毒入侵,机体感受湿邪、瘟疫病毒或饮食不节损伤脾胃导致湿热内生,湿热郁结脾胃,郁蒸肝胆,肝失疏泄,脾失健运,气机失调,而出现胸闷、胁痛、口苦等症。湿热内蕴,邪毒亢盛,熏蒸肝胆,迫使胆汁不正常循行,胆汁溢出脉外,浸渍肌肤而致黄疸。无黄疸型肝炎主要为湿热之邪郁于肝脾,迁延性以及慢性肝炎则为余邪未尽,正气已虚,即湿热郁久,机体耗津伤阴,因肝肾同源,而导致肝肾阴虚,因阴阳互根,尚可见脾肾阳虚、气血两亏等表现。

二、辨病

(一)急性肝炎

分为急性黄疸型肝炎和急性无黄疸型肝炎,潜伏期在15~45天之间,平均25天,总病程2~4个月。

1.黄疸前期

有畏寒、发热、乏力、食欲不振、恶心、厌油、腹部不适、肝区痛、尿色逐渐加深,本期持续平均5~7天。

2.黄疸期

热退,巩膜、皮肤黄染,出现黄疸而自觉症状有所好转,肝大伴压痛、叩击痛,部分患者轻度脾大,本期持续2~6周。

3.恢复期

黄疸逐渐消退,症状减轻以至消失,肝脾恢复正常,肝功能逐渐恢复,本期持续2周至4个月,平均1个月。

(二)慢性肝炎

既往有乙型、丙型、丁型肝炎或HBsAg携带史或急性肝炎病程超过6个月,而目前仍有肝炎症状、体征及肝功能异常者,可以诊断为慢性肝炎。常见症状为乏力、全身不适、食欲减退、肝区不适或疼痛、腹胀、低热,体征为面色晦暗、巩膜黄染、可有蜘蛛痣或肝掌、肝大,质地中等或充实感,有叩痛,脾大严重者,可有黄疸加深、腹腔积液、下肢水肿、出血倾向及肝性脑病。根据肝损害程度临床可分为:

1.轻度

病情较轻,症状不明显或虽有症状体征但生化指标仅1~2项轻度异常者。

2.中度

症状、体征,居于轻度和重度之间者。肝功能有异常改变。

3.重度

有明显或持续的肝炎症状,如乏力、纳差、腹胀、便溏等,可伴有肝病面容、肝掌、蜘蛛痣或肝脾肿大,并排除其他原因且无门静脉高压症者。实验室检查血清,谷丙转氨酶反复或持续升高;白蛋白减少或A/G(白蛋白/球蛋白)比例异常,丙种球蛋白明显升高,凡白蛋白≤32 g/L,胆红素>85.5μmol/L,凝血酶原活动度60%~40%,三项检测中有一项者,即可诊断为慢性肝炎重度。

(三)重型肝炎

1.急性重型肝炎

起病急,进展快,黄疸深,肝脏小。起病后10天内,迅速出现神经精神症状,出血倾向明显并可出现肝臭、腹腔积液、肝肾综合征、凝血酶原活动度低于40%而排除其他原因者,胆固醇低,肝功能明显异常。

2.亚急性重型肝炎

在起病10天以后,仍有极度乏力、纳差、重度黄疸(胆红素＞171μmol/L)、腹胀并腹腔积液形成,多有明显出血现象,一般肝缩小不突出,肝性脑病多见于后期肝功能严重损害;血清ALT升高或升高不明显,而总胆红素明显升高即:胆酶分离,A/G比例倒置,丙种球蛋白升高,凝血酶原时间延长,凝血酶原活动度＜40%。

3.慢性重型肝炎

有慢性肝炎肝硬化或有乙型肝炎表面抗原携带史,影像学、腹腔镜检查或肝穿刺支持慢性肝炎表现者,并出现亚急性重症肝炎的临床表现和实验室改变为慢性重型肝炎。

(四)淤胆型肝炎

起病类似急性黄疸型肝炎,但自觉症状常较轻,有明显肝大、皮肤瘙痒、大便色浅,血清碱性磷酸酶、γ-转肽酶、胆固醇均有明显增高,黄疸深,胆红素升高以直接增高为主,转氨酶上升幅度小,凝血酶原时间和凝血酶原活动度正常。较轻的临床症状和深度黄疸不相平行为其特点。

(五)肝炎后肝硬化

早期肝硬化必须依靠病理诊断、超声和CT检查等,腹腔镜检查最有参考价值。临床诊断肝硬化,指慢性肝炎患者有门静脉高压表现,如腹壁及食管静脉曲张,腹腔积液,肝脏缩小,脾大,门静脉、脾静脉内径增宽,且排除其他原因能引起门静脉高压者,依肝炎活动程度分为活动性和静止性肝硬化。

三、类病辨别

病毒性肝炎的临床症候表现复杂,中医临床的诊断多以辨病与辨证相结合。病毒性肝炎的一般症候表现为全身疲乏,胃脘胀痛,食欲减退,纳呆,恶心,厌油食,大便溏泄,有时燥结,大便颜色发白或灰白色(黄疸型),尿黄,甚则赤色,左胁胀痛或拒按,肝脾肿大等。由于临床症状表现有湿热轻重的不同,机体正邪相争有盛有衰,病症有虚有实,因此病毒性肝炎诊断须根据不同的临床表现进行辨证分析。

(一)湿热壅结

1.热重于湿

症候:身发黄如橘,头身困重,口干口苦,纳呆,上腹胀满,厌食油腻或进食油腻食物病情则加重,大便秘结,小便短赤。舌质红,苔黄腻,脉弦滑数。

2.湿重于热

症候:身目俱黄,颜色较为鲜明,倦怠乏力,头身困重,胸脘痞满,口淡或黏,大便溏或黏滞不爽,小便色黄。舌质淡而润,苔白腻,脉弦滑。

(二)寒湿困脾

症候:身目发黄,其色晦暗无光泽,纳少脘闷,腹胀便溏,畏寒肢冷,身体乏力,大便稀溏,小便黄。舌质淡,苔黄腻,脉沉迟或濡缓。多见于慢性黄疸性肝炎。

(三)肝脾不和

症候:两胁胀痛,食欲缺乏,食后腹胀,恶心,呕吐,乏力,大便稀溏。舌质淡或暗红,苔薄白,脉弦。

(四)肝肾阴虚

症候:胁肋隐痛,腰膝酸软,头晕目眩,两目干涩,耳鸣,口干咽燥,手足心热或低热,舌红少津,少苔或无苔,脉弦细数。

(五)瘀血阻络

症候:两胁刺痛,痛处固定,胁下或有痞块,面色晦暗,赤缕红掌,妇女经行夹块或闭经,小腹疼痛。舌质紫暗或有瘀斑,脉弦涩。

(六)脾肾阳虚

症候:面色不华或晦暗,畏寒肢冷,少腹、腰膝冷痛,食少腹胀,便溏、完谷不化或五更泄,小便清长。舌质淡胖,有齿痕,舌苔白,脉细沉。

四、中医治疗

(一)一般治疗

1.休息

目前多数主张急性病毒性肝炎不论其为黄疸型或无黄疸型,凡有明显症状者均须卧床休息,而一般轻型肝炎适当活动是有益的。此观点虽临床医师均照此执行,但至今尚找不到相关临床报道足以证明此观点,有研究者将253例急性肝炎分两组观察,一组卧床休息,一组除饭后卧床休息外,在病房内自由活动,结果不论黄疸程度如何,两组临床疗效和预后均无差异。另外美国军队病毒性肝炎流行病学调查表明,体力活动不影响疾病恢复。故休息不宜过度强调,需根据患者具体情况掌握。总体应遵循中医劳逸结合原则,勿使太过或不及。

2.饮食调理

饮食调理对任何类型肝炎都是很重要的。特别是急性期由于患者多有纳呆、恶心呕吐,应进富含维生素易消化软食为主,并根据病程变化维持蛋白质摄入。不能进食时,则须输液补充营养。

3.保肝降酶疗法

病毒性肝炎迄今尚无特效药物。动物试验证明,通过改善肝细胞代谢或加强肝脏解毒功能等药物来治疗病毒性肝炎,称为保肝疗法。这类药物很多,经长期研究观察,大都未能证实其疗效。这类辅助药物需要重新评价,多数可不必应用或少用。可选择应用中药:①具有降低转氨酶作用的中药如五味子、垂盆草、胡黄连及败酱草等;②胆红素升高者侧重清热、利湿、退黄,通利二便,可使用茵陈、大黄及赤芍等;③白蛋白降低或球蛋白升高甚至 A/G 比例倒置,在用药时侧重具有调节免疫作用的补虚药及活血药如黄芪、山药、丹参及枸杞子等;④丹参、黄芩、柴胡、女贞子、板蓝根、刘寄奴、冬虫夏草、藏红花、白花蛇舌草和赤芍均有明显降低转氨酶、促进肝脏修复等多重作用,并能增进肝细胞的再生,抗肝纤维化,可以作为一种非特异性辅助药物辨证应用。

4.预防肝纤维化疗法

肝纤指标升高,出现肝脾肿大、肝掌及蜘蛛痣等,可侧重于现代药理研究成果,多选具有抗肝纤维化的活血化瘀药与补虚药,如丹参、桃仁、鳖甲、莪术、冬虫夏草及三棱等。

5.抗病毒疗法

当急性肝炎病程迁延或反复复发时,抗病毒疗法是较恰当的选择,主要包括使用清热解毒中药如山豆根、虎杖、黄芩、大黄、白花蛇舌草及苦参等。而对于小三阳或乙肝病毒携带者,则多选用补虚药,可选用补肾阴肾阳的药物如菟丝子、巴戟天、肉苁蓉、丹参、牡丹皮、赤芍。

(二)辨证论治

1.湿热壅结

方药:①热重于湿者用茵陈蒿汤合龙胆泻肝汤加减(黄芩、栀子各 10 g,柴胡 9 g,车前子、泽泻、大黄、牡丹皮各 12 g,茯苓、赤芍各 25 g,猪苓 15 g,茵陈 20 g,甘草 6 g)。②湿重于热者用茵陈五苓散加减(茵陈蒿 20 g,茯苓、鸡血藤各 15 g,泽泻、猪苓、白术、栀子、大黄、木通、丹参、桂枝、夏枯草各 10 g)。

2.肝脾不和

症候:身目俱黄,黄色晦暗不泽,如烟熏;或胁肋胀满,脘腹痞满,食少,肢体倦怠乏力,大便溏薄,舌淡苔白,脉弦细。

治则:疏肝解郁,健脾和中。

方药:逍遥散或归芍六君子汤化裁(当归、半夏各 9 g,白芍、党参各 15 g,赤芍、茯苓各 20 g,白术 12 g,陈皮、甘草各 6 g)。

加减:可加绞股蓝 15 g、川楝子 6 g、麦芽 15 g。

3.肝肾阴虚

症候:胁肋隐痛,绵绵不已,遇劳加重,或身目黄色晦暗,头晕目眩,两目干涩,口燥咽干,失眠多梦,五心烦热,腰膝酸软,舌红苔少而缺津,脉细数无力。

治则:养血柔肝、滋阴补肾。

方药:一贯煎或滋水清肝饮化裁(生地黄、白芍各 20 g,熟地黄、麦冬、枸杞子、茯苓各 15 g,山茱萸、泽泻、牡丹皮各 12 g,川楝子 6 g,当归 9 g)。

加减:可加石斛 15 g、制首乌 15 g。

4.脾肾阳虚

症候:胁肋隐痛,畏寒喜暖,少腹腰膝冷痛,身困乏力,食少便溏,舌质淡胖,脉沉迟细弱。

治则:健脾益气,温肾扶阳。

方药:附子理中汤合五苓散或四君子汤合金匮肾气丸等化裁(附子、白术、山茱萸各 10 g,肉桂 8 g,茯苓、山药各 20 g,猪苓、牛膝、党参、熟地黄各 15 g,车前子、泽泻各 12 g)。

加减:可加黄芪 20 g、木香 6 g、砂仁 5 g。

5.瘀血阻络

症候:胁肋刺痛,痛处固定而拒按,入夜更甚或面色晦暗,身目晦黄,舌质暗紫,脉沉细涩。

治则:活血化瘀,散结通络。

方药:血府逐瘀汤或膈下逐瘀汤或下瘀血汤化裁(桃仁、红花、当归各 10 g,赤芍 30 g,白芍、黄芪各 20 g,莪术、三棱、延胡索、白术各 12 g,甘草 6 g)。

加减:可加鸡血藤 30 g、丹参 20 g。

6.寒湿困脾

症候:腹胀间疼痛,泛恶欲吐,纳呆,口淡不渴,便溏,头身困重;面色晦黄,或面目肌肤发黄,色晦暗如烟熏;或肢体浮肿,小便短少;妇女白带量多;舌淡胖、苔而腻白滑,脉濡缓。

治法:温中化湿

方药:茵陈术附汤加减[茵陈、甘草(炙)各 3 g,白术 6 g,附子、干姜各 1.5 g,肉桂(去皮)1 g]。

慢性病毒性肝炎多表现为多个症候相兼为病。

（三）中成药与外治疗法

1.中成药

可酌情服用逍遥丸、左金丸、鸡骨草丸、当飞利肝宁胶囊等。

2.中药针剂

可选用茵栀黄注射液 30~40 mL，加入 10％葡萄糖注射液 250 mL，静脉滴注，每日 1 次；或清开灵注射液 40~80 mL，加入 10％或 5％葡萄糖注射液 250 mL，静脉滴注，每日 1 次，适用于阳黄湿热者。丹参注射液 16~20 mL，加入 5％~10％葡萄糖注射液 250 mL，静脉滴注，每日 1 次，适用于血瘀证。

3.针灸疗法

可取肝俞、内关、胆俞、期门等穴位治疗。

4.穴位注射

选阳陵泉、足三里穴，用丹参注射液 2~4 mL 交替注射。

清热利湿法是治疗病毒性肝炎的传统方法，具有护肝、降酶、退黄、调节免疫的作用。可选用茵陈蒿汤、甘草（含甘草酸）、苦参（含苦参素）、垂盆草冲剂及中药组方（苦黄注射液、茵栀黄注射液、肝炎灵注射液）等。

（四）古今效验方治疗

1.验方 1

药物组成：田基黄、白花蛇舌草、土茯苓各 20 g，夏枯草、茵陈各 15 g，山栀子、黄柏、通草各 10 g，甘草 5 g。

适应证：急性病毒性肝炎。

用法：每日 1 剂，水煎，分 2 次服。

2.验方 2

药物组成：木贼草 30 g，板蓝根 15 g，茵陈 15 g。

适应证：急性病毒性肝炎。

用法：上药先用清水浸泡半小时，煎煮 2 次，药液兑匀后分两次服用，每日 1 剂。

3.验方 3

药物组成：虎杖 30 g，茵陈 30 g，蒲公英 30 g，板蓝根 30 g，陈皮 10 g。

适应证：急性病毒性肝炎。

用法：上药加水煎煮两次，将两煎药液混合均匀，分为两次服用，每日 1 剂。

第九节　肝硬化

一、病因病机

本病多因饮食不节、劳欲过度、七情所伤以及感染其他疾病后,肝脾失调,继而累及肾脏形成。病位主要在肝、肾、脾三脏。脾气已败,肝木乘之或肝气郁遏既久,已成克伐脾土之势。肝脾俱伤,水谷精微失于输布,浊阴不降,水湿不能排出体外,于是清浊相混。肝气郁久,气滞血凝,血瘀水结,遂成鼓胀。久病及肾,肾阳不足,无以温养脾土,肾阴亏虚,水不涵木,加之肾虚膀胱气化不利,水浊难泄,鼓胀逾重。总之,此病的病机首先在于肝脾的功能失调,日久而波及肾。肝、肾、脾均受损而虚衰,乃此病之本。三脏虚衰所致的腹中气滞、水停、血瘀之实证乃此病之标。病机归结为本虚标实,阴阳失调。主要病因有:

(一)酒食不节

肥甘厚味过度及嗜酒则损伤脾胃。脾虚则运化失职,升降失司,浊气酒食蕴聚中焦,壅阻气机,木壅土郁,肝失条达及疏泄,导致气滞血瘀,使脾虚更甚,日久累及肾,导致开阖不利,水浊越积越多,终至水不得泄而形成本病。

(二)情志所伤

情志抑郁,气机失于条达,致肝气郁结,久则气滞血瘀,肝失疏泄,横逆犯胃,使运化失常,水湿停留,进而壅堵气机,水湿气血交结,日久不化,渐损及肾,使开阖不利,肝脾肾俱虚而形成本病。

(三)感受寄生虫及湿热疫毒

感受寄生虫及湿热疫毒后未及时发现,治疗不及时或治疗不当,日久可致肝脾内伤,脉络瘀塞,气机不畅,升降失调,清浊相混,气、水、血停于腹中而形成本病。正如《诸病源候论·水蛊候》所云:"此由水瓦斯结聚于内,令腹渐大,动摇有声,常欲饮水,皮肤粗黑,如似肿状,名水蛊。"

(四)劳欲过度

肾藏精,为先天之本;脾为气血生化之源,为后天之本,劳欲过度,必伤脾胃。脾伤则不能健运,化源不足,气血亏虚,则不能游溢精气于肾以充养肾精,导致肾精不足,肾气亏虚;过度房事,则直接损肾。肾伤则气化不利,不能温运脾阳以化水湿,不能滋荣肝木而形成肝肾阴虚,肝失条达,气滞血瘀。气、水、血三者交结于腹中而形成本病。

此病病因,虽分上述四个方面,但其共同的病因,可认为是"湿热邪毒"中的"热毒"之邪所造成的,肝硬化形成的一个重要病机是阴液的不断耗伤。热毒之邪最易耗伤津液。从肝硬化最终的临床表现来看,腹水是肝硬化失代偿期最典型的表现,中医称腹水为"鼓胀",鼓胀的基本病机为肝脾肾三脏功能失调,气血交阻,水气内停于腹中。与多个脏腑有关,但脾胃气虚是最根本的病机,是本病的发病之本。因为肝脏结构的改变及血液循环的障碍贯穿于整个慢性肝病发展至肝硬化的过程当中,所以,"血瘀"也是贯穿肝硬化发生发展整个过程的重要病机。

二、辨病

(一)症状

肝硬化的起病与病程发展一般均较缓慢,起病隐匿,可隐伏数年至十余年,临床表现多种多样,无特异性。早期临床表现往往是慢性肝炎的症状,症状较容易漏诊;晚期大多数患者表现为肝功能减退和门静脉高压症。现在临床上仍将肝硬化分为肝功能代偿期(静止期)和肝功能失代偿期(活动期),但两期无截然界限。

1.肝功能代偿期

症状轻且无特异性,可见食欲缺乏、乏力、腹胀、恶心、右上腹隐痛、腹泻等非特异性消化道症状。其中,以食欲缺乏和乏力出现较早,且较突出。上述症状多呈间歇性,因劳累或伴发病而出现,经休息或治疗可缓解,肝脏体征不明显,肝脏不肿大,脾脏轻、中度肿大。部分患者可见蜘蛛痣和(或)肝掌。肝功能检查多在正常范围或有轻度异常。B超或CT检查可供临床参考。

2.肝功能失代偿期

患者症状显著而突出,主要为肝功能减退和门静脉高压症两大类临床表现。

①全身症候:乏力为早期症状,其程度自轻度疲倦到严重乏力,与肝硬化的严重程度相一致。一般情况与营养状况较差,体重减轻随病情进展而更明显,少数患者有不规则低热,与肝细胞坏死、分解的蛋白质吸收、肠道内菌群紊乱有关。

②消化道症候:食欲缺乏、厌食,可伴有恶心、呕吐,勉强进食后上腹胀,发生腹水时腹胀更为突出,约半数以上的患者可有腹痛,多在上腹部,可为阵发性隐痛、钝痛。对脂肪和蛋白质耐受性差,多由肠壁水肿、肠道吸收不良、肠道菌群失调等刺激胃肠蠕动而导致腹泻,严重时出现脂肪泻。

③出血倾向:肝功能减退影响凝血酶原和其他凝血因子的合成,脾功能亢进可引起血小板减少等原因,故常出现牙龈、鼻腔出血,皮肤和黏膜出现紫斑、出血点,或有呕血、黑便,注射部位出现瘀斑,女性常有月经过多等。

④内分泌紊乱:男性患者可有性欲减退、睾丸萎缩、男性乳房发育,女性患者可

有月经过少、闭经、不孕。由于肝糖原储备不足或对胰岛素分解代谢减弱,可致低血糖。

(二)体征

皮肤粗糙,面色灰黯、黝黑呈肝病面容,晚期患者面容消瘦枯萎,贫血、指甲苍白,面颊有小血管扩张,口唇干燥,皮肤可见蜘蛛痣,肝掌,男性乳房发育。腹壁静脉曲张,严重者脐周静脉曲张呈水母头状并可听见静脉杂音,手指轻压有震颤的感觉。约半数以上的患者出现黄疸,黄疸为持续性的或进行性的加深,表示肝细胞进行性坏死,提示预后不良。腹水是肝硬化失代偿期最突出的体征,提示已属失代偿期。水肿往往与腹水相伴出现,一般随腹水的消退而减轻。少数患者可出现胸腔积液,以右侧较多见,左侧者少。肝硬化时早期肝脏肿大,表面光滑,中等硬度,随着疾病的发展,肝脏可出现缩小、坚硬,表面呈结节状,肋下常触不到,一般无压痛。脾脏肿大一般为中度肿大,有时可为巨脾。

(三)并发症

肝硬化往往因并发症而死亡,主要并发症有:

①上消化道大出血:上消化道大出血是肝硬化最常见的并发症,多由于食管胃底静脉曲张破裂所致,往往以黑便或呕血为主要表现,可伴随头晕、贫血、发热、少尿、昏迷,甚至失血性休克或诱发肝性脑病。

②感染:肝硬化患者抵抗力低下,肝脏库普弗细胞功能减退,加之肠道瘀血,细菌容易进入门静脉或通过门体侧支循环进入体循环,故常并发感染。常见的有肺部、胃肠道、泌尿系、胆系、败血症等感染,自发性腹膜炎是常见且严重的并发症。

③肝性脑病:肝性脑病是由于肝功能失调或障碍、肠道血流门体分流所致的以代谢紊乱为基础,以神经精神症状为主要特征的临床综合征;是肝硬化患者最严重的并发症,也是最常见的死亡原因。

④肝肾综合征:肝肾综合征是肝病晚期,特别是在肝硬化基础上发生的,是门静脉高压及肾功能受损的一种综合征。但肾脏本身并无器质性损害,故亦称功能性肾功能衰竭。其特征为自发性少尿或无尿、氮质血症、稀释性低钠血症和低尿钠。

⑤原发性肝癌病毒性肝炎:肝硬化和酒精性肝硬化患者发生原发性肝癌的危险性明显增高。并发原发性肝癌者多发生在大结节性或大小结节混合性肝硬化基础上。如患者短期内出现肝脏迅速增大,持续性肝区疼痛,肝脏表面发现肿块,腹水转变为血性,无其他原因可解释的发热,虽经积极治疗而病情迅速恶化者,应怀疑并发原发性肝癌,应做进一步检查。

⑥电解质和酸碱平衡紊乱:肝硬化患者在腹水出现前已有电解质紊乱,在出现腹水和其他并发症后电解质紊乱更加明显,常见有低钠血症、低钾低氯和代谢性碱

中毒,还可出现低钙血症,低镁血症也常见。

⑦门静脉血栓形成:若肝硬化患者血浆蛋白本来仅有轻度降低而无腹水时,突然出现腹水、剧烈腹痛、腹胀、便血、呕血,考虑为急性门静脉血栓形成,此外,脾脏常迅速增大,腹水加速形成,并常诱发肝性脑病。

⑧肝肺综合征(HPS):肝肺综合征是一种发生在严重肝病基础上的低氧血症,其发病主要与肺内血管扩张相关,患者既往无心肺疾病基础。临床表现为基础肝脏病、肺内血管扩张、动脉血氧合功能障碍的三联征。

三、类病辨别

①肝硬化肝肿大当与慢性肝炎、原发性肝癌、肝血管瘤、肝囊肿、血液病相鉴别。

②肝硬化脾肿大当与急慢性白血病、恶性淋巴瘤、慢性疟疾、骨纤维化、霍奇金淋巴瘤相鉴别。

③肝硬化腹水当与结核性腹膜炎、腹膜癌肿、慢性下腔静脉阻塞综合征、慢性肝静脉闭塞症、胰源性腹水相鉴别。

④肝硬化并发症如上消化道出血要与胃癌、食道癌、糜烂性胃炎、消化性溃疡、胆道出血相鉴别。

⑤肝昏迷应与低血糖、尿毒症、糖尿病、脑血管意外、药物中毒、严重感染所致昏迷相鉴别。

⑥肝功能肾衰应与慢性肾炎、慢性肾盂肾炎及其他原因引起的肾功能衰竭相鉴别。

四、中医治疗

(一)辨证论治

本病属于本虚标实,故健脾除湿、化气行水、活血化瘀应贯穿于治疗的全过程,扶正与祛邪的辨证用药是治疗的关键。根据《素问·至真要大论》"坚者削之""结者散之""留者攻之""衰者补之"的法则,在肝硬化治疗过程中,应同时顾虑攻伐之药易伤正气,过量或过久服用,可致正虚邪盛,加重病情,因此,祛邪要兼顾其虚,补虚勿忘其实。

在肝硬化病变过程中,因脾胃运化功能受到影响,其运化水谷和运化水湿的作用下降,导致纳差、水湿停聚。因此法当健脾益气,助运化湿,常用药物如木香、砂仁、半夏、陈皮、厚朴、黄芪、升麻、柴胡、当归、大枣、龙眼肉、山药、莲子、薏苡仁、芡实、枳实、枳壳,以及开胃消积的谷芽、麦芽、建神曲、山楂、莱菔子、鸡内金等。肝硬化后期因阴损及阳而致脾阳虚或脾肾阳虚者,应慎用温阳药,可选用药性甘凉滋润的北沙参、麦冬、玉竹、石斛、黄精、生地黄、麦芽、谷芽等。

肝硬化患者腹胀的症状大多明显,此属气滞血瘀。其病机是由正气先虚,而后邪气乘之,故不宜纯用攻邪之法,而应攻补兼施,扶正祛邪。常选用养血活血而非破血,软坚散结而不耗伤正气的丹参、郁金、白芍、当归、赤芍、牡丹皮、山楂、鸡内金、鳖甲等药。对于胁肋刺痛明显者用白芍、延胡索、川楝子效果较好;对于肝脾肿大者选用丹参、鸡内金、赤芍、鳖甲效果明显。扶正则常用党参、黄芪、白术、茯苓等,以达益气健脾之功。

肝硬化腹水属中医学"鼓胀""单腹胀"范畴,为中医四大难症之一,是临床各种肝病终末期的表现,病因错综复杂,临床表现以腹部膨隆为主,可见乏力、恶心、呕吐、脘腹胀满、纳差、四肢消瘦等症,病变累及多个脏腑,症状多,治疗棘手,缠绵难愈,死亡率高,是临床难治证之一。鼓胀为虚实夹杂,故治疗上应将补益扶正贯穿始终,"见肝之病,知肝传脾,当先实脾"。

肝硬化腹水,与肝、脾、肾功能失调密切相关。因肝郁脾虚,脾运失司,湿聚为水而成腹水。病久及肾,致肾阳不足,膀胱气化不利,命门火衰,进一步可致脾阳更虚,加重水湿停留,致腹水更甚。在此阶段应遵循"利水不伤阴、补而不留邪、活血不破血"的原则,只有使脾气健旺,方能使水湿得以运化,消退腹水,故培土制水是治本之法。利水应以平稳为主,淡渗利水,利不伤阴。

常用药有黄芪、太子参、白术、丹参、三棱、莪术、泽兰、益母草、猪苓、白茅根、茯苓、大腹皮、车前子等。兼挟气虚明显者,多选用黄芪、太子参。黄芪补气固表,利尿脱毒;兼挟阴虚者多用枸杞子、紫河车、白芍、女贞子、旱莲草,均为滋阴药物中柔润之品,不会滋腻碍胃;兼挟阳虚者多选女贞子、菟丝子、杜仲等温和补阳之品,补而不滞,体现补而不留邪的观点。

活血药物的选择坚持活血不破血,常用丹参、鳖甲、郁金、三七、蒲黄、赤芍等具有活血化瘀却不破血的药物。其中丹参苦微寒,活血化瘀,凉血调经,其作用活血而不破血,"一味丹参,功同四物",攻中寓补,乃活血化瘀之要药。

辨证分型证治如下:

1.气滞湿阻证

症候:腹大胀满,胁下痞块,按之软而不坚,胁痛走窜,胸脘痞闷,面色苍白,体倦乏力,饮食不佳,食后胀甚,嗳气或矢气后稍减,小便短少,便溏,舌淡苔薄白或白腻,脉弦缓。

治法:疏肝理气,健脾利湿。

方药:柴胡舒肝散合胃苓汤加减。

加减:气滞甚者加延胡索、川楝子、乳香、没药;纳呆湿重,苔白腻厚者加半夏、木香、草豆蔻。

2.寒湿困脾证

症候：腹大胀满，按之如囊裹水，甚则颜面浮肿，下肢浮肿，精神倦怠，怯寒乏力，脘腹痞胀，得热则舒，食少便溏，小便短少，舌苔白滑或白腻，脉缓或沉迟。

治法：温中祛寒，行气利水。

方药：实脾饮加减。

加减：浮肿甚而尿少者，加猪苓、肉桂、泽泻行水利尿。

3.湿热蕴脾证

症候：腹大坚满，脘腹撑急，烦热口苦，渴不欲饮或见面目肌肤发黄，小便短黄，大便秘结或溏泻不爽，舌红，苔黄腻或灰黑，脉弦滑数。

治法：清热利湿，解毒退黄。

方药：中满分消丸合茵陈蒿汤加减。

加减：腹胀甚，腹水不退，尿少便秘者，可用舟车丸、甘遂或禹功散等攻下逐水。但应注意此类药药性峻烈，中病即止，不可久服；湿热甚者加金钱草、虎杖。

4.肝脾血瘀证（气滞血瘀型）

症候：腹大胀满，走窜疼痛，脉络怒张，右胁痞块，刺痛拒按，胁腹刺痛，面色晦暗或黧黑，面颈胸壁可见红点赤缕，手掌赤痕，口干不欲饮或见大便色黑，舌质紫黯或有瘀斑，脉细涩。

治法：活血化瘀，理气散结。

方药：调营饮加青皮、姜黄。

加减：脾大者，加莪术、鳖甲、牡蛎；大便色黄加参三七、侧柏叶；瘀结明显者加土鳖虫（有出血倾向者慎用）；苔腻者加半夏、苍术、红花。

5.脾肾阳虚证

症候：腹大胀满，形如蛙腹，朝宽暮急，神疲怯寒，面色苍黄或㿠白，脘腹胀闷，纳呆，下肢浮肿，小便短少不利，腰膝酸软，舌淡胖有齿痕，苔白滑，脉沉细或沉迟无力。

治法：温肾补脾，化气利水。

方药：真武汤合五苓散加减。

加减：便溏，口干不欲饮，加附子理苓汤。神疲乏力，面色㿠白，怯寒肢冷，腰膝酸软，肾阳虚衰甚者，可改用济生肾气丸。

6.肝肾阴虚证（肝肾亏虚型）

症候：腹大胀满，甚或青筋暴露，面色晦滞，五心烦热，胁肋胀痛，口干舌燥，心烦失眠，腰膝酸软，牙龈出血，时或鼻衄，小便短少，舌红绛少津，少苔或无苔，脉弦细数。

治法:滋补肝肾,化气利水。

方药:一贯煎合膈下逐瘀汤加减。

加减:腹大坚满者,可加鳖甲、牡蛎。

(二)其他治疗

1. 温针灸法

取穴:中脘、天枢、气海。

操作:行捻转手法,使局部有较强的酸、麻、胀感后停止行针。再加用温针,每穴1柱。每日1次。连续治疗6日后休息1日。治疗4周为1个疗程。治疗后随访1个月。

2. 热敷法

中药:姜黄、蒲黄、红花各250 g,滑石125 g,栀子420 g,猪肝(焙干)500 g。

操作:将上药共研为末,用15%～20%的乙醇调成糊状,敷于肝区,2～3个硬币厚,再用热水袋或温灸器在药物上面熨30分钟,每日熨1次。每剂药可连续敷2日。

主治:慢性迁延型肝炎、肝硬化。

3. 耳穴治疗

穴位:神门、肝、脾、交感、心、肾、胃。

操作:用耳穴探针选取耳穴敏感点,用耳穴贴压材料粘贴于所选穴位上,定时给予中等强度按压刺激,每日按压3～5次,每次按压3分钟左右,睡前按压20分钟。

疗程:每2日更换1次,两耳交替进行,更换5次为1个疗程。

主治:肝硬化失代偿期。

第四章

泌尿系统疾病

第一节　急性肾小球肾炎

一、病因病机

该病的形成是由劳而伤肾,风邪外袭所致。隋·巢元方《诸病源候论》:"客于经络,使血涩不通,壅结皆成肿也。"明确提出风邪寒热、毒气是水肿的病因;邪客于经络,血涩不通为水肿的病机。该病的病机不仅与肺有关,而且与脾亦有密切关联。本病可因外感六淫或有疮疡外证而发病,风、湿、毒是该病发生的主要外因。

二、辨病

(一)症状

前驱感染常为链球菌所致的急性化脓性扁桃体炎、咽炎、淋巴结炎、猩红热等或是皮肤脓疱病、疖肿等。呼吸道感染引起者由前驱感染至发病无症状间歇期通常为7~14天,皮肤感染引起者为14~28天。

(二)体征

1.水肿

最常见,一般初起仅累及眼睑及颜面,晨起重;轻者仅体重增加,肢体有胀满感。重者波及全身,少数可伴胸腔积液、腹水。

2.血尿

半数有肉眼血尿,尿色可呈洗肉水样、棕红色甚至鲜红色等。严重时可伴排尿不适甚至排尿困难。通常肉眼血尿持续1~2周转为镜下血尿,也可因感染、劳累而暂时反复。镜下血尿几乎见于所有病例,一般持续1~3月,少数延续半年或更久,但绝大多数可恢复。

3.少尿

初期常有少尿,经两周后,随尿量增多肾功能可恢复,少数可出现无尿。

4.高血压

见于30%～80%的病例,可轻度至中度增高,常与水肿程度平行。少数患者可出现严重高血压甚至高血压脑病。

5.其他

患者常有乏力、恶心、呕吐、头晕、腰部钝痛或腹痛等。高血压脑病时可出现头痛,呕吐,视力障碍,嗜睡,惊厥,昏迷;心力衰竭时则可气急,胸闷,心率快,肝大。

三、类病辨别

(一)以急性肾炎综合征起病的肾小球疾病

1.系膜毛细血管增生性肾小球肾炎(膜增生性肾小球肾炎)

临床上除表现为急性肾炎综合征外,还常伴肾病综合征,病变持续无自愈倾向。50%以上患者有持续性低补体血症,8周内不恢复。

2.系膜增生性肾小球肾炎(主要与IgA肾病鉴别)

血尿反复发作,部分患者血清IgA升高,血清IgG正常,病变无自愈倾向。

3.急进性肾小球肾炎

除急性肾炎综合征的临床表现外,以早期出现少尿、无尿及肾功能急剧恶化为特征。

(二)继发性肾小球疾病

1.过敏性紫癜肾炎

临床表现可为镜下血尿甚至肉眼血尿,伴或不伴蛋白尿。但紫癜肾炎患者常有过敏源,有典型的皮肤紫癜、腹痛、关节痛等表现。

2.狼疮性肾炎

多发于青年女性,常伴多系统受累,抗核抗体谱、血补体C3,肾活检呈现满堂亮可鉴别。

四、中医治疗

(一)辨证论治

1.风寒束肺

主症:起病急骤,眼睑先肿,继则四肢及全身皆肿,微恶风寒,咳喘,骨节酸痛,溲少便稠。舌质淡,苔薄白,脉浮滑或紧。

治法:疏风散寒,宣肺利水。

方药:麻黄汤合五皮饮加减。

组成:麻黄、杏仁、桂枝、陈皮各 10 g,甘草 6 g,生姜皮、桑白皮、茯苓皮各 15 g,大腹皮 30 g。

阐述:方用麻黄汤解表散寒,开利肺之郁闭;五皮饮利水消肿,二者相合,可奏祛风寒,利肺气,行水湿之效。兼呕恶欲吐者,加苏叶、藿香;尿中有白细胞者,加白花蛇舌草、半枝莲;红细胞较多甚至肉眼血尿者,加小蓟、三七。若恶风有汗者,加白芍,酌减麻黄之量。本证发于起病之初,临床并不少见,只是由于一般多运用西药利尿等法,而为医者所忽视。临床运用时,可于本方加入石膏,取越婢汤意,用麻黄、石膏相伍,一宣一清,使肺布散有度,水气自消。麻黄、石膏用量比以 1∶(3~5)最佳。

2.风热犯肺

主症:突然眼睑和面部浮肿,血尿明显,发热恶风,咽喉肿痛,口干而渴,小便短赤。舌边尖微红,苔薄而黄,脉浮数或沉数。

治法:疏风清热,宣肺利水。

方药:桑菊饮加味。

组成:桑叶、连翘、金银花各 12 g,菊花、杏仁各 9 g,桔梗、薄荷各 6 g,甘草 3 g,蒲公英、紫花地丁、益母草各 15 g,桑白皮 13 g,茯苓皮 30 g。

阐述:方以桑菊饮辛凉疏表,宣散肺热;又以蒲公英、紫花地丁清热解毒;金银花合连翘透邪清热,发表肃肺;桑白皮肃肺走表,散表湿;茯苓皮淡渗行水湿。佐以益母草活血利水,取血行气畅而水去之义。诸药合用,共奏宣肺清热利水之效。肺热甚,咳嗽重者,可加黄芩;咽喉痛甚者,加僵蚕、射干;尿痛者,加生地、瞿麦;血尿者,加鲜茅根、地榆。

上述风邪外袭两个症候,均见于急性肾炎初起,风水搏击,起病急骤,病情变化迅速,治疗用药同中有异,宜细审之。

3.湿毒浸淫

主症:眼睑浮肿,延及全身,小便不利,身发疮痍,甚则溃烂。舌质红,苔薄黄腻,脉濡数或滑数。

治法:祛湿消肿,清热解毒。

方药:麻黄连翘赤小豆汤合五味消毒饮加减。

组成:麻黄、生姜皮、菊花各 12 g,连翘、赤小豆、桑白皮、蒲公英、紫花地丁、紫背天葵、金银花各 15 g,杏仁 10 g。

阐述:此证在气候炎热地区多见。多由于皮肤湿疹疮毒或外感表证已解,湿郁化热而引起。方中麻黄、杏仁、生姜皮发表逐邪,宣降肺气,调畅水道;连翘、赤小豆、桑白皮苦寒性善下行,清利肺热,又能清热解毒,行血排脓;金银花、蒲公英、菊花味苦性寒,与紫花地丁、紫背天葵共为疗疮肿脓毒之良品。此方可发表利水,消肿解毒。若湿热壅盛,皮肤糜烂者,加苦参、土茯苓;风盛夹湿而瘙痒者,加白鲜皮、地肤子疏风利湿止痒;血热红肿甚者,加牡丹皮、赤芍;肿势重者,加大腹皮、茯苓皮。

4. 水湿浸渍

主症:肢体浮肿,延及全身,按之没指,小便短少混浊,身重困倦,胸闷纳呆,泛恶。苔白腻,脉沉缓。

治法:行气利水,渗湿消肿。

方药:五皮饮合胃苓汤加减。

组成:桑白皮、泽泻各 12 g,陈皮、大腹皮、生姜皮、白术、茯苓各、猪苓 10 g,茯苓皮 20 g,苍术、厚朴、肉桂各 6 g。

阐述:本型出现于急性肾小球肾炎以肾病综合征表现为主的患者。水势弥漫,内外交困,外肿肌肤,内肿脏腑,极易出现多种并发症。故当以利水为第一要务。集行气燥湿利水于一体,使脾气振奋,水湿得除。若上半身肿甚者,加麻黄、杏仁;下半身肿甚者,加防己、薏苡仁;若身寒肢冷、脉沉迟者,加附子、干姜。

5. 肾虚湿热

主症:血尿、蛋白尿迁延不愈,水肿时起时消,全身疲乏,口干口苦口腻,纳食不佳,夜有盗汗,五心烦热。舌质红,苔腻或厚,脉细弱或滑数。

治法:清利湿热,和阴益肾。

方药:八正散合二至丸加减。

组成:车前子(包煎)、黄柏、茯苓、旱莲草、女贞子各 12 g,萹蓄、瞿麦、蒲公英、紫花地丁、金银花、连翘、白花蛇舌草各 15 g。

阐述:此型为急性肾小球肾炎急性期过后,主症已不显著,但尿液检查仍未转阴,临床似乎是无证可辨。此时不可早进温补,免致滋腻生湿留热之弊。方用车前子、茯苓利湿于下窍,配以萹蓄、瞿麦泄热利湿,蒲公英、紫花地丁、白花蛇舌草苦寒,清热解毒,以肃清残余之热。用二至丸益肾阴,扶助被邪耗伤之阴。此型属正虚邪恋,治宜标本兼顾。

6. 肾络瘀阻

主症:血尿、蛋白尿持续不愈,水肿大部消退,腰膝酸痛或有肢体麻木。舌质紫黯,脉细涩。

治法:活血化瘀,利水泄浊。

方药:四物汤加减。

组成:当归、白芍、熟地黄、丹参、泽兰各 12 g,川芎 9 g,益母草 30 g,白茅根 15 g,红花 6 g。

阐述：本型常见于本病的后期，有转化成慢性肾炎之趋势，为水湿潴留，三焦气滞，血行不畅与水湿相合而致，病难速愈。方以四物汤养血和血，益母草、丹参、泽兰活血利水，红花活血化瘀，白茅根凉血止血，共成祛瘀活络之效。

(二)专方专药

①清解散水汤：麻黄6 g，杏仁10 g，连翘、猪苓各15 g，茯苓、泽泻、石韦各12 g，赤小豆、生益母草、白茅根各30 g，炙甘草3 g。为名老中医杜雨茂经验方，用于急性肾小球肾炎急性期。

②三豆一根汤：黑豆、绿豆、赤小豆各15 g，白茅根50 g。具有健脾补肾、清热养阴、利尿消肿之功。本方为名老中医乔保钧所创，针对小儿急性肾小球肾炎证属外感风热，阴津受损者而设，全方配伍简单，却屡用屡效。

③疏风利水汤：紫浮萍、紫苏叶各9 g，桑白皮、车前子各12 g，益母草、白茅根各30 g，金银花、连翘各18 g，甘草6 g，可酌加蜂房、赤小豆、玉米须。具有疏风宣肺，清热解毒，利水消肿之功。若浮肿消退，正气未复，且尿蛋白仍多者，酌加黄芪、当归、石韦、蝉衣；上呼吸道感染、扁桃体炎、支气管炎等，酌加黄芩、桔梗、杏仁之类。

(三)**其他疗法**

1.推拿疗法

急性期平肝经，清肺经、胃经、脾经、小肠经，退六腑。恢复期平肝经、清补肾经、脾经，揉二马穴，清小肠。每日1次，10次为1个疗程。

2.针刺疗法

初起取肺俞、列缺、合谷、阴陵泉、水分、肾俞、三焦俞、气海、复溜穴。每次选3~7穴，针刺，均用泻法。咽痛配少商；面部肿甚配水沟；血压高配曲池、太冲；恢复期加用脾俞、足三里、阴陵泉穴。用补法，可酌情施灸，隔日1次，10次为1个疗程，休息7天，再行第2个疗程。

3.耳针治疗

从肺、脾、肾、膀胱、交感、肾上腺、内分泌等耳穴中每次选2~3穴，轻刺激，刺后可埋针24小时，每日1个次隔日1次，两耳轮换使用。10次为1个疗程。

4.水针

主穴有京门、膀胱俞。配穴有水道、足三里、复溜。每次选主穴、配穴各1个，每穴注入当归注射液0.5 mL，每日1次，7~10次为1个疗程。

5.外敷

①二丑方：黑丑、白丑(煅)、牙皂(煅)各75 g，木香、沉香、乳香、没药各9 g，琥珀3 g。上药用白砂糖研细末，调和，外贴于气海穴，每2天换药1次。用于本病急

性期水肿兼有腹部胀气者。

②麻蒜方:紫皮大蒜1枚,蓖麻子60粒。共捣糊状,分两等份,分别敷于双腰部及足心,外用纱布包扎固定,为避免蒸发减低效力,可用塑料膜外覆在药物上,敷1周为1个疗程,每周换1次。用于急性期各型水肿。

6.熏蒸法

羌活、麻黄、苍术、柴胡、紫苏梗、防风、荆芥、牛蒡子、柳枝、忍冬藤、葱白各适量。加水煮上药,熏蒸汗出,每日1次。

7.食疗

①冬虫夏草炖鸡:冬虫夏草3 g,山药20 g,枸杞子10 g,蜜枣1枚,加水200 mL,先浸泡1小时,放入鸡肉50 g,炖至熟烂,少许油盐调味。适用于急性肾小球肾炎水肿消退后的调理。

②冬瓜皮薏苡仁赤小豆粥:冬瓜皮、薏苡仁各50 g,赤小豆100 g,玉米须(布包)25 g,加水适量,同煮至赤小豆熟透,食豆饮汤。用于急性期水肿明显或伴有高血压者。

第二节 急进性肾小球肾炎

一、病因病机

本病的发生是由于正气亏虚,感受六淫之邪、湿浊、秽毒之气,饮食劳倦,七情内伤损伤肺脾肾三焦等脏腑功能,脏腑气化不利,升降失常,水液代谢失调所致水肿、呕逆或癃闭,最终演变为关格。

本病病变主要在肾,与心、肝、脾、肺、膀胱等脏腑相关,初起邪实多为风邪、水湿、瘀血、痰浊之邪壅滞三焦;后期则脏腑虚损,浊毒内盛,甚则上凌心肺,上蒙清窍。肾络受损,水气不利为本病的基本病机。

二、辨病

本病多为急性起病,主要表现为蛋白尿、血尿、水肿、高血压、肾功能急剧进行性恶化。起病前1个月可有链球菌感染或流感样的前驱表现,出现发热、肌肉酸痛、全身不适、食欲减退、消瘦等非特异症状或有链球菌接触史。

(一)症状

1.急性肾炎综合征

严重的蛋白尿、血尿、管型尿、水肿,血压中度或轻度升高。

2.急性肾衰竭

数周及数月内出现进行性少尿、无尿,终至肾衰竭。常伴贫血,恶心、呕吐、上消化道出血等消化道症状,严重者可发生酸中毒、高钾血症等,甚则心律失常。

3.全身症状

起病隐匿,最显著的症状为发热、疲劳、虚弱,亦可见恶心、呕吐、腰痛、关节痛等症状。

4.并发症

常见有感染(尿路、呼吸道感染,甚则败血症等)、心血管系统症状(心律失常、心衰、高血压等)、神经系统症状(头痛、嗜睡、昏迷等)、消化系统症状(恶心、呕吐、腹胀等)、血液系统症状(贫血、血小板减少等)、酸碱失衡及电解质紊乱(酸中毒,血钾、血钠异常等)。

(二)体征

1.水肿

半数患者起病即见水肿,以颜面和双下肢水肿为主,水肿常持续难消退。

2.高血压

部分患者可见血压升高。

三、类病辨别

(一)急性肾小球肾炎

常见抗链球菌溶血素"O"增高,C_3 降低,个别情况下可表现为进行性肾功能损害,在2~4周水肿自行消退后,肾功能可恢复正常。

(二)急性间质性肾炎

以急性肾衰竭起病,常有发热、皮疹、嗜酸性粒细胞增高等过敏表现。过敏史、白细胞尿,尿沉渣中大量嗜酸性粒细胞等可支持其诊断。

(三)急性肾小管坏死

起病迅速,多有明确的发病原因(如药物中毒、严重挤压伤、异型输血、休克等),出现少尿或无尿,尿比重<1.010,尿钠>20~30 mmol/L,尿中见大量肾小管上皮细胞,常有少尿期、多尿期、恢复期的病情演变过程。

四、中医治疗

(一)辨证论治

1.风邪水湿泛滥

症候:眼睑浮肿,继则四肢及全身水肿,尿少,发热,咽痛,咳嗽,小便短赤,或恶心胸闷,周身关节不适,舌红苔薄黄,脉浮数或滑数。

治法:疏风清热,宣肺利水。

处方:麻黄连翘赤小豆汤加减(生麻黄、连翘、赤小豆、荆芥、防风、杏仁、桔梗、桑白皮、黄芩、车前子、泽泻等)。

加减:咽喉肿痛者加山豆根、蝉蜕;尿血者加小蓟、白茅根;高热者加生石膏、知母;蛋白尿者加金樱子、益智仁;水肿明显者加茯苓、猪苓、冬瓜皮等。

2.浊毒内蕴

症候:面浮肢肿,腰以下为甚,小便不利或无尿,头重如蒙,胸闷恶心,口苦纳呆,脘腹胀满,身体困重,舌淡苔白腻,脉沉缓。

治法:健脾和胃,化浊利湿。

处方:胃苓汤和五皮饮加减(苍术、厚朴、白术、枳实、茯苓、陈皮、大腹皮、生姜皮、泽泻、猪苓、车前子等)。

加减:形寒肢冷者加干姜、吴茱萸;恶心呕吐者加半夏、生姜;身体困重者加藿香、佩兰;腹胀泄泻者加干姜、煨肉豆蔻。

3.瘀水互结

症候:小便不利或无尿,全身水肿,身体困重,头昏胀痛,面色黧黑,少腹拘急,腰痛痛处固定,舌紫黯或有瘀斑、瘀点,苔薄白,脉沉涩。

治法:化瘀利水。

处方:桃红四物汤和五皮饮加减(桃仁、红花、川芎、牡丹皮、赤芍、当归、牛膝、益母草、桑白皮、生姜皮、茯苓皮、陈皮、大腹皮、黄芪等)。

加减:尿血者加三七、蒲黄、生地黄;大便干结者加大黄;肾虚之腰膝酸软者合用六味地黄丸。

4.水气凌心

症候:尿少,肢体水肿,心悸,呛咳气急,胸闷,口唇发绀,烦躁不能平卧,舌暗红苔腻,脉结代。

治法:泻肺逐水。

处方:己椒苈黄丸加减(防己、椒目、葶苈子、生大黄、桑白皮、泽泻、白芍、龙骨、人参等)。

加减:纳呆者加藿香、佩兰;大便秘结者增加大黄用量,下肢肿甚者加猪苓、玉米须;恶心呕吐者加黄连、陈皮。

5.气阴两虚

症候:身体浮肿,小便不利或短少,潮热盗汗,口干喜饮,腰膝酸软,面色萎黄,疲乏无力,心悸失眠,舌红少苔,脉细数。

治法:益气养阴利水。

处方:猪苓汤合六味地黄丸加减(生地、山药、牡丹皮、泽泻、山茱萸、茯苓、猪苓、黄芪、阿胶、白术、党参、车前子、当归等)。

加减:肾虚腰膝酸软明者显加桑寄生、续断;阴虚潮热盗汗明显者加女贞子、旱莲草;口干渴甚者加麦冬、石斛。

(二)中成药

清开灵注射液。功效:清热解毒,镇静安神。适用于急进性肾小球肾炎之外邪内侵,热毒瘀滞证。用法:静脉滴注,40 mL加入10%葡萄糖注射液250 mL中,每日1次。

(三)专方专药

①叶氏化瘀利水汤:丹参、益母草各30 g,川芎、赤芍、红花、泽兰各15 g,水煎服,1日3次,广泛应用于急进性肾小球肾炎各个阶段的治疗。

②解毒利湿汤:鱼腥草、金银花、车前草各30 g,射干、马勃、土茯苓各15 g,水煎服,1日2次,用于急进性肾小球肾炎合并呼吸道感染者。

③补肾降浊散:冬虫夏草、西洋参、参三七各3 g,酒大黄6 g,烘干碎粉,分3包开始冲服,每次1包,1日3次,用于急进性肾小球肾炎尿毒症期和缓解期。

(四)外治疗法

①肾衰宁灌肠液:直肠灌注给药,保留30~60分钟,每次20~40 mL,1日2~5次,适用于急进性性小球肾炎氮质血症期和尿毒症期。

②灌肠方:大黄15 g,生牡蛎50 g,六月雪30 g,甘草6 g,水煎成150 mL,保留灌肠30分钟,每日1~2次,适用于急进性肾小球肾炎肾功能有损害者。

第三节 慢性肾小球肾炎

一、病因病机

中医认为慢性肾小球肾炎(简称慢性肾炎)病位在肾,与肝、脾关系密切,发病原因有先天不足,外邪侵犯,饮食失调等。

(一)先天不足

父母体虚、胎中失养、误伤胎气、临产受损、喂养不当等致禀赋不足,则后天易于罹患疾病,不易治愈,导致久病不复,而成虚劳。

(二)外邪侵犯

外感六淫,内舍肺脾肾,肺脾肾气虚而成虚劳。

(三)饮食失调

饮食不节,饮食不洁,饮食偏嗜,过饱过饥,损伤脾胃,日久则脾胃虚弱,气血化源不足,内不能和调于脏腑,外不能潇洒陈于营卫经脉,由虚致损,遂成虚劳。

(四)大病久病,失于调理

大病暴疾,邪气太盛,脏气过伤,正气虚损,短期难复,加之失于调治,每易酿成虚劳。

慢性肾炎的病程较长,病机复杂,大多数虚实相兼。虚的一面如气虚、阳虚、阴虚、血虚,结合脏腑辨证又有脾虚、肾虚之分;实的一面有水湿、湿热、瘀血等不同。临床上,关于湿(包括湿热)、瘀两项,几乎每一患者都有程度不同的兼夹。因此强调以正虚为本,邪实为标,以正虚作为证型,以邪实作为兼夹证处理,这样比较符合临床实际。在脏腑辨证定位上,以脾肾肝的虚损为主,慢性肾炎在急性发作阶段与肺关系比较密切。由于五脏六腑密切相关,有时慢性肾炎也可影响多个脏腑。

二、辨病

(一)症状

1.隐匿起病

部分患者可无明显临床症状。偶有轻度浮肿,血压可正常或轻度升高。多通过体检发现。

2.慢性起病

可有乏力,疲倦,腰痛,纳差,眼睑和(或)下肢水肿,伴不同程度的血尿或蛋白尿。也有患者以高血压为突出表现,伴有肾功能正常或不同程度受损。

3.急性起病

部分患者因劳累、感染、血压增高、水与电解质紊乱使病情呈急性发作或用肾毒性药物后病情急骤恶化。

(二)体征

1.水肿

大多有不同程度的水肿。轻者仅眼睑、面部或踝部出现水肿,重者可见全身水肿或伴有腹(胸)腔积液。

2.高血压

大多数患者发生高血压,有些以高血压为首发症状。对预后影响甚大。

3.贫血

水肿明显时轻度贫血可能与血液稀释有关。中度以上贫血多数与肾内促红细胞生成素减少有关。后期则出现较严重的贫血。

4.尿异常改变

①尿量改变:尿量与水肿及肾功能情况有关,夜尿增多。②尿比重改变:大多超过1.020,尿渗透浓度低于550mOsm/(kg·H$_2$O)。③尿蛋白含量每日在1~3g,可呈现大量蛋白尿。④血尿:多为镜下血尿,偶可出现肉眼血尿。

三、类病辨别

(一)原发性高血压致肾损害

高血压致肾损害者其发病年龄大。一般先出现肾小管功能减退,肾小球滤过率异常。尿蛋白含量低于每日1.5g。常有其他器官损害。

(二)狼疮性肾炎

系统性红斑狼疮好发于青年女性,有发热,皮疹,尤其面部蝶形红斑,有多关节炎,脱发,口腔溃疡和雷诺现象。除肾脏病变外,常多系统损害。血三系均可减少,活动期有溶血性贫血表现。血沉增快,免疫球蛋白增加,血清蛋白电泳γ-球蛋白升高,免疫球蛋白增多,抗核抗体阳性。

(三)紫癜性肾炎

紫癜性肾炎多见于青少年,短时出现血尿、蛋白尿和管型尿。皮肤紫癜,有黏膜出血史,可同时存在腹痛、便血和关节炎病史。

四、中医治疗

(一)辨证论治

1.风邪外束,三焦不利

主症:全身浮肿,来势迅速,多有恶寒、发热、肢节酸楚、小便不利等症或伴咽喉红肿疼痛。舌苔薄白,脉浮数。

治法:疏风清热,宣肺利水。

处方:越婢汤加味。

组成:麻黄、杏仁各10g,生石膏(先煎)30g,甘草6g,车前子(包煎)、冬瓜皮、白术各15g,生姜9g,大枣3枚。

阐述:本型多见于慢性肾炎急性发作者。在呼吸道感染、皮肤感染等之后3~4天出现。方中麻黄辛温,散邪宣肺,以复通调水道之功;石膏辛寒,直清肺之郁热。麻石相伍,一宣一清,使邪去、肺之宣降自复。杏仁止咳,车前子、冬瓜皮利水,白术利水祛湿,共成宣肺、清热利水之功。本病急性发作期,配合清热解毒法治疗,比单纯地从风邪水湿论治,疗效更为显著。尤其对一些持续性水肿、蛋白尿不易消除的治疗,酌情加入清热解毒之品,如金银花、连翘、蒲公英、板蓝根、鱼腥草等可提高疗效,减少疾病反复。

本型有时可出现一过性的肾功能不全加重,此时应采取综合疗法,可配合西药的降压、利尿、强心等法以加强效果。

2.脾虚气滞,水湿内停

主症:下肢浮肿或全身浮肿,面色少华,神疲乏力,四肢倦怠,食欲下降,大便不实或溏泄,脘腹痞满。舌淡,苔白腻,脉沉。

治法:健脾行气,化湿利水。

处方:香砂六君子汤加味。

组成:党参、茯苓、大腹皮各 15 g,白术、半夏各 12 g,木香 10 g,砂仁(后下) 6 g,陈皮 9 g,冬瓜皮 30 g。

阐述:本型多见于慢性肾炎肾病型,水肿较著,持续难消。方用香砂六君子汤健脾行气,加冬瓜皮、大腹皮祛湿行水,共奏实脾利水之功。水肿甚者,加泽泻、猪苓;腹胀甚者,加枳壳、槟榔;呕吐者,加藿香、生姜;面色㿠白,纳呆便溏,水肿相对较轻者,可去冬瓜皮、大腹皮,加扁豆、山药、莲子;如水湿化热,可合用疏凿饮子。

慢性肾炎治疗过程中,经常出现脾胃不和的症状,如纳食不馨,脘痞腹满。调理脾胃,是治疗疾病重要的一环。临证时,一定要详审病情,酌情运用健脾和胃之法。此正体现了中医的崇土制水、脾为后天的思想。

3.肾阴不足,热毒内蕴

主症:腰痛,身热口渴,咽干,小便黄赤,稍有不慎即可引起血尿加重,甚则蛋白尿,眼睑浮肿或有或无。舌红,苔微黄或净,脉细数。

治法:益肾滋阴,清热解毒。

处方:知柏地黄丸合二至丸加减。

组成:生地黄、玄参、茯苓、双花、旱莲草、女贞子各 15 g,白芍 12 g,竹叶 6 g,牡丹皮、黄柏、知母、连翘各 10 g,益母草 20 g。

阐述:此型多发生于慢性肾炎而兼有扁桃体炎、咽炎的患者。足少阴肾经循喉挟舌本,而外感热毒,迁延不愈,循经入肾,耗灼肾阴,标本同病,故用上方标本同治。如尿热不适,加半枝莲、白花蛇舌草;血尿明显者,可加大小蓟、地榆;舌苔腻者,加苍术、薏苡仁;潮热盗汗者,加青蒿、鳖甲。如扁桃体红肿日久,反复发作,可考虑行扁桃体摘除术。

4.肝肾阴虚,血瘀络阻

主症:头昏目眩,甚则视物不清,耳鸣,腰背酸痛,午后颧红。舌质黯红,脉弦细。

治法:滋养肝肾,活血化瘀。

处方:杞菊地黄汤合桃红四物汤加减。

组成:红花6 g,当归、白芍各12 g,生地黄、茯苓、益母草、女贞子、枸杞子、杭菊花、丹参各15 g,川芎、山茱萸各10 g,钩藤(后下)15～30 g,灵磁石(先煎)30 g。

阐述:慢性肾炎之高血压患者多见此型。当阴亏日久,肾络失和,渐积血滞成瘀所致。属本虚标实之证。若神疲乏力,面浮肢肿者,加黄芪;小便短涩不适,加半枝莲、白花蛇舌草;腰酸膝软甚者,加桑葚、山茱萸。方用杞菊地黄汤调益肝肾之阴,并加川芎、红花、当归、丹参、益母草等活血祛瘀,钩藤、灵磁石等潜镇降压,余如臭梧桐、珍珠母、罗布麻等亦可酌情选用。

5.脾肾两虚

主症:形寒怕冷,面浮肢肿,面色淡白,少气乏力,腰膝酸软,足跟痛,口淡纳差,大便溏薄,尿多色清或微混。舌胖嫩,脉沉细。

治法:温补脾肾。

处方:济生肾气汤加减。

组成:党参、山药、茯苓各15 g,黄芪、熟地黄各30 g,山茱萸、泽泻、牡丹皮、车前子、牛膝各10 g,肉桂3～6 g,熟附子6～10 g。

阐述:本型多见于慢性肾炎后期,血浆蛋白持续不升,病情处于相对的稳定期。故用济生肾气汤加减,脾肾双补,阴阳并调,振奋阳气,并能利湿。方中加入党参、黄芪益气固脾,兼有脾胃湿浊者,症见恶心呕吐,腹胀有水鸣,大便溏薄,可加苍术、厚朴、藿香;兼有湿热者,症见尿频或混浊不清,可加萹蓄、瞿麦、白花蛇舌草;兼有热毒者,症见咽红不适,白细胞总数高或淋巴细胞增高者,可加金银花、蒲公英、紫花地丁;兼有瘀血者,症见舌质黯红,肢体麻木,可加丹参、赤芍、川芎。

6.气阴两虚,湿热蕴蓄

主症:晨起眼睑浮肿,面㿠神疲,五心烦热,时有自汗,咽部黯红。舌质淡尖红,苔白略腻,脉沉。

治法:益气养阴,清热利湿。

处方:清心莲子饮加味。

组成:党参、车前子(包煎)、茯苓、黄芩、地骨皮、麦冬各15 g,生黄芪30 g,莲子20 g。

阐述:此型最常见,亦为决定慢性肾炎转归的重要阶段。因慢性肾炎气化失司,水湿潴留,渐而化热,可形成湿热合邪,且湿伤气,热耗阴,久之气阴暗耗;气阴一耗,则水湿无以化,虚热更甚,致成气阴两虚,湿热蕴蓄之证。如任其发展,气损及阳,阴伤及血,湿热蔓延衍生瘀血、水湿浊邪等,势必形成脾肾衰败,浊邪内闭的危证,故应积极治疗,阻止其进一步发展。方中以党参、生黄芪益气;地骨皮、黄芩、麦冬、莲子滋阴清热,茯苓、车前子利湿。如尿涩热、口腻者,可加瞿麦、白花蛇舌草;咽痛者,可加僵蚕、牛蒡子。

(二)专方专药

①黄葵胶囊:是一种纯中药制剂,清热利湿效果好。黄葵的主要化学成分为黄酮类,具有抗炎、利尿、消肿、抗血小板聚集的作用,通过对 T 细胞、B 细胞的抑制效应,控制过度炎症反应所致的疾病。

②金水宝胶囊:有补益肺肾,生精益气之功。与气阴两虚之精气下泄而产生蛋白尿相补充,实验结果表明,其对减少尿蛋白有明显效果,具有临床应用价值。

③海昆肾喜胶囊:能显著降低肾衰竭大鼠血中肌酐和尿素氮水平,有效提升肾衰竭大鼠血清白蛋白含量,改善肾衰竭大鼠肾组织病理形态学;对正常和水负荷大鼠有利尿作用,能够增加麻醉犬肾血流量。具抗凝和调节免疫作用,能够显著降低血中肌酐。

(三)其他疗法

1.针刺疗法

选水分、气海、三阴交穴针刺,每 15 天 1 个疗程,有健脾温肾、利水消肿之功效。若伴有腹胀脘闷、恶心呕吐、乏力便溏者,可选阴陵泉、足三里、内关等穴位针刺。

2.艾灸

用艾条温和灸双侧足三里穴各 10 分钟,石门穴 5 分钟,以皮肤发红为度,起床与睡前各 1 次,10 天后改为每天 1 次,常年不断。

3.食疗

①复方黄芪粥:生黄芪、生薏苡仁各 30 g,赤小豆 15 g,鸡内金(研细末)9 g,金橘饼 2 枚,糯米 30 g。先以水 600 mL 煮黄芪 20 分钟,次入薏苡仁、赤小豆煎 20 分钟,再加鸡内金与糯米煮熟成粥,作 1 日量,分 2 次服之。食后嚼金橘饼 1 枚,分两次服,每日 1 剂。

②消蛋白尿粥:芡实、糯米各 30 g,白果 10 枚。煮粥,每日 1 次,10 日为 1 个疗程。间歇服 2~4 个疗程。适用于慢性肾炎中后期蛋白尿久不消者。

③莲子芡实瘦肉汤:莲子、芡实各 30 g,猪瘦肉 100 g。猪瘦肉洗净切块,加水,入莲子、芡实,用瓦煲煲汤,饮用时加少许盐调味,连渣服。可补肾固精,健脾补虚。颇适用于慢性肾炎之食补。本方三味药的药性均极平和,起着缓补的作用。

第四节 IgA 肾病

一、病因病机

目前认为 IgA 肾病病位在肾、脾，涉及肺、肝，肾是本病中心所在，是本虚标实、虚实夹杂的病证。本虚主要以气虚、阴虚和气阴两虚为主；标实主要以外感、湿热、瘀血为主。其发病规律为急性期以外感湿热邪实多见，慢性期以气血阴阳虚损为主；慢性期早期多表现肾阴虚，中期多以脾肾气阴两虚为主，晚期见阴阳两虚为主，湿、热、瘀、毒贯穿疾病始终。病因上内因是肾元亏虚，外因为外邪、饮食、劳倦，诱因多为风热邪毒、湿热邪毒外感。

二、辨病

（一）症状

本病临床表现多样，部分患者临床发病处于隐匿状态，仅在体检时发现，大多数患者表现为血尿和（或）蛋白尿及高血压为主，少数呈肾病综合征、急性肾炎、急性肾衰竭的临床表现。主要如下：

1. 发作性肉眼血尿

发作性肉眼血尿表现为一过性或反复发作性肉眼血尿，大多伴有上呼吸道感染，少数伴泌尿道或肠道感染；血尿多在感染 1～3 日内出现，个别发生在剧烈运动后，在儿童及青少年中多见。肉眼血尿持续数小时到数天，通常少于 3 天，有反复发作的特点。

2. 镜下血尿伴或不伴无症状性蛋白尿

镜下血尿伴或不伴无症状性蛋白尿多半在体检时发现，作肾活检确诊。为儿童和青年人 IgA 肾病主要临床表现。

3. 蛋白尿

单纯蛋白尿 IgA 肾病患者少见，多伴血尿。多数表现为轻度蛋白尿。

4. 水肿

本病患者晨起眼睑及颜面水肿，下肢凹陷性水肿，重者可出现胸腔积液、腹水或合并小便量少。

5. 高血压

IgA 肾病可发生恶性高血压，多见于壮年男性。

6. 急性肾衰竭

急性肾衰竭表现为：①急进性肾炎综合征；②急性肾炎综合征；③大量肉眼

血尿。

7.多尿和夜尿增多

当患者合并高血压或严重的小管间质损伤时出现。

8.慢性肾衰竭

确诊 10 年后 15%～20% 的患者进展至 ESRD。

(二)体征

慢性肾脏病患者会出现营养不良,颜面眼睑、双下肢水肿,甚至周身水肿;有尿素味提示肾衰竭,观察眼结膜、甲床、颜面苍白或萎黄提示贫血。可能有扁桃体肿大、化脓,咽红充血。

三、类病辨别

(一)与原发性肾小球疾病鉴别

1.急性链球菌感染后肾小球肾炎

急性肾炎多在链球菌感染后 2 周左右出现急性肾炎综合征的临床症状,血清 C3 下降、IgA 水平正常可助鉴别。

2.非 IgA 系膜增生性肾炎

两者一定靠肾活检免疫病理检查来鉴别。

3.薄基底膜肾病

尿 Pf4 水平可助与 IgA 肾病鉴别。但最终还须靠肾活检电镜检查与 IgA 肾病鉴别。

(二)与继发性肾小球疾病鉴别

1.过敏性紫癜性肾炎

临床表现为镜下血尿甚至肉眼血尿,伴或不伴蛋白尿。该病患者常有过敏源、典型的皮肤紫癜、腹痛、关节痛表现。

2.狼疮性肾炎

多发于青年女性,常伴多系统受累,抗核抗体谱、血清 C3、皮肤狼疮细胞及肾活检呈现满堂亮可鉴别。

3.乙肝相关性肾损害

有乙肝病史,肝脏肿大或肝功能异常,有乙肝病毒活动。肾活检有乙肝病毒沉积。

四、中医治疗

(一)辨证论治

1.风邪犯肺

症候:小便出血始于恶风发热之后,伴咽喉疼痛,咳嗽。舌苔薄白,脉浮或浮数。

治法：疏风宣肺，清热止血。

方药：银翘散加减。

组成：金银花、连翘、玄参各 15 g，白茅根、小蓟各 30 g，黄芩、牛蒡子、竹叶各 10 g，桔梗、甘草各 6 g，芦根 12 g。

加减：咳嗽者加桑叶 10 g，鱼腥草 15 g。

2.下焦湿热

症候：小便短赤，尿中带血，色鲜红，尿道灼热。舌质红，苔黄，脉数。

治法：清热利湿，凉血止血。

方药：小蓟饮子加减。

组成：生地黄 24 g，小蓟、白茅根各 30 g，蒲黄、藕节、山栀子各 9 g，通草、淡竹叶、甘草各 6 g，滑石（包煎）12 g。

加减：尿血甚者加仙鹤草、旱莲草各 15 g；有风热表证者加金银花、连翘各 15 g，荆芥 10 g；下焦热盛者，加黄柏 10 g，知母 12 g；湿热中阻者，加滑石（包煎）、薏苡仁各 20 g；便秘者加大黄 8 g。

3.气滞血瘀

症候：尿血暗红或夹有血块，多反复发作，伴腰部酸困，少腹刺痛拒按或可触到积块，时有低热。舌质紫暗或有瘀斑，苔薄白，脉沉涩。

治法：行滞化瘀止血。

方药：血府逐瘀汤合蒲黄散加减。

组成：桃仁、蒲黄、五灵脂（包煎）各 12 g，红花、牛膝、当归、生地黄各 9 g，赤芍、枳壳、柴胡各 6 g，川芎 5 g，甘草 3 g。

加减：若尿血量多，可选加茜草根、侧柏叶各 15 g，三七粉（冲服）5 g，琥珀粉（冲服）3 g。

4.阴虚火旺

症候：小便频数短赤带血，头晕目眩，耳鸣，神疲乏力，口干心烦，颧红潮热，腰膝酸软。舌质红，少苔，脉细数。

治法：滋阴降火，凉血止血。

方药：知柏地黄汤合二至丸加味。

组成：知母、黄柏、牡丹皮、泽泻、茯苓各 9 g，地黄 24 g，山茱萸、山药各 12 g，白茅根 30 g，旱莲草、女贞子各 15 g。

加减：有低热者，加银柴胡 15 g，地骨皮、鳖甲（先煎）各 12 g；心烦失眠者，加夜交藤 30 g，酸枣仁 12 g；头晕目眩者，加钩藤、菊花各 9 g。

5.脾肾两虚

症候:小便带血,尿血淡红,纳食减少,精神疲惫,面色萎黄,头晕目眩,腰膝酸痛。舌质淡红,苔白,脉虚弱。

治法:健脾益气,补肾固涩。

方药:补中益气汤合无比山药丸加减。

组成:黄芪20 g,肉苁蓉、山茱萸、赤石脂、党参各12 g,白术、当归、陈皮各9 g,甘草、升麻、柴胡各6 g,山药15 g。

加减:尿血量多者,加阿胶(烊化)、炒蒲黄各12 g,血余炭9 g;尿血日久不止者,加牡蛎(先煎)15 g,金樱子15 g;头晕耳鸣,腰膝酸冷者,加鹿角胶(烊化)、狗脊各12 g。

6.气阴两亏

症候:小便频急、尿血、色鲜红,兼见神疲乏力或潮红盗汗,口燥咽干,手足心热,面色潮红或萎黄。舌质淡红,苔薄白,脉细缓或虚弱。

治法:益气养阴止血。

方药:参芪地黄汤加减。

组成:党参、黄芪、旱莲草、山药、茜草根各15 g,生地黄24 g,牡丹皮9 g,女贞子12 g。

加减:盗汗明显者,加浮小麦、煅牡蛎(先煎)、糯稻根各15 g;肾精亏虚者,加龟甲(先煎)、鳖甲(先煎)各15 g,冬虫夏草6 g,杜仲12 g;津伤口渴者,加玄参、天花粉、川石斛各12 g;低热不退者,加青蒿、银柴胡、百部各12 g,鳖甲(先煎)15 g。

IgA肾病表现为肾病综合征者,可参看有关章节进行中医辨证论治。

(二)专方专药

①益肾清胶囊:由知母、黄柏、生地黄、牡丹皮、茯苓、白花蛇舌草、桃仁、丹参、黄芪等组成,具有益肾,清热,活血之功,针对脾肾气虚兼有湿热瘀血而设。

②三炭益肾汤:地榆炭、杜仲炭、蒲黄炭、牛蒡子、小蓟、白茅根、三七(研末冲服)、女贞子、旱莲草、黄芩、蝉蜕,可疏风清热,凉血止血,用于治疗IgA肾病血尿。

③肾安方:黄芪、巴戟天、柴胡、黄芩、黄精、白术、芍药、丹参,功擅温肾健脾、益气活血,针对脾肾阳虚型IgA肾病而设。

(三)其他疗法

1.针刺疗法

①针刺水分、足三里、三阴交、复溜、阴陵泉、肓门、志室等穴。足三里、肓门、志室穴施以烧山火手法,三阴交、复溜穴施以徐疾提插补法,阴陵泉、水分穴施以平补平泻手法。诸穴留针40分钟,每日1次,12次为1个疗程。

②针刺中脘、水分、关元、肾俞、膀胱俞、气海、足三里等穴,每日1次,15天为1个疗程。

2.耳针治疗

耳穴取肾、脾、膀胱、三焦,用王不留行子贴压耳穴。隔日换1次,左右交替,每天用同侧手按捏十几次,每次2～3分钟。

3.外敷

①鲤鱼1条(200 g左右),黄泥10 g,生姜20 g,共研末,均匀外敷于患者脐孔上和双侧肾俞穴,盖以纱布固定,每天2次,一次120分钟左右,30天1个疗程。适用于IgA肾病之血尿、蛋白尿、水肿患者。

②取车前子10 g研至细末,与独头蒜5枚、田螺4个共捣成泥,敷神阙穴;或用蓖麻子50粒、薤白3～5个共捣烂敷涌泉穴。每日1次,连敷数次。适用于IgA肾病水肿患者。

4.中药浴足法

桂枝25 g,毛冬青、川芎、怀牛膝各20 g。加水煎沸后,纳于泡脚盆中,至合适温度后泡双足。适用于IgA肾病反复下肢浮肿的患者。

5.食疗

①黑芝麻茯苓粥:用黑芝麻,茯苓,粳米。将茯苓切碎,放入锅内先煎汤,再放入黑芝麻、粳米煮粥即成。功效:健脾补肾,利水消肿。适用于IgA肾病气虚水肿的患者。

②糯米、芡实各、山药各30 g,白果10枚(去壳),煮粥。每日服1次,10日为1个疗程。此粥具有健脾补肾,固涩敛精之效。适用于IgA肾病脾肾气虚之血尿、蛋白尿、腰痛的患者。

③葫芦皮、冬瓜皮、西瓜皮各30 g,生姜皮、红枣各10 g,同放锅内加水约400 mL,煎至约150 mL,去渣即成。饮汤,每日1剂,至浮肿消退为止。适用于IgA肾病水肿的患者。

第五节　肾病综合征

一、病因病机

本病大多有水肿的临床表现,故临证多以水肿而论,是由于感受风寒或风热之邪、疮毒内侵、久居湿地及冒雨涉水、烦劳过度等因素导致肺失通调,脾失转输,肾失开阖,终致膀胱气化无权,三焦水道失畅,水液停聚而成本病。

水肿的发病主要是由肺、脾、肾三脏功能失调、水液代谢失常所致。临床多表现虚实夹杂证,即以阴阳气血不足特别是阳气不足为病之本,以风邪、水湿、湿热、疮毒、瘀血等为病之标。病位在肺、脾、肾,以脾肾为主。因外邪而致水肿者,病变部位多责之于肺;因内伤而致水肿或感受外邪日久不愈者,病变多责之于脾肾。早期多为实证,日久则虚实夹杂。若病势迅猛或日久不愈可见浊毒内留,出现侮肝、犯肺、凌心、蒙蔽清窍等危重症候。

针对肾病综合征(NS)的临床特征,结合现代理化、病理等检查,从中医学的角度分析,NS 的基本病机为脾肾亏虚[阳虚和(或)气虚]。由于脾肾亏虚,脾失转输,肾失气化,水湿停滞泛溢肌肤形成水肿;脾虚不能升清,肾虚不能藏精,精微外泄而出现大量蛋白尿;加之脾虚气血生化不足,肾虚精亏则精不足以化血,出现低蛋白血症;因水湿停滞,气机受阻,加之气阳不足,布津运血无力,导致津凝湿聚,血行迟缓,痰瘀内生,阻经入络,出现高脂血症、高黏血症。由此可见,NS 的病位主要在脾肾,脾肾阳虚或脾肾气虚,是 NS 发生和发展的根本原因和基本病机,水湿、痰瘀是 NS 发展过程中的主要病理产物,也是 NS 进展全过程中的重要致病因素。在 NS 进展过程中又常因外感或湿热疮毒浸淫等因素使肺失宣降或脾失转运,引起 NS 急性发作或加重。其外感常见有风寒、风热,也可见寒湿外侵;其湿热疮毒,大都因湿邪郁久化热、化火所致或因久用糖皮质激素等因素所致;又常因火热之邪耗气伤阴,出现阶段性的气阴两虚或肝肾阴虚或阴虚阳亢等变证。若病情得不到有效控制,最终会发展为湿浊毒邪壅滞三焦,气血阴阳皆损的肾功能衰竭。

二、辨病

(一)症状

1. 大量蛋白尿

是肾病综合征最主要的临床特征。尿液中的主要成分为白蛋白,也可为其他血浆蛋白成分。

2. 低白蛋白血症

这是肾病综合征的第二个特征。

3. 高脂血症和脂尿

血浆胆固醇、甘油三酯均明显增加。低密度及极低密度脂蛋白增加,高密度脂蛋白正常或稍下降。

4. 水肿

水肿程度一般与低白蛋白血症的程度一致。严重时引起胸腔积液、腹水、心包积液、颈部皮下水肿及纵隔积液以致呼吸困难。

5. 合并症

①感染:主要为腹膜炎、胸膜炎、皮下感染、呼吸道感染和泌尿道感染。

②血栓、栓塞性合并症:肾静脉血栓最为多见。
③肾功能损伤。

(二)体征

大部分患者会出现颜面眼睑、四肢水肿,全身水肿时双下肢多较双上肢明显,常为凹陷性水肿,如果单侧下肢水肿或水肿程度左右不对称,要排除下肢深静脉血栓形成。严重者伴胸腔积液、腹水、心包积液。伴胸腔积液可见患侧胸廓外张、呼吸音减弱、叩诊浊音或实音;心包积液时可见心尖搏动减弱或消失,心浊音界向两侧扩大,并随体位改变而变化,听诊心音减弱而遥远;伴腹水时腹外形隆起,叩诊移动性浊音阳性。

三、类病辨别

主要和以下常见的继发性肾病综合征相鉴别。

(一)糖尿病肾病

糖尿病肾病出现肾病综合征时,几乎都合并有视网膜病变,常伴有高血压和肾功能的改变。因此,对于没有视网膜病变而糖尿病病程又短于 10 年的患者,肾穿刺活检可以明确诊断,对决定治疗有意义。

(二)狼疮性肾炎

多发于青年女性,常伴多系统受累,特别是发热,关节炎,面部红斑,贫血,白细胞、血小板减少等临床表现以及抗核抗体谱、血清补体 C3、皮肤狼疮细胞及肾活检可鉴别。

(三)过敏性紫癜性肾炎

多发生于 10 岁以下儿童,成人少见。几乎全部患者表现为特征性皮疹,但有时表现极轻;约 2/3 的患者出现多发性关节肿痛;典型肾脏受累表现为血尿、蛋白尿或肾病综合征。根据典型的皮肤、关节、胃肠道及肾脏受累表现及肾脏病理 IgA 沉着为主的系膜增殖性病理改变可鉴别。

四、中医治疗

(一)辨证论治

1.水肿期

(1)脾肾阳虚

主症:周身肢体明显浮肿,甚则伴有胸腔积液、腹水,而有胸闷气急,腹满而胀,不得平卧,小便不利而量少,面色苍白或黧黑,精神委顿,形寒怯冷,身肢瞤动或沉重疼痛或腰酸腿软,纳少便溏。舌质淡,舌体胖大而有齿痕,舌苔薄白或白腻而滑,脉沉细或沉紧。

治法:温阳利水。

处方:真武汤合五苓散、济生肾气汤、肾水散(经验方)化裁。

组成:附子、白术各 12 g,茯苓 30 g,生姜、肉桂、葫芦巴、仙茅各 10 g,泽泻、猪苓各 15 g。

阐述:脾肾阳虚,水湿泛滥为肾病水肿常见证型,温阳利水方药有较好疗效。方药组成不外两部分:一部分为利水药,一般以茯苓、猪苓、泽泻为主,水肿严重可暂用逐水药,如葶苈子、椒目、黑白丑之类;另一部分为温阳药,以附子、肉桂为主,或加仙茅、葫芦巴之类。脾阳虚为主,面色多萎黄或苍白,纳少,腹胀,便溏,除白术健脾外,散水用生姜,温脾则易干姜,或加厚朴、大腹皮、草豆蔻等行气之药,以达温而运之的目的。肾阳虚为主,面色多黧黑,腰膝酸软,可加仙灵脾、补骨脂、巴戟天之类;水肿渐消,肿势不重,可应用济生肾气汤,或加龟甲胶、鹿角胶、紫河车等血肉有情之品。肾气不足者在应用前方无效时,可采用自拟肾水散[猪肾(1 对,阴干)、附子、肉桂、泽泻共研细粉],每次 10 g,开水顿服,每日 3 次,有较好疗效,可供参考。

(2)脾虚湿困

主症:肌肤或全身浮肿或有轻度水肿,但持续不退,面色萎黄不泽,气短懒言,肢软无力或胸闷腹胀泛恶,小便短少,大便溏软。舌淡红,苔薄白或白腻,脉濡软或沉缓。

治法:益气健脾,燥湿利水。

处方:防己茯苓汤合参苓白术散、胃苓汤。

组成:防己、薏苡仁、山药各 15 g,桂枝、扁豆各 10 g,生黄芪、茯苓各 30 g,党参、白术各 12 g,甘草 6 g。

阐述:脾虚湿困当分两端。一为脾虚气弱,健运失司,水湿逗留,其水肿较轻但持续减退,以气短乏力、面色萎黄之脾气虚证明显,治宜健脾益气以利水,以黄芪、党参、白术益气健脾,以防己、茯苓、泽泻利水,此类患者血浆白蛋白常较低,随着水肿缓慢消退,血浆白蛋白往往有所升高,蛋白尿亦有所减轻。二为湿盛困脾,脾运迟滞,亦致水肿,其脾气虚证不著,而水肿、胀满、泛恶、口黏等湿困见症明显,治宜燥湿运脾以利水,方用胃苓汤,以苍术、厚朴、陈皮燥湿运脾,以猪苓、茯苓、泽泻利水消肿或稍加木香、砂仁、大腹皮之引气以助脾运。在水肿消退后,蛋白尿及血浆蛋白往往无明显之变化。

(3)风邪犯肺

主症:全身浮肿,头面眼睑尤甚,恶寒发热,头痛身痛,咳嗽气急,胸满,小便不利。舌苔薄白,脉浮或弦滑。

治法:疏风宣肺利水。

处方:越婢加术汤合五皮饮、麻黄连翘赤小豆汤。

组成:炙麻黄、甘草、桑白皮、陈皮各 10 g,生石膏、茯苓皮各 30 g,生姜 3 片,大枣 4 枚,白术 12 g,大腹皮 15 g。

阐述:肾病综合征因感受风寒或风热之邪,突然引起周身浮肿或原有之浮肿骤然加重,以头面部为重,并伴风寒或风热表证及肺气失宣之证,此时当急则治其标,宜疏风,宣肺,利水,用越婢加术汤,目的重在宣开肺气,服药后并不见汗出,小便增加,水肿迅速消除。五皮饮则可视病情选用一两味药即可。若咽喉疼痛或皮肤疮毒感染,而兼有风热表证,应用麻黄连翘赤小豆汤加黄芩、桔梗、金银花、蒲公英之类。此类患者常见反复感染性病灶存在,在使用激素时往往被掩盖,因此应仔细检查搜寻,及时加以清除。

(4)气滞水停

主症:肢体或全身浮肿,反复发作,脘腹胀满,胸闷短气,喘气不舒,纳呆,尿少,大便不畅。舌淡红,脉弦。

治法:行气利水。

处方:大橘皮汤、木香流气饮加减。

组成:橘皮、槟榔、威灵仙各 10 g,滑石、乌药、桑白皮各 12 g,赤茯苓、猪苓、泽泻各 15 g,肉桂 5 g,生姜 2 片,木香、木瓜、厚朴各 6 g。

阐述:三焦气塞,水道不利因致水肿,胸闷嗳气为上焦气壅,脘腹胀满为中焦气滞,泄便不利为下焦气塞,故用大橘皮汤加味,以五苓散、六一散利水以消肿;以桑白皮泻肺,理上焦之气;厚朴、陈皮宽中,理中焦之气;槟榔、木香下气,理下焦之气。又三焦之决渎,气机之畅通,还赖肝气之疏泄,故每于方中稍加柴胡、白芍、香橼、佛手疏肝调气之品,既有利于三焦气机之调运,又有利于水液之运行。行气虽非肾病综合征之主要治法,但于宣肺、健脾、温肾之中稍佐疏气之品,则可增该方之条达,有利于水湿之消散。

(5)瘀水交阻

主症:浮肿、尿少日久不愈,面色晦暗不泽,两目黑环,肌肤粗糙不润、有瘀点或色素沉着。舌质黯有瘀斑,舌下血脉青紫,苔薄白微腻,脉涩。

治法:活血化瘀,利水。

处方:当归芍药散加减。

组成:当归、白术各 12 g,赤芍、茯苓、泽泻、车前子各 15 g,丹参、益母草各 30 g,川芎、桃仁、红花各 10 g。

阐述:"血不利则为水",瘀血内停,气机不利,水湿不运,故成水肿。水肿不退,湿阻气机,气滞血涩,亦成瘀血。故临床既有水肿尿少等水湿见症,又有晦暗瘀滞等瘀血见症。治疗当活血化瘀与利水消肿合用。当归芍药散中当归、赤芍、川芎为活血化瘀药,可加丹参、桃仁、红花,茯苓、白术、泽泻则为渗利水湿药,尚可加防己、车前子之类,还有泽兰、益母草既能化瘀又可利水。若瘀血较重,水肿顽固不退,则可加土鳖虫、水蛭等散结破血之品,常能取效,不但水肿消退,蛋白尿常可明显减轻。

(6)湿热蕴结

主症:周身浮肿,面赤气粗,烦热汗出,胸脘痞闷,口苦口黏,咽痛,小便短涩,大便不畅。舌质红,苔黄腻,脉弦滑而数。

治法:清热利湿。

处方:萆薢分清饮、五味消毒饮,阴虚夹湿热者可用猪苓汤。

组成:萆薢、丹参、茯苓各15 g,菖蒲、白术、黄檗、车前子、连翘、蒲公英、紫花地丁各10 g,莲子心6 g,金银花30 g。

阐述:肾病水肿乃由肾之气化失常,水湿泛滥而成,湿邪久郁化热则成湿热壅滞。痤疮、疮疖、上呼吸道感染或久用激素治疗,致人之气机升降出入紊乱,气血痰湿郁滞经隧,也为湿热蕴结或热毒壅盛。故见烦满泄涩、咽痛口黏等湿热征象。若湿热之邪不能得到彻底清除,在继发感染下又易致肾之气化失常,以致肾病综合征反复发作而缠绵难愈。故清利湿热虽未必直接消除水肿,但此为治疗中的重要一环。用萆薢分清饮重在清利湿热、分清泌浊,方以黄柏、车前子清热利水,白术、茯苓健脾祛湿,萆薢、菖蒲分清泌浊,丹参、莲子心清心通络,一方之中清热利湿通络兼顾。如水肿较重可加萹蓄、泽泻、滑石或合八正散。五味消毒饮以五种清热解毒药并用,对于疮疖感染有较好疗效。若阴虚而夹湿热者,则既有尿频尿急、下肢水肿,又伴口干欲饮、心烦不得眠等阴虚内热之症,应滋阴利水,方用猪苓汤,以猪苓、茯苓、泽泻甘淡利水,滑石滑利水道,阿胶养阴润燥,水湿去,邪热清,阴津复。

2.无水肿期

水肿消退之后或始终未见水肿者,常表现为面色无华,头晕目眩,腰膝酸软,疲乏无力等虚证,并常见蛋白尿、管型尿、血尿及肾功能减退,故应按中医虚劳进行辨证。

(1)脾肾气虚

主症:面色淡黄,神疲气短,纳差,腹满便溏,腰膝酸软,夜尿频多,小便清长。舌淡有齿痕,脉沉缓。

治法:健脾补肾。

处方:参苓白术散、五子衍宗丸化裁。

组成:党参、菟丝子、枸杞子、芡实各15 g,茯苓、桔梗、覆盆子、车前子各10 g,

白术、白扁豆各 12 g,山药 20 g。

阐述:水肿退后或始终无水肿的肾病综合征,常见上述脾肾气虚的症状,也有患者仅有蛋白尿而无明显自觉症状,亦可采用健脾补肾法治疗。偏脾虚者可用参苓白术散加芡实、金樱子、菟丝子等固精补肾之品,偏肾虚者可用五子衍宗丸加党参、黄芪等健脾益气之药。若见脾肾阳虚者宜加仙茅、仙灵脾、补骨脂、巴戟天等温和的补阳药,因阳虚水肿在水肿消退后,往往出现气阴耗伤,虽此时仍现阳虚,但不宜干姜、附子、桂枝等刚燥之品,而仍应用健脾益气、补肾固精之法治疗,不但能改善整体状况,而且能使蛋白尿减少或消失,肾功能恢复。

(2)肝肾阴虚

主症:面白颧赤,眩晕耳鸣,目涩肢颤,口干咽燥,渴欲饮水,五心烦热,溲赤便干。舌红少津,脉细数或细结。

治法:滋补肝肾。

处方:知柏地黄汤、建瓴汤加减。

组成:熟地黄 25 g,山茱萸、山药各 12 g,牡丹皮、茯苓、泽泻、知母、黄柏各 10 g,龟甲 20 g,白茅根、益母草各 30 g。

阐述:肝肾阴虚常因过用温热刚燥之品或长期大量应用激素而耗伤阴液,使原有的脾肾阳虚或气虚转化为肾阴亏损和肝肾阴虚。亦可因素体阳盛阴亏发病即见肝肾阴虚。其证有二:一为阴虚内热,见五心烦热、口干便结等症,宜滋阴降火,常用知柏地黄丸、大补阴丸之类。如热伤血络而见镜下血尿,可加小蓟、白茅根、生侧柏、血余炭、旱莲草等。二为阴虚阳亢,见眩晕耳鸣、头胀易怒等症,常伴血压升高,宜滋肾平肝,可用建瓴汤或六味地黄丸加天麻、钩藤、菊花、生石决明等。

(3)气阴两虚

主症:神疲气短,腹胀纳差,手足心热,口咽干燥,口渴喜饮,腰酸腰痛,头晕头痛。舌淡红有齿痕,苔薄,脉沉细或弦细。

治法:益气养阴。

处方:参芪地黄汤、大补元煎加减。

组成:党参 15 g,生黄芪 30 g,熟地黄 25 g,山茱萸、山药各 12 g,茯苓、牡丹皮、泽泻各 10 g。

阐述:水肿退后阴液耗伤,过用滋腻反令脾虚,故既见脾气不足,又有肾阴亏损之证,加之肾病综合征病程缠绵,迁延不愈,气损及阴或阴损及气,故气阴两虚证近年来明显增多,而单纯的虚证较以前有所减少。气阴两虚涉及五脏,而以脾肾气阴两虚为多,故治疗一方面健脾益气,另一方面滋补肾阴。参芪地黄汤、大补元煎对气阴两虚均有疗效,应用时还须看气虚阴虚轻重而灵活加减。使用本方可使患者的免疫功能及血浆环核苷酸的双向调节趋向平衡,保护和促进肾功能恢复。

无水肿期上述各型涉及湿热、热毒、瘀血诸邪,可参考水肿期有关证型及慢性肾炎有关治法辨证论治。

(二)专方专药

①离明肾气汤:制附子、嫩桂枝、干地黄、山茱萸、炒山药、炒白术、茯苓、盐泽泻、车前子、巴戟天、生黄芪。主要用于脾肾阳虚之水湿泛滥。

②参芪虫草片:黄芪、地黄、红参粉、大黄粉、冬虫夏草粉。本方对免疫状态有双向调节作用,有改善肾功能作用。

③加味地黄汤:熟地黄、山茱萸、山药、泽泻、茯苓、紫苏叶、蝉蜕、地肤子、黄芪、防风、白术、沙苑子。本方滋肾健脾,祛风渗湿。

(三)其他疗法

1. 针刺疗法

体针取穴脾俞配足三里,肾俞配太溪,用补法。另重灸气海以助阳化气,用泻法针水分以分利水邪。每日1次,10天为1个疗程。耳针取肝、肾、脾、皮质下、膀胱等穴,每次取其中2~3穴,双侧,中等刺激,隔日1次。针后留针20~30分钟,7次为1个疗程。

2. 艾灸治疗

水肿期取穴水分(泻法)、气海(泻法)、关元(补法)。无肿期选两组穴:①气海、关元、右带脉(均用补法);②双肾俞、左带脉(均用补法);①、②组交替应用。取准穴位后,用鲜生姜切成厚0.1 cm,直径0.8 cm的薄片,中间用针刺3~4孔,置在穴位皮肤上。艾绒捻成黄豆大的艾炷(中壮)放在姜片上燃烧,待到炷焰欲尽时,施泻法即把艾炷移掉,施补法即用火柴盒(他物也可)对准炷焰盖压半分钟,俟余焰热感继续透入穴内。每次每穴灸5壮,隔日1次。连续15次为1个疗程。

3. 穴位注射

取穴肾俞、足三里。将穴位局部皮肤常规消毒后,用10 mL无菌注射器及5号长针头,将鱼腥草注射液吸入针筒,进针得气后,回抽无血,将药液缓慢注入,肾俞每穴注射1.5 mL,足三里每穴注射2 mL,起针后用无菌棉球按压片刻以防出血,隔日1次,连续治疗2个月,有效可续用。

4. 外敷

①取肾康敷剂(丁香、肉桂、大黄、土鳖虫各10 g,黄芪、黄精各30 g,甘遂8 g,共研细末)适量,配以姜汁、大蒜适量,调成糊状,外敷于双肾俞穴、涌泉穴及神阙穴,外以麝香壮骨膏固定。每晚睡时敷,晨起除掉,连用2个月,后隔日用1月。本法具有益气活血温阳、滋阴补肾、利湿泻浊的作用,能明显降低尿蛋白、提高血浆白

蛋白。

②取敷脐消水方(甘遂、甘草、肉桂、冰片、沉香,研末)适量,麻油调配,制成 3 cm×3 cm×0.5 cm 膏状,敷神阙穴,每日 1 次,20 天为 1 个疗程。适用于肾病综合征伴腹水者。

5.中药灌肠

用中药灌肠方(大黄、槐米、崩大碗各 30 g)水煎药液 200 mL,高位结肠保留灌肠,每日 1 次。适用于湿热蕴结证水肿。

6.食疗

①赤小豆鲤鱼汤:赤小豆 100 g,鲤鱼 1 条(约 250 g),生姜 30 g,葱 60 g,无盐炖汤,吃鱼喝汤,适用于气血亏虚、低白蛋白血症水肿患者。

②鲫鱼冬瓜汤:鲫鱼 120 g,冬瓜皮 60~120 g。先将鲫鱼去鳞,剖腹去内脏,与冬瓜皮同放锅中,加水适量炖汤,不放盐,吃鱼喝汤,有减少尿蛋白和利尿消肿作用,适用于水肿伴低白蛋白血症患者。

③郁李苡仁粥:郁李仁 50 g,薏苡仁 60 g。先将郁李仁水煎去滓,入薏苡仁常法熬粥,煮至薏苡仁开花烂熟为度,一日 2 次,早晚服用,适用于水湿内停水肿患者。

第六节　急性间质性肾炎

一、病因病机

本病多为感受湿热、疫毒之邪或有毒之物侵犯人体,湿热、毒物之邪内陷,潜伏于肾,致肾失开阖,气化失司,脾胃升降失调,出现癃闭、尿血而为病。本病临床发病较急,以实证、热证多见。病变主要在肾、膀胱,涉及脾、肺及三焦。以湿、热、毒为病理因素,这些病因可单一发病,亦可夹杂致病,致使病情复杂。

(一)湿热蕴结

因饮食起居不调,湿热内生或感受湿热之邪,湿热炽盛,弥漫三焦,阻遏气机,上焦失于宣发,下焦不能转输而发病。

(二)毒物伤肾

摄入对肾脏有损伤的药物或毒物,毒邪内侵,内伤血络则尿血,外达肌肤见斑疹,内伤于肾,气化失司而致尿少、水肿。

(三)肾络闭阻

病程日久或药毒伤肾,瘀毒阻塞肾络而发病。

二、辨病

(一)症状

轻者可无明显表现。血尿常是急性间质性肾炎(AIN)的首发症状,其次是无菌性脓尿和白细胞管型。药物所致的 AIN 可见少尿等急性肾功能衰退的肾脏表现以及发热过敏、关节疼痛、腰痛等肾外表现。感染所致的 AIN 临床表现包括全身和肾脏表现两方面,病情轻重不一。轻者可仅在感染的基础上出现轻微蛋白尿或(和)一过性肾功能降低,严重者出现少尿或无尿,表现为肾衰竭。继发性 AIN 常继发于系统性红斑狼疮或干燥综合征,临床常表现为原发病的临床表现及肾小管-间质病变。

(二)体征

①药物所致 AIN 可见急性热性病容,体温升高,皮肤斑疹隐隐,肾区叩痛;感染所致的 AIN 可见淋巴结肿大;继发性 AIN 可见原发病的体征;颜面及双下肢水肿。

②胸部皮肤可见斑疹;感染性 AIN 肺部听诊可闻及双肺呼吸音粗,可闻及湿啰音。当出现急性肾衰竭时,可出现腹水。四肢皮肤可见斑疹隐隐,大关节活动轻度受限。

三、类病辨别

(一)急进性肾小球肾炎

急性间质性肾炎出现的血尿、肾功能不全易与急进性肾小球肾炎混淆。白细胞尿,特别是尿沉渣见大量嗜酸性粒细胞的存在常支持急性间质性肾炎的诊断。鉴别诊断有困难时,可予肾活检明确诊断。肾活检显示 50% 以上肾小球有新月体形成病理改变,一般支持急进性肾炎的诊断。

(二)急性肾小管坏死

出现急性肾衰竭、血尿和蛋白尿的急性间质性肾炎患者须与急性肾小管坏死疾病相鉴别。急性肾小管坏死一般常有肾缺血的病因,有少尿期、多尿期、恢复期的特征性病程经过,尿沉渣有肾小管上皮细胞、细胞碎片、肾小管细胞管型或颗粒管型,急性肾间质性肾炎无这些表现。

四、中医治疗

(一)辨证论治

急性间质性肾炎的中医病因病机主要是湿热、毒热之邪,蕴结三焦,伤及脏腑,阻滞气机,致肾失开阖,膀胱气化失司,脾胃升降失调而致病。或素体虚弱,加之有害物质中毒,损伤肾脏,脾肾亏虚,气阴两伤。本病按以下4个证型辨证论治。

1.热毒炽盛

症候:头痛身热或寒战高热,腰部疼痛,小便黄赤,咽干口燥,胸闷腹胀或伴尿少,尿闭,口中尿臭,伴皮肤斑疹隐隐或伴皮肤黄染,恶心,呕吐,腹痛,便秘,关节酸痛等,舌质红,苔黄燥,脉弦滑数。

治法:清热解毒,凉血化瘀。

方药:清瘟败毒饮加减。

组成:石膏(先煎)、水牛角(先煎)、猪苓各30 g,知母、山栀子、黄芩、赤芍、玄参、牡丹皮各10 g,竹叶、黄连各8 g,连翘12 g,甘草5 g。

加减:尿少或尿闭患者,加用大黄灌肠煎。生大黄(后下)、龙骨(先煎)、牡蛎(先煎)、蒲公英各30 g,附子(先煎)15 g,浓煎200 mL以保留灌肠,每日1~2次;伴皮肤出斑疹者,加紫草15 g,大、小蓟各15 g,以凉血止血;若便秘腹痛或黄疸者,加大黄(后下)10 g,以通腑泄浊;若伴恶心、呕吐、腹胀者,加半夏10 g,陈皮、川朴各8 g,以行气降逆止呕。

2.湿热下注

症候:小便黄赤,灼热或涩痛不利,腰痛腹痛,口干不欲饮,大便不爽或伴发热恶寒,口苦呕恶,舌质微红,苔黄腻,脉滑数。

治法:清热利湿通淋。

方药:八正散加减。

组成:车前草、萹蓄、旱莲草各30 g,瞿麦、滑石各20 g,通草6 g,石韦、生地黄各15 g,黄柏、栀子、大黄各10 g。

加减:伴见纳食不振者,加砂仁(打碎)6 g,白蔻仁10 g,以渗湿健脾;恶心呕吐者,加竹茹、半夏各10 g,以和胃止呕;口干明显者,加麦冬12 g,玄参10 g,以养阴生津止渴。

3.肝肾阴虚

症候:头晕耳鸣,五心烦热,腰酸痛,尿黄,尿频或尿血,口干欲饮,舌质红,苔薄黄,脉细数。

治法:滋肝养肾,凉血止血。

方药:知柏地黄丸加减。

组成:知母、黄柏、淡竹叶各10 g,生地黄、泽泻、山药、山茱萸、大蓟、小蓟、藕节各15 g,牡丹皮8 g。

加减:心烦失眠者,加炒枣仁10 g,远志6 g,以宁心安神;潮热盗汗者,加龟板(先煎)15 g,地骨皮10 g,以滋阴清虚热。

4.脾肾气虚

症候:面色萎黄,神疲体倦,腰膝酸软,头晕耳鸣,腹胀纳减,多尿,夜尿,舌质淡,苔白,脉沉细。

治法:健脾益气补肾

方药:四君子汤合金匮肾气丸。

组成:党参、山茱萸、泽泻各 15 g,白术、茯苓、熟地黄、山药各 12 g,桂枝、附子(先煎)各 6 g,牡丹皮 9 g。

加减:食欲缺乏明显者,加砂仁(打碎)6 g,麦芽 15 g,以健脾渗湿;腹胀者加川朴 6 g,陈皮 6 g,以行气消痞;面色萎黄,体倦者,加黄芪 15 g,当归 10 g,以益气补血;夜尿明显者,可加金樱子 15 g,芡实 10 g,以补肾固摄。

(二)中成药

1.滋肾通关丸

成人每次口服 9 g,每日 2 次,小儿酌减。本方滋阴清热,化湿通关,用于热在下焦,湿热蕴结者。

2.分清五淋丸

每次口服 9 g,每日 1～2 次,本方清热泻火,利水通淋,用于湿热下注,蕴结膀胱者。

3.无比山药丸

口服,成人每次 1 丸,每日 2 次,温水送服。本方补肾填精,收摄肾气,用于肾虚精亏者。

4.济生肾气丸

每次 1 丸,每日 1～2 次,温开水送服。本方温补肾阳,化气利水,用于肾阳不足,肾气虚弱者。

5.茵陈五淋丸

口服,成人每次 10 g,每日 3 次,饭后温开水送服。本方健脾和胃,清热利湿,用于湿热蕴结,脾胃运化失常者。

6.肾复康胶囊

主要成分:土茯苓、生槐花、白茅根、藿香等。功用:益肾化浊,清热利湿。主治:各种证型的急性间质性肾炎血尿表现者。用法:口服,每次 4～6 粒,每日 3 次。

(三)点穴法

按压利尿穴(在脐下 2.5 寸处,脐与耻骨联合上缘连线中心处取穴),由浅至深,由轻至重点按 10 分钟,至局部有胀热感。再用点推法,由利尿穴向下反复点推至曲骨穴 5 分钟以增加疗效。

（四）外敷

芒硝、葱白各 250 g，炒烫后用毛巾包裹，敷于小腹部即可，以热而微烫为度。

（五）食疗

1.芍药甘草汤

芍药 30 g，甘草 10 g，冰糖 30 g，代茶饮用。可缓急解痉，利尿止痛。适用于腰痛、尿少等症。

2.覆盆白果汤

覆盆子 10 g，白果 5 枚，猪小肚 100～150 g，盐适量煮汤。饮汤，食肉，日服 2～3 次。可补肾缩尿。适用于间质性肾炎引起的腰痛、多尿等症。

第五章

血液系统疾病

第一节 缺铁性贫血

一、病因病机

缺铁性贫血的发生主要是由于脾虚运化失职不能化生气血,脾胃虚弱、肾精亏虚、饮食不节、血证失血等所致。

(一)脾胃虚弱

"脾主运化,胃主受纳",血的生成与脾胃密切相关,故有"脾为后天之本,气血生化之源"之说。脾胃虚弱,而使胃不能受纳、腐熟水谷;脾不能吸收、运化水谷精微物质,使在转化气血过程中乏源,从而导致本病发生。

(二)肾精亏虚

"脾肾分主气血""肾为先天之本"。肾主骨,生髓、藏精,血液为精气所化生。肾脏虚弱,精不化气,气不生血,而致气血两虚;加之肾气亏虚,影响脏腑功能,影响于脾胃,则脾胃功能失司,造成水谷受纳、消化、吸收障碍,精微物质缺乏,气血生化乏源,而引发本病;病程日久影响肝胆,则肝失调达,胆失疏泄,进而导致肝木克土,脾胃虚弱,运化失司,造成水谷精微物质缺乏,气血生化乏源,而引发本病。

(三)饮食不节

饮食是造血的基本原料,"人以水谷为本",《素问·生气通天论篇第三》中指出"阴之所生,本在五味",清代徐大椿《杂病证治·血证》中也指出"血者,水谷之精气也"。若平素饮食不节,暴饮暴食,过度节食减肥或偏食等均可以导致水谷精微物质吸收不平衡,而致气血生化无源,引发本病。

(四)血证失血

崩漏、吐血、便血、衄血、咳血等各种慢性失血造成长期血液丢失或由于急性大量失血,使气血突然丢失,丢失量超过机体需要量,并难以在很短时间内补充,均可以引发血虚气少,导致本病发生。

(五)虫栖肠道

虫栖肠道吸收肠道水谷精微物质,造成水谷精微物质缺乏,而导致气血虚弱;同时,虫栖肠道可引起脾胃受损,受纳失司,运化失调,也可以造成气血虚弱,导致本病的发生。

(六)疾病转化

慢性消耗性疾病,长期治疗不愈,耗气伤血,导致气血不足引发本病。同时,本病发生与发展进一步影响脾胃功能,导致水谷之精微物质吸收困难,从而加重病情,使其缠绵难愈。

二、辨病

(一)症状

1.常见症候

面色萎黄或面色苍白,疲乏无力,头晕目眩,失眠健忘,精神不振或意识模糊,心悸气短,月经失调,性功能减退等。

2.少见症候

部分患者可见午后低热,眼花或眼底、视盘苍白,视网膜渗出或出血等。

3.口腔、鼻及胃变化

出现舌炎、舌乳头萎缩、口角炎、吞咽困难、萎缩性鼻炎、萎缩性胃炎和胃酸缺乏。

4.皮肤和指(趾)甲变化

皮肤干燥,毛发干枯脱落,指甲脆薄易裂,出现、扁平甲或者反甲等。

5.神经精神症候

神经痛,多以头痛多见。或肢体麻木、针刺感等感觉异常,重者可有颅内压升高和视盘水肿;精神与行为异常表现为注意力不集中、易激动,精神迟滞,对外界反应差和异食癖等。

(二)体征

缺铁性贫血除见面色萎黄和苍白外,无明显体征;严重贫血可有心率加快,脉压增宽,心脏扩大,心力衰竭等体征。脾肿大多见于儿童患者,缺铁纠正后即消失。

(三)实验室检查

1.血常规

呈低色素小细胞性贫血。男性血红蛋白<120 g/L,女性血红蛋白<110 g/L,

孕妇血红蛋白<100 g/L,MCV<80 fl,MCH<26 pg,红细胞平均血红蛋白浓度(MCHC)<0.31 g/L,成熟红细胞大小不一,中心浅染区扩大。白细胞计数正常,血小板常增加。

2.骨髓细胞学检查

骨髓增生活跃或明显活跃,粒、红比值减低,红系增生显著,以中幼红为主,有核红细胞胞体小,核染色质致密,胞质少,染色偏蓝,边缘不整齐。铁剂治疗后有核红细胞增生更显著,骨髓铁染色骨髓小粒可染铁消失,铁粒幼红细胞<15%。

3.铁相关检查

血清铁<8.95 mmol/L;总铁结合力>64.44 mmol/L;运铁蛋白饱和度<0.15;血清铁蛋白<12 mg/L;全血红细胞游离原卟啉>0.9 mmol/L。

三、类病辨别

本病应与慢性感染性贫血、铁粒幼细胞性贫血、地中海贫血相鉴别。

(一)慢性感染性贫血

多为正色素性小细胞贫血。血清铁及总铁结合力均降低,但骨髓铁增多,骨髓幼粒细胞常有中毒性改变。

(二)铁粒幼细胞性贫血

由于血红蛋白在幼红细胞线粒体内的合成发生障碍,引起铁失利用性贫血。周围血涂片上可见双型性贫血表现(有的红细胞为正色素性,有的为低色素性),血清铁升高,总铁结合力下降,铁饱和度增高,骨髓内细胞外铁增加,铁幼粒细胞特别是出现环状铁粒幼细胞。

维生素B_6反应性贫血是铁粒幼细胞性贫血的一种类型。由于体内维生素B_6代谢异常,铁失利用,影响血红蛋白的合成所致。多呈小细胞低色素性贫血,但血清铁和骨髓铁均升高,色氨酸代谢异常,用维生素B_6治疗有一定的疗效。

(三)地中海贫血

有家族史,具有特殊面容,脾大,血涂片上见较多靶细胞,血清铁及骨髓铁均增多,血红蛋白电泳异常,HbF及HbA_2均升高。而缺铁性贫血HbF正常,而HbA_2反而减少。

此外,严重的小细胞低色素性贫血应注意与无运铁蛋白血症相鉴别。

四、中医治疗

(一)辨证要点

缺铁性贫血一般病程较长,且多有明确的病因,如饮食偏嗜、失血等。由于饮食失调者,多有脾虚表现,可见乏力、腹胀、便溏等;由于虫积引起者可伴脐腹痛,多食易饥,消瘦,嗜食异物等症;由于出血过多者,可伴便血、呕血、崩漏、痔疮流血等症;由于其他慢性病引起者则可见乏力头晕、心悸气短等症。再者应辨病之虚实、轻重缓急。本病以虚证为主,初起病在脾脏者甚多,可见乏力、食少便溏等脾虚表现,而疾病渐重可见心脾两虚之象,可见心悸气短、失眠健忘表现。由虫积所致者为虚实夹杂之证。若疾病日久,失于调治,病情渐重,可出现肾精不足之象,可伴有腰膝酸软、耳鸣、浮肿等症。

(二)治疗原则

①分清标本,急则治其标,缓则治其本或标本兼治。具体而言,以原发病因为"本",以继发的虚劳为"标"。治本当根据患者原发病病因不同(如脾虚、失血、肾虚、虫积等)进行彻底治疗,治标当补充血液及造血原料(主要指铁)。

②辨明虚实,虚则补之,实则泻之。具体而言,据脾胃虚弱、气血两虚、脾肾阳虚、肝肾阴虚、虫寄肠胃等不同证型分别治以健脾和胃、气血双补、温补脾肾、滋肾养肝、化积杀虫为基本原则。

(三)辨证论治

1.脾胃虚弱

治法:健脾和胃,益气养血。

方药:参苓白术散加减。党参、茯苓、白术、白扁豆、山药、甘草、莲子、黄芪、当归、陈皮、鸡内金、谷芽、砂仁、薏苡仁、桔梗。方中党参、茯苓、白术、白扁豆、山药健脾益气,黄芪、当归益气养血,陈皮、砂仁行气和中使补而不滞,鸡内金、谷芽健脾消食。大便稀溏加苍术、薏苡仁、焦山楂以助脾运;畏寒肢冷加干姜、附子以温脾阳。大便查有钩虫卵者可先服贯众汤(贯众、苦楝根皮、土荆芥、紫苏)以祛虫,虫祛后再拟健脾和胃之法。

2.心脾两虚

治法:补脾养心,益气生血。

方药:归脾汤加减。党参、黄芪、白术、当归、甘草、茯苓、远志、白芍、熟地黄、酸枣仁、木香、龙眼肉、生姜、大枣。方中党参、黄芪、白术、甘草健脾益气,当归、白芍、熟地黄、龙眼肉、酸枣仁滋阴补血、养心安神,木香行气和中。纳差腹胀,大便溏薄者去当归、熟地黄,加苍术、陈皮、焦山楂以调脾助运;心悸明显者加柏子仁、夜交藤以养心安神。

3.肝肾阴虚

治法:滋养肝肾,补阴养血。

方药:左归丸加减。熟地黄、山药、枸杞子、山茱萸、川牛膝、菟丝子、何首乌、焦山楂、鹿角胶、龟板胶。方中山茱萸、熟地黄、当归、枸杞子、菟丝子、何首乌滋阴补血以养肝肾；龟板胶、鹿角胶大补精血；山药、焦山楂健脾胃助消化，以防滋腻补药碍滞脾运之弊。伴有低热者加鳖甲、地骨皮、银柴胡以滋阴清热；神疲乏力者加太子参、黄芪以益气；血虚明显者加紫河车、阿胶以滋阴补血。

4.脾肾阳虚

治法：温补脾肾，益气养血。

方药：右归丸加减。熟地黄、山药、山茱萸、枸杞子、鹿角胶、肉苁蓉、焦山楂、菟丝子、杜仲、当归、肉桂、附子。方中山茱萸、熟地黄、当归、枸杞子益肾滋阴养血；肉苁蓉、鹿角胶、肉桂温补肾阳补养精血；山药、焦山楂益气健脾消食助运，亦防滋腻之品有碍脾运。畏寒肢冷者加仙茅、附子以温补脾肾；腹胀、腹泻者去熟地黄、当归、肉苁蓉，加煨木香、苍术、白术以行气助运；血虚重者加紫河车、阿胶以补精血。

5.虫积

治法：杀虫消积。

方药：化虫丸加减。榧子、槟榔、红藤、贯众、鹤虱、铅粉、苦楝根皮、白矾。方中榧子、槟榔、苦楝根皮、贯众、鹤虱、铅粉、白矾均有杀虫之功效；槟榔、红藤理气，化瘀，止痛。血虚明显者加当归、黄芪、熟地黄；恶心呕吐者加半夏、竹茹以降逆止呕。待虫积好转后，调理脾胃，可用香砂六君子汤加减。

（四）其他疗法

1.针灸疗法

针刺隐白、血海、足三里穴，用补法，留针20分钟，有健脾补血之功，可治便血、尿血、月经过多、崩漏，对本病起间接治疗作用。

2.摩腹法

从脐下两横指处的气海穴开始，作以脐为中心的顺时针方向、直径由小到大、呈螺旋状的揉摩运动，一直扩展到整个腹部，如此反复数次，功可益气健脾，生血补元。

3.食疗法

①食用富含优质蛋白质的食物：蛋类、乳类、鱼类、瘦肉类、虾及豆类等。

②食用富含维生素C的食物：新鲜水果和绿色蔬菜，如酸枣、杏、山楂、苦瓜、青椒、生菜、青笋等。维生素C有参与造血促进铁吸收利用的功能。

③食用富含铁的食物：鸡肝、猪肝、牛羊肾脏、瘦肉、蛋黄、海带、黑芝麻、黑木耳、黄豆、蘑菇、芹菜等。

④食用富含铜的食物：虾、牡蛎、海蜇、鱼、西红柿、豆类及果仁等，铜的生理功能之一是参与造血。

4.矿泉浴法

酌取食盐泉、铁泉浴疗,并酌取铁泉饮用,可增加铁的吸收。

5.中成药

①复方皂矾丸:用于缺铁性贫血。每次 5 g,每日 3 次,口服。

②人参归脾丸:用于缺铁性贫血心脾两虚型。每次 2 丸,每日 3 次,口服。

③益血生胶囊:每次 3 粒,每日 3 次,口服。用于脾虚型。

④生血宝合剂:每次 15 mL,每日 3 次,口服,用于脾肾两虚型。

6.单味中药

矾干粉 1.5 g,装胶囊,每次 1 粒,每日 3 次,餐后服;或皂矾 50 g,枸橼酸 2.1 g,蒸馏水 1000 mL,配成糖浆,每次 10 mL,每日 3 次,口服。

第二节　再生障碍性贫血

一、病因病机

再生障碍性贫血在传统中医中被称为髓劳病,发病可由外因的误治失治,用药不当,接触毒物或直接邪毒内侵,深伏少阴,发为伏热,耗伤气血引起;内部因素可由先天禀赋不足,劳伤其肾或情志失调引动。外因诱发者往往起病较急,约半数患者初期可有发热,伴皮肤瘀点、瘀斑或鼻腔、齿龈出血,心烦易怒,舌红苔黄等实热症候;内因诱发者往往起病较缓,多见腰酸膝软,乏力头晕,神形疲惫等虚象。

髓劳病的病机以"肾虚髓枯为本,脾虚气血不足为标",病位在骨髓。肾为先天之本,寓元阴元阳,主藏精生髓,如《素问·痿论篇第四十四》论述"肾主身之骨髓";《素问·阴阳应象大论篇第五》说"肾生骨髓";《素问·生气通天论篇第三》说"骨髓坚固,气血皆从";《张氏医通》中说"血之源头在乎肾",均论述肾藏精,精血同源。又如《景岳全书》说:"血即精之属也。"肾中内寓之元阴元阳是人身五脏生机之源泉。肾中之阴为造血的物质基础,肾中之阳是血液生化的动力,肾阴阳充足则骨满髓充,精血旺盛,反之,若肾阴阳亏虚则精气不足,无以生髓化血,即可表现为精亏血少之象;脾为后天之本,气血生化之源。脾主运化、升清、统摄血液,其运化的水谷精微是气血化生和充养肾精的重要来源。"脾阳根于肾阳",肾中精气的生成有赖于脾生成之水谷精微的充盈,而脾之健运,化生精微,则需要肾阳的温煦。《灵枢·痈疽第八十一》曰:"肠胃受谷……中焦出气如露,上注溪谷,而渗孙脉,津液和调,变化而赤为血……骨伤则髓消。"说明骨髓的生成依赖于脾之健运,脾失健运,不能化生精微,气血生化不足,不能生精,日久亦可成劳。而肝喜条达,主疏泄,肝木得疏则脾能升清运化。肾藏精,肝藏血,精血互生,肾阴亏则肝火失制,精血耗损。所以,髓劳病发病以肾虚为根本,同时涉及多个脏腑,表现出多脏腑虚损之候。

(一)正虚热毒壅盛

由于先天禀赋不足或饮食、劳倦、七情等因素损伤脾肾,日久脾肾俱损,气血生化乏源,气血亏虚,五脏六腑、四肢百骸失于濡养,见乏力、身倦、面色苍白之症;正虚则正不胜邪,风热燥火毒邪入侵,热毒壅盛,则见高热、烦渴;火热之邪灼伤脉络,血溢脉外则可见肌衄、齿衄、鼻衄,甚至呕血、咯血、便血等症。喻昌在《医门法律》中云:"虚劳之证……荣血伤,则内热起,五心常热,目中生花见火,耳内蛙聒蝉鸣,口舌糜烂,不知五味,鼻孔干燥,呼吸不利,乃至饮食不生肌肤,急惰嗜卧,骨软足疲。荣行日迟,卫行日疾,荣血为卫气所迫,不能内守而脱出于外,或吐或衄,或出二阴之窍;血出既多,火热迸入,逼迫煎熬,漫无休止,荣血有立尽而已,不死何待耶!"其所述之发热,耳鸣目眩,口舌糜烂,吐衄血之症与急性再生障碍性贫血的出血、感染极为相似。

(二)心脾血虚

《蒲辅周医疗经验》中的"脾阴虚、手足烦热,口干不欲饮,烦满,不思食"描述了脾阴虚的临床所见。脾阴即水谷所化生之精微,具有滋养脏腑气血、肌肉、筋脉的作用。脾主运化,为后天之本,气血生化之源。由于饮食不节,劳倦过度伤脾,脾失健运,化源衰少,则气血生化不足,故可见脾之阴血不足之证;心主血脉,又主神明,故阴血不足,心失所养,心神不宁而见心悸、失眠多梦之症。

(三)肾阴虚损

肾为先天之本,肾藏精,主骨生髓。若先天禀赋不足或久病大病失治误治、房劳过度而伤肾,肾之阴精不足,则阴血亏虚。血虚失于濡养之功能,故见头晕、耳鸣、乏力等症;阴虚火旺,虚火内扰则见五心烦热、盗汗、口干等症;虚火灼伤脉络,则可见肌衄、鼻衄、齿衄等症。

(四)肾阳虚衰

由于禀赋不足,久病不愈,房劳伤肾而致下元亏损,命门火衰,即所谓"五脏之伤,穷必及肾"。肾阳为一身阳气之本,全身各脏腑器官之正常功能全赖肾阳之温煦。肾为先天之本,脾为后天之本,脾之运化,亦有赖于肾阳之温煦,故肾阳虚衰亦可影响及脾,致脾阳不振,运化失职,化源衰少,气血化生不足而见腰膝酸软、畏寒肢冷、乏力头晕、面色苍白、浮肿便溏等症。

(五)肾阴阳两虚

肾阴虚或肾阳虚之髓劳病患者日久迁延不愈,阴损及阳或阳损及阴,则见肾之阴虚、阳虚并见。肾阴不足,虚热内生,灼伤津液,津不上承可见口干渴,虚热内扰而见五心烦热;肾阳不足失于温煦与气化,而见畏寒、夜尿频多、浮肿之症。两组表现相兼出现表明其为阴阳俱虚之象。

(六)瘀血内停

外感寒邪,凝滞经脉,血液瘀滞;或感受温热毒邪,煎熬津液,血液黏滞,瘀而不行;或气虚日久,血液运行迟缓;或因七情所伤,气滞血瘀;或因各种原因导致出血,离经之血未能清除即为瘀血。

二、辨病

(一)热毒壅盛,迫血妄行

1. 症候

多见于急性髓劳病患者,起病急,壮热不退或持续发热,皮肤瘀斑、瘀点,斑色紫红,鼻衄、齿衄,烦躁,口渴,便干,溲赤,面色苍白,头晕乏力,舌苔黄,脉洪大数疾。

2. 症候分析

因热毒为阳邪,伤及血分,故发病急骤;热邪熏于肌表,故见发热;热盛伤津,热扰心神而见烦渴引饮,尿黄便秘;热毒壅盛,耗伤气血,气血亏虚,失于濡养,而见面色无华、头晕乏力、精神萎靡之症;热盛迫血妄行,血溢脉外,故见吐血、衄血、便血,甚至九窍出血等重症;热毒甚者,扰乱神明,则见神昏。舌红而干,苔黄,脉虚数为正虚邪盛之象。

(二)肾阴虚

1. 症候

腰膝酸软,眩晕耳鸣,面色苍白无华,唇甲色淡,五心烦热,盗汗或见衄血,女子月经淋漓不断,舌质淡,舌尖红,少苔,脉细数。

2. 症候分析

肾为先天之本,肾藏精,主骨生髓,肾阴亏虚则精血不足,失于濡养,故见腰膝酸软;髓海不足,脑失濡养则见眩晕、耳鸣;血虚不能荣养头面四肢,可见面色苍白无华、唇甲色淡;阴虚生内热,虚热内扰则见五心烦热、盗汗;虚火灼伤脉络,血溢脉外而见衄血、女子月经量多;舌尖红、少苔、脉细数均为肾阴不足之象。

(三)肾阳虚

1. 症候

腰膝酸软,神疲乏力,心悸气短,唇甲色淡,面色苍白无华,形寒肢冷,食少纳呆或有便溏,夜尿频多,面浮肢肿,一般无出血或轻度出血,舌淡胖,有齿痕,苔白,脉沉细无力。

2.症候分析

腰为肾之府,肾阳不足,失于温养而见腰膝酸软;脾之阳气虚衰,运化失职,气血化源不足,失于濡养故见神疲乏力,心悸气短,唇甲色淡,面色苍白无华之症;肾阳为一身阳气之本,肾阳虚衰,形体失于温煦,则见形寒肢冷;膀胱气化不利,则见夜尿频多;阳气衰微,气不行水,水湿内聚或泛溢肌肤,则见面浮肢肿;若阳气虚,气不摄血,可见皮肤瘀点、瘀斑等出血症状;舌淡胖,有齿痕,苔白,脉沉细均为脾肾阳虚之象。

(四)肾阴阳两虚

1.症候

腰膝酸软,神疲乏力,心悸气短,面色苍白,唇甲色淡,五心烦热或有夜尿频多,无出血或轻度出血。舌淡红,苔白,脉细略数或弱。

2.症候分析

肾藏精,精血同源,肾之阴精不足则血亦化生不足,血虚失于濡养则见神疲乏力,心悸气短,面色苍白及唇甲色淡之症;腰为肾之府,肾之阴阳俱虚,腰府失养则见腰膝酸软;阴虚生内热,虚热内扰而见五心烦热;肾阳不足,膀胱气化失司则见夜尿频多。若阴虚火旺、虚火灼伤脉络或阳气虚弱失于统摄则可见衄血等出血之症。舌质淡,苔白,脉细数或弱均为肾阴阳两虚之象。

三、类病辨别

(一)诊断

1.发病特点

本病的临床表现常为腰膝酸软,神疲乏力,心悸,气短,头晕,耳鸣,衄血,月经量多,形寒肢冷或五心烦热,舌质淡或有瘀点、瘀斑,脉细弱或细数。本病的热毒壅盛型起病急,病程短,病情重,往往伴有高热,出血症状重;肾阴虚型较其阳虚型为重,乏力、发热及出血明显,但后三型均为慢性发病过程,病程长,发病隐袭。

2.症候特点

本病临床可分为热毒壅盛型、肾阴虚型、肾阳虚型及肾阴阳两虚型。热毒壅盛型为急性发病,一般表现高热,皮肤大块瘀斑,鼻衄、齿衄,甚至有呕血、便血、尿血,且很难控制,可能导致神昏谵语等危重症候;后三型为慢性发病,早期只有轻度腰膝酸软,活动后乏力、心悸等症状,易被忽视。一般阳虚型见于发病早期,病情较轻,起病缓慢,乏力、心悸及出血症状较轻,病程较长;而阴虚型则乏力、发热及出血等症较重;尤其阴虚火旺、耗灼气血,扰乱神明者可能出现大衄及中风等危候。

（二）鉴别诊断

1. 与内科其他病证的虚证鉴别

髓劳病的各种症候，均以出现一系列精气不足的症状为特征，属于虚劳病的一种。临床上以肾虚髓枯为其基本表现，症候复杂。应与内科虚证相鉴别。其他病证的虚证仅以其病证的主要症状为突出表现，如眩晕一证的气血亏虚型，以眩晕为突出表现。另外虚劳一般都病程较长，病势缠绵；而其他病证的虚证类型虽然也以久病属虚者为多，但亦有病程较短而呈现虚证者，如泄泻一证的脾胃虚弱型，以泄泻为主要临床表现，有病程长者，但亦有病程短者。

2. 与肺结核鉴别

宋代严用和在《济生方·五劳六极论治》中说："医经载五劳六极之证，非传尸骨蒸之比。多由不能卫生，始于过用，逆于阴阳，伤于营卫，遂成五劳六极之病焉。"即明确指出虚劳与肺结核之区别。肺结核为痨虫侵袭所致，主要病在肺，具有传染性，以阴虚火旺为其病理特点，以咳嗽、咯痰、咳血、潮热盗汗、消瘦为主要临床表现，病久迁延不愈者，累及他脏，亦可见到阴阳两亏的脏腑虚损的病变，但从其疾病的发生发展过程不难与虚劳鉴别。而髓劳病则由多种原因所导致，无传染性，五脏气、血、阴、阳虚损症状均可出现，其出血表现可有多种衄血及呕血、后血、月经量多等，与肺结核之单见咯血、咳血明显不同。

四、中医治疗

（一）辨证论治

1. 肾阴虚证

症候：面色苍白，唇甲色淡，心悸乏力，颧红盗汗，手足心热，口渴思饮，腰膝酸软，出血明显，便结，舌质淡，舌苔薄或舌红少苔，脉细数。

治法：滋阴补肾，益气养血。

方药：左归丸合当归补血汤加减。

2. 肾阳虚证

症候：形寒肢冷，气短懒言，面色苍白，唇甲色淡，大便稀溏，面浮肢肿，出血不明显，舌体胖嫩，舌质淡，苔薄白，脉细无力。

治法：补肾助阳，益气养血。

方药：右归丸合当归补血汤加减。

3. 肾阴阳两虚证

症候：面色苍白，倦怠乏力，头晕心悸，手足心热，腰膝酸软，畏寒肢冷，齿鼻衄血或紫斑，舌质淡，苔白，脉细无力。

治法:滋阴助阳,益气补血。

方药:左归丸、右归丸合当归补血汤加减。

4.肾虚血瘀证

症候:心悸气短,周身乏力,面色晦暗,头晕耳鸣,腰膝酸软,皮肤紫斑,肌肤甲错,胁痛,出血不明显,舌质紫暗,有瘀点或瘀斑,脉细或涩。

治法:补肾活血。

方药:六味地黄丸或金匮肾气丸合桃红四物汤加减。

5.气血两虚证

症候:面白无华,唇淡,头晕,心悸,气短乏力,动则加剧,舌淡,苔薄白,脉细弱。

治法:补益气血。

方药:八珍汤加减。

6.热毒壅盛证

症候:壮热,口渴,咽痛,鼻衄,齿衄,皮下紫癜,瘀斑,心悸,舌红而干,苔黄,脉洪数。

治法:清热凉血,解毒养阴。

方药:清瘟败毒饮加减。壮热不退,心烦神昏者,灌服安宫牛黄丸,以清热开窍,豁痰解毒。

(二)中成药

1.再造生血片

治法:滋阴补肾,补气生血,活血止血。

用法及用量:口服,每次5片,一日3次,小儿酌减。根据不同类型血细胞减少情况使用,1~3个月为1个疗程、获效后仍可继续服用,巩固疗效。再生障碍性贫血,服药时间不得少于3个月。

2.参芪注射液

治法:益气扶正。可用于再生障碍性贫血患者的支持、辅助治疗。

用法及用量:静脉滴注,每250 mL,每日1次,疗程21天。

3.参麦注射液

治法:益气固脱,养阴生津,生脉。尤适用于气阴两虚患者,为支持、辅助治疗药。

用法及用量:静脉滴注,一次20~100 mL(用5%葡萄糖注射液250~500 mL稀释后应用)或遵医嘱。

4.六味地黄丸

治法:滋阴补肾。

用法及用量:口服,大蜜丸一次1丸,一日2次。

5.生脉注射液

治法:益气养阴,复脉固脱。尤适用于气阴两虚患者,为支持、辅助治疗药。

用法及用量:静脉滴注,一次20~60 mL,用5%葡萄糖注射液250~500 mL稀释后使用或遵医嘱。

(三)其他疗法

①针灸:再生障碍性贫血发病多责于脾肾,有的兼夹血瘀,故针灸取穴以补脾肾、益气血,兼活血化瘀为主。a.健脾和胃、益气生血:取足三里、上巨虚、丰隆、曲池、肘髎、五里、手上廉区。b.健脾利湿、行气消肿:取水分、下脘、滑肉门、天枢、膏肓俞、气海、大椎等。c.疏肝健脾、益气生血:选督俞、肝俞、胆俞、脾俞、肾俞等穴。每穴每次7壮,每组穴连灸2天,8天为1个疗程,共6个疗程,前4个疗程每完成1次停14天,后2个疗程每完成1次停22天,6个疗程后症状和体征均可减轻或消失。

②穴位注射:取肝俞、脾俞、血海、足三里、曲池等穴位,药用维生素B_{12}、当归注射液等,每次取4穴,每穴注射0.5 mL,7~10天为1个疗程,休息7~10天重复下一个疗程。

③电针:采取循经取穴的方法,运用电针,选大椎、肾俞、足三里及大椎、膏肓俞、合谷、血海两组穴位,每日交替一组,15天为1个疗程,疗程间隔3天,一般2~3个疗程。

④止血:对急性再生障碍性贫血的急劳髓枯而见血热妄行者可起到急救作用,一般根据出血部位选穴。a.咳血取肺俞、鱼际、尺泽、行间,针刺用泻法。b.鼻衄取神庭、天府、合谷、内迎香,针刺用泻法。c.便血取长强、上巨虚、承山、合谷,针刺用泻法。

⑤按摩:膻中为诸气之海,按摩膻中可补气;足三里为强壮穴,揉按足三里,按摩中脘可健脾胃,补中气助运化。

⑥中药辨证穴位注射。

a.肾阳虚型:参附注射液2 mL,每日1次,足三里穴位注射。

b.肾阴虚型:生脉注射液2 mL,每日1次,足三里穴位注射。

c.肾精亏虚型:黄芪注射液2 mL,每日1次,足三里穴位注射。

⑦离子导入:根据患者中医辨证分型选用中药处方,用离子导入仪进行离子导入,每日1次。

⑧足浴疗法

a.肾阳虚型:附子、仙灵脾、巴戟天、鸡血藤。每日1次,足浴。

b.肾阴虚型:生地黄、墨旱莲、女贞子、牛膝。每日1次,足浴。

c.肾阴阳两虚型:菟丝子、女贞子、仙灵脾、巴戟天、当归。每日1次,足浴。

第三节 溶血性贫血

一、自身免疫性溶血性贫血（AIHA）

（一）病因病机

1. 病因

（1）起始病因

①湿热内蕴：素体禀赋不足或过劳伤脾，脾胃虚弱，湿浊内生，日久化热；或外感寒邪，入里化热；或直接感受湿热邪毒，阻于肝胆，胆汁外溢发为黄疸；湿热交蒸伤及营血，引起血败气亏，出现气血不足之象。

②脾肾两虚：脾为后天之本，主运化，脾胃虚弱，运化失常，则气血生化不足；肾为先天之本，主骨藏精生髓，肾虚不能生精化血。脾肾两虚，则可致气血亏虚。

③气滞血瘀：病久气血不足，运行受碍，复因湿热邪毒，相搏瘀阻于腹，则见腹部积块或卫气虚弱，感受寒邪入里，血受寒则凝，致气滞血瘀，日久，可结成癥积。

（2）继发病因

本病常继发于失荣、痿证、积证、泄泻、痹证等沉疴宿疾，因其久病，累及脾肾而发病；或外感温热邪毒，湿热交蒸伤及营血，引起"血气衰败"而发病。

2. 病机

①发病：本病病因虽各不相同，但总因正气不足，易为湿热毒邪或寒邪损伤而致病。湿热毒邪或寒邪侵袭某些肾虚患者后，可损气耗血而致血败，使气血亏虚；败血随胆汁外溢发为黄疸；败血下注膀胱，而见尿色呈酱油色。

②病位：本病主要病位在脾肾两脏，涉及心肝，以肾为主。气血亏虚，五脏不足，损于形质，总属阴虚，其病归属于肾。肾精不足，可直接导致气血亏虚；肾之精气不足，脾失其温煦、濡养，亦可因气血生化乏源而致气血亏虚，反之亦可加重肾虚；肝肾同源，肾精不足，肝阴也亏；气血亏虚，心失所养，可出现心神不宁，甚至心气衰败。

③病性：本病起病缓慢者，日久不愈，以正虚为主，兼见标实，常为本虚标实之证。肾虚为本，湿热、寒邪及瘀血为标，标可进一步损伤其本。本病急暴者，标实常为湿热、寒邪，致使血败、气血速亏。

④病势：本病慢性者居多，脾肾两虚，气血不足者，病情较为缠绵；复感湿热毒邪或痰湿内生，日久化热，速耗气血，正虚邪实，病情急重；寒邪致病者，多在得温后，明显缓解或减轻；病久瘀血内结，更损脾肾及气血，标本虚实错综复杂，治之更

加不易。

⑤病机转化:本病慢性者,因禀赋不足,劳倦过度,损伤脾肾,出现气血亏虚之象,总属正虚,且以肾亏为主;湿浊化热或湿毒之邪入侵或感受寒邪,终致气血进一步受损,则气血亏虚,表现为虚实夹杂之证,随祛邪扶正治疗后,邪去,正难速复,又以气血亏虚,脾肾两虚为主;如湿毒过盛,有可能使脾肾虚极,气血速亏,而成急劳。病久,复因湿热邪毒相搏;或血受寒则凝,致瘀成积,为虚实夹杂之证。且病情常反复,常多表现虚中夹实,本虚标实的特点。本病总以虚为本,气血双亏,甚则脾肾俱虚,而以肾虚为主。

(二)辨病

本病临床表现多样化,除溶血表现外,无典型征象。因抗体的不同,临床表现如下。

1.温抗体型

发病以女性多见,从幼儿至老年均可累及,国外报道73%系40岁以上。急性发病多见于小儿,尤其是伴有感染者,偶见于成年。起病急骤者有寒战、高热、腰背痛、呕吐、腹泻。症状严重者,可有休克及神经系统表现,如头痛、烦躁甚至昏迷。慢性起病可先有虚弱及头昏,几个月后发现贫血,程度不一,波动很大,在稳定代偿阶段,红细胞可在正常范围。以黄疸为主要症状者较少见。半数以上有脾大,一般轻至中度大,质硬不痛。1/3 有中等肝大,不痛。淋巴结多不肿大。如同时伴发血小板减少性紫癜,称埃文斯综合征。

2.冷抗体型

冷抗体型可分为冷凝集素综合征(CAS)及阵发性冷性血红蛋白尿(PCH)。CAS 主要发生在中年及老年。原因不明性的 CAS 较稳定,进展缓慢。冬季病情加重时可有血红蛋白尿,但不伴有发热和肾功能损害。受寒后耳郭、鼻尖、手指及足趾发绀,随室温升高而消失。流向皮肤及皮下组织的血液中的冷抗体可使红细胞凝集,并与补体结合。体征可仅有贫血和黄疸,但肝、脾和淋巴结都无明显的肿大。

PCH 可发生在所有年龄组。这是一种以局部受寒后突然发生的急性溶血和血红蛋白尿的少见疾病。全身反应及血红蛋白尿可在几小时内消失,也可持续数日。患者可有脾大及黄疸。临床表现较 CAS 重。PCH 除继发于梅毒外,也发生于水痘、传染性单核细胞增多症、麻疹、腮腺炎,甚至发生于无任何疾病的患者。兼有温、冷抗体的自身免疫性溶血性贫血,占自身免疫性溶血性贫血的 3.7%~8.3%。各组年龄均有,以 50 岁以上相对为多。国外报道多继发于系统性红斑狼疮及淋巴增殖性疾病等,也有疑为系病毒感染所致者。确诊时均有严重贫血及不同程度黄疸,但溶血程度与寒冷接触关系并不密切,仅极个别有血红蛋白尿及雷诺现象,与冷凝集素综合征所见也显然不同。本症患者多数有肝脾肿大。

(三)类病鉴别

1.温抗体型 AIHA

①球形红细胞增多症:部分病例外周血球形红细胞增多,而球形红细胞增多症患者为遗传性疾病,有家族遗传倾向,Coombs试验阴性。

②同种免疫溶血性贫血和药物性免疫性贫血:Coombs试验虽也阳性,但前者有输血史或是新生儿溶血病,经输血血清学检查可鉴别,后者有服药史,停用药物一段时间可恢复。

2.冷凝集素综合征(CAS)

本病与雷诺症均可见手足发绀,但前者以遇冷部分为著,溶血性相关症状较突出,后者多为对称性,有向心性和进行性加重的特点。

3.阵发性冷性血红蛋白尿(PCH)

阵发性冷性血红蛋白尿需注意与阵发性睡眠性血红蛋白尿症(PNH)、冷凝集素综合征、行军性血红蛋白尿症相鉴别。

(四)中医治疗

1.辨证论治

(1)湿热内蕴

治法:清利湿热,佐以活血。

方药:茵陈五苓散加味。茵陈蒿20 g,茯苓、鸡血藤各15 g,泽泻、猪苓、白术、栀子、大黄、通草、丹参、桂枝、夏枯草各10 g。

方中茵陈蒿清湿热退黄疸,泽泻、茯苓、猪苓、通草渗湿利水,佐以白术健脾以助运化水湿之力;更佐以桂枝,温化膀胱之气,使水行气化,大黄、栀子清热利湿,丹参、鸡血藤活血行气,夏枯草软坚散结。全方配伍,共收清热利湿,活血之功效。气血两虚者,加党参15 g,黄芪30 g,当归10 g,白芍10 g以补气养血。

(2)气血两虚

治法:益气养血。

方药:八珍汤加味。党参、白术、茯苓、白芍各15 g,当归、川芎、甘草、阿胶(烊化)各10 g,熟地黄25 g,黄芪30 g。

方用党参、熟地黄为主,甘温益气养血,辅以茯苓、白术健脾燥湿,当归、白芍养血和营,甘草和中益气,川芎活血行气,重用黄芪大补脾肺之气,以资生血之源,阿胶养血活血,合以气血双补,则诸症可除。兼有脾虚者,暂去阿胶;湿热未清者,加茵陈蒿10 g,泽泻12 g以清热利湿。

（3）脾肾阳虚

治法：补益脾肾。

方药：四君子汤合六味地黄汤加减。

组成：党参、茯苓、山药各 15 g，白术 12 g，甘草、山茱萸各 10 g，熟地黄 20 g。

方用党参甘温益气补中，脾喜燥恶湿，脾虚不运，则每易生湿，辅以白术健脾燥湿，配以茯苓渗湿健脾为佐，使以甘草甘缓和中，同用熟地黄滋肾填精，山茱萸养肝肾，山药补益脾阴而固精。诸药合用，达到补益脾肾之功。阳虚明显者，加制附子、淫羊藿。兼有阴虚之象者，予何首乌、女贞子、玄参。

（4）气滞血瘀

治法：理气行瘀，辅以养血。

方药：膈下逐瘀汤加减。

组成：黄芪 25 g，枳壳、当归各 15 g，赤芍、生地黄、桃仁、红花、川芎、香附、莪术、鳖甲各 10 g。

方用黄芪补气，枳壳行气，使气行则血行，当归养血，生地黄、川芎、桃仁、红花、赤芍活血祛瘀，莪术、鳖甲软坚散结，香附疏肝行气。全方共收理气行瘀之功。发黄者，加茵陈蒿、泽泻、茯苓以清热利湿。

2.中成药

①清开灵注射液：40 mL，静脉滴注，每日 1 次。

②茵栀黄注射液：20 mL，静脉滴注，每日 1 次。

③参附注射液：20 mL，静脉滴注，每日 1 次。

④参麦注射液：50 mL，静脉滴注，每日 1 次

⑤参苓白术丸：6 g，每日 3 次，口服。

⑥人参归脾丸：6 g，每日 3 次，口服。

⑦金匮肾气丸：6 g，每日 3 次，口服。

二、阵发性睡眠性血红蛋白尿

（一）病因病机

1.肾精不足（肾元亏虚）

肾藏精，主骨生髓，血为精所化，若由于先天禀赋不足或房劳过度等原因导致肾精不足，则髓海空虚无以化血，血虚失于荣养则乏力、心悸诸症皆见。肾主一身之阳气，肾阳不足，命门火衰，失于温煦则脾阳不振，而见脾肾阳虚之证。

2.脾胃虚弱

脾胃素弱或饮食不节损伤脾胃，则脾失健运，胃失和降，影响饮食摄纳，气血生

化乏源,故见气血亏虚之证;另外脾运失健导致水湿内停,湿阻中焦或郁而化热,熏蒸肝胆,胆汁不循常道,溢于脉外则见黄疸之证。

3.久病入络

本病病程日久,气血亏虚,血行迟滞或湿邪阻遏气机,气滞血瘀,导致瘀血阻络,经脉不通,故见肢体疼痛,胁下积块等症。

(二)辨病

1.湿热蕴结

①症候:身目俱黄,小便色深黄或呈酱油色,倦怠乏力,食欲缺乏,腹胀便溏或有发热,舌质淡,苔黄腻,脉滑数或濡数。

②症候分析:湿热内蕴,熏蒸肝胆,胆汁不循常道而外溢肌肤或下流膀胱,则见身目俱黄、小便色深黄或呈酱油色;脾胃虚弱,失于运化水谷精微,气血生化乏源,则见倦怠乏力,食欲缺乏;热邪致病,故可有发热;热邪灼伤津液而见口干,口渴,便干;舌淡,苔黄腻,脉滑数或濡数为本虚标实之象。

2.心脾血虚

①症候:身倦乏力,心悸,活动后加重,头晕,面白少华,唇甲色淡,夜寐欠安或有白睛色黄,舌质淡,苔白,脉细弱。

②症候分析:脾为后天之本,气血生化之源,脾虚失于健运,气血亏虚。心主血脉,心藏神,心神失养,则见心悸,夜寐不安;脾主肌肉四肢,脾虚失于荣养则见其身倦乏力,头晕,面白少华及唇甲色淡之症。若脾虚湿阻,胆汁疏泄不利则可见白睛色黄。舌质淡,苔白,脉细弱均为心脾血虚之象。

3.脾肾两虚

①症候:腰膝酸软,头晕耳鸣,面白少华,唇甲色淡,食欲缺乏,便溏,夜尿频多,甚者形寒肢冷,舌淡,苔白,脉沉细。

②症候分析:肾精不足,髓海空虚无以化血,血虚失荣故见面白少华、唇甲色淡之象;腰为肾之府,耳为肾之窍,肾精不足,失于濡养则见腰膝酸软,头晕耳鸣;若肾阳亦虚,命门火衰,失于温煦,影响脾之运化功能则见食欲缺乏,便溏;膀胱气化不利,故夜尿频多;阳虚生内寒,故见形寒肢冷。舌淡,苔白,脉沉细均为脾肾两虚之象。

(三)类病辨别

1.诊断

①发病特点:本病常呈隐袭发病过程,以气血亏虚表现为主,在病程中可由于各种原因导致急性发作,出现邪实,但仍以正虚为主,故治之当以扶正祛邪为原则。

②症候特点:本病以乏力、心悸、面白少华、唇甲色淡等气血亏虚之证为主症,

心脾血虚型同时出现食欲缺乏,夜寐欠安或有白睛色黄,舌质淡,苔白,脉细弱;湿热蕴结型以邪实为主,除气血亏虚症状外,主要出现身目俱黄、小便色深黄或呈酱油色,口干而渴,便干,食欲缺乏或有发热,舌淡苔黄腻,脉滑数或细数;脾肾两虚型以气血两虚为主,伴见腰膝酸软,便溏,夜尿频多甚至形寒肢冷,舌淡,苔白,脉沉细。

2.鉴别诊断

①萎黄:萎黄是气血亏耗,失于荣养所致,表现为皮肤干黄无泽,伴头晕、心悸,与黄疸的根本区别在于白睛与小便均不黄。

②黄汗:黄汗临床表现为汗出色黄染衣,但无黄疸之白睛色黄,如《金匮要略·水气病脉证并治第十四》所述"黄汗之为病,身体肿,一作重。发热汗出而渴,状如风水,汗沾衣,色正黄如柏汁,脉自沉"及"黄汗之病,两胫自冷……又从腰以上必汗出,下无汗,腰髋弛痛,如有物在皮中状,剧者不能食,身疼重,烦躁,小便不利"。

(四)中医治疗

1.治疗原则

据患者有无血红蛋白尿发作,可将 PNH 分为发作期与非发作期。血红蛋白尿发作期,分为气血两虚、湿热蕴结和湿热夹瘀三型;血红蛋白尿非发作期,分为脾肾气虚、肝肾阴虚和气虚血瘀三型。治疗用药,发作期注意补虚与祛邪(湿)兼顾,非发作期则重在补虚。

2.辨证论治

(1)血红蛋白尿发作期

①气血两虚证。

症候:周身乏力,面色苍白,尿如酱油色,睡醒后明显,少气懒言,心慌气短,活动尤甚或有腰腹酸痛,自汗,纳差,舌质淡或舌体胖大,舌苔薄白,脉象皆虚滑或数或沉细。

治法:益气养血。

方药:归脾汤加减。常用药物:黄芪、当归、党参、茯苓、甘草、龙眼肉、木香、阿胶、白术、茵陈蒿、郁金、丹参。

加减:纳呆明显者,加砂仁、麦芽、神曲,以运脾消食;若湿热明显者,去党参,加茵陈蒿、石韦以清利湿热;若阴虚明显者,加鳖甲、枸杞子、制首乌以填精补肾;若兼低热者,加银柴胡、知母以清虚热;出血明显者,加小蓟、石韦、三七末以清热凉血、止血;盗汗明显者,加浮小麦、地骨皮、煅牡蛎以益气退热止汗。

②湿热蕴结证。

症候：目黄身黄，周身乏力，尿如酱油色，睡醒后明显，活动后心慌气短或有腰腹酸痛或有发热自汗，腹胀纳差，大便不爽，面色苍白，舌质淡，舌苔白或白腻，脉象滑或弦数。

治法：清热利湿，佐以益气养血。

方药：茵陈五苓散加减。常用药物：茵陈蒿、茯苓、猪苓、白术、泽泻、栀子、丹参、夏枯草、甘草、黄芪、当归、郁金、大黄。

加减：发热甚者，加黄芩、败酱草、板蓝根以增清热解毒之效；若腹胀、腹痛明显，加延胡索、九香虫以理气止痛；若热邪已去，湿邪轻微，舌苔转白，加党参、阿胶以增补养气血之功。

③湿热夹瘀证。

症候：周身乏力，尿如酱油色，睡醒后明显，活动后心慌气短，发热自汗或有腰胀腹痛，腹胀纳差，大便不爽，面色苍白或晦暗，腹部积块，舌质淡可见瘀斑，舌苔白腻或黄腻，脉象弦滑成沉弦。

治法：清热化湿，活血化瘀。

方药：黄连解毒汤合四物汤加减。常用药物：黄连、黄芩、黄柏、大黄、栀子、当归、川芎、赤芍、丹参、紫草、郁金、甘草。

加减：热象不明显者，去黄连、大黄，加茯苓、车前子以健脾利湿；湿邪不著者，去黄柏，加知母、金银花、连翘清热解毒；腰痛腹痛者，加延胡索、牛膝、香附活血祛瘀止痛。

（2）非发作期

①脾肾气虚证。

症候：神疲乏力，腰膝酸软，头晕耳鸣，纳差，滑精，少气懒言，心慌气短，活动尤甚。面色苍白，舌质淡或舌体胖大有齿痕，舌苔白或水滑苔，脉象虚滑或沉细，右脉更甚。

治法：温补脾肾。

方药：右归丸加减。常用药物：熟地黄、山药、山茱萸、枸杞子、菟丝子、鹿角胶、杜仲、肉桂、当归、制附子。

加减：肾阳虚甚见畏寒肢冷、小便清长者，加炮附子、肉苁蓉、杜仲、仙茅以益其温肾壮阳之功；便溏纳呆明显者，去当归，加白扁豆、焦三仙、茯苓以健脾消食；兼血瘀者，加丹参、川芎、鸡血藤以活血祛瘀。

②肝肾阴虚证。

症候：周身乏力，五心烦热，潮热盗汗明显，腰膝酸软，心慌气短，活动尤甚，或有多梦遗精,视物昏花,面色苍白,舌质红或淡红,少苔或薄白苔,脉象细数或沉细。

治法:滋补肝肾,益气养血。

方药:左归丸加减。常用药物:枸杞子、龟甲、菟丝子、熟地黄、淮山药、山茱萸、女贞子、旱莲草、黄芪、牡丹皮、当归。

加减:盗汗明显者,加地骨皮、浮小麦、煅牡蛎以清热止汗;出血明显者,加蒲黄炭、茜草、侧柏叶以凉血止血;若心悸失眠,加合欢皮、远志、煅龙骨以养血安神;阴虚内热明显者,加地骨皮、知母以滋阴清热。

③气虚血瘀证。

症候:周身乏力,腹部积块,活动后心慌气短,自汗或有腰胀腹痛,腹胀纳差或有肌肤甲错,面色苍白或晦暗,舌质淡可见瘀斑,舌苔白,脉象弦滑或沉弦。

治法:补气活血。

方药:补阳还五汤加减。常用药物:黄芪、当归、川芎、熟地黄、人参、白术、丹参、赤芍、桃仁、地龙、鸡血藤、红花。

加减:若腹胀明显,加大腹皮、郁金以行气除胀;兼阴虚者,去人参加枸杞子、天门冬、制首乌以填补肾精,化生血液;便溏者去当归、桃仁、地龙、白术,加茯苓、炒白术以健脾渗湿。

3.专方专药

①防溶灵(杨梅科植物杨梅根皮提取物):每次 0.5~1.5 g,每日 3~4 次,口服。

②归脾丸:每次 6 g,每日 3 次,口服。用于气血两虚的患者。

③知柏地黄丸:每次 12 g,每日 3 次,口服。用于发作期偏阴虚的患者。

④乌鸡白凤丸:每次 6 g,每日 3 次,口服。用于气血两虚和气虚血瘀的患者。

⑤金匮肾气丸或肾气丸:每次 6 g,每日 3 次,口服。用于发作期和非发作期偏阳虚的患者。

⑥复方阿胶浆口服液:每次 1~2 支,每日 4 次,口服。可用于气血两虚的患者。

⑦生脉饮:每次 1 支,每日 3 次,口服。用于气阴两虚的患者。

4.饮食疗法

①枸杞大枣小米粥:枸杞子、山药、花生米各 20 g,大枣、小米各 50 g,加水 150 mL,煮粥食用。治疗 PNH 发作期、间歇期血虚而见面色苍白,乏力纳差者。

②生地炖黄鳝肉:生地黄 50 g,甘草、龙眼肉各 20 g,黄鳝肉 200 g,加水适量,加盐和油调味,文火炖 2 小时左右,饮汤食肉。治疗 PNH 发作期、间歇期气血虚损而见面色苍白,乏力,腰膝酸软诸症。阴虚火旺者勿用。

③蜜肾丸:将黄狗肾、紫河车按 2∶1 的比例共研细末,炼蜜为丸,每丸 10 g,每

次 1 丸,每日 2 次,口服。用于 PNH 间歇期气血虚见面色无华,乏力,腰痛膝软者。阴虚火旺者勿用。

④乌龙汤:乌鸡 1 只,龙眼肉 50 g,砂仁 15 g,加水适量,加盐和油调味,文火炖 2 小时,饮汤食肉。具有补气生血作用。

⑤鲜芹菜适量,用饮用水洗净,捣烂绞汁口服,每次 100～200 mL,每日 2 次,有较好的清热、利湿、止血作用。

⑥藕粥:鲜藕 200 g,洗净切小块,加糯米 50～100 g,红糖适量,放入砂锅内,加水 500 mL,煮成稠粥,每日 2～3 次温服,有调和血脉、和胃止血之功。

5.针灸治疗

①体针治疗:主穴取命门、肾俞、关元,穴取阴谷、太溪、大敦。补肾益精,清肝止血。加足三里、阳陵泉、脾俞、至阳、三阴交,健脾除湿,利胆退黄。每次各选 1～2 穴,交替进行。虚证则灸治。

②耳针治疗:针脾、胆、肾、输尿管、膀胱、外生殖器、骶椎、腰椎、神门、交感、肾上腺、脑、皮质下,每次取 2～4 穴,留针 10～20 分钟,每日 1 次。

6.推拿疗法

患者坐位,医者一手握患者腕部,另手施揉拿手三阴法,点按劳宫、少府、大陵、神门,以泻心火;再以拇指点按小肠俞、膀胱俞,清利下焦湿热;复施提拿足三阴法,点按阴陵泉、三阴交、中极,清利湿热,凉血止血。对于脾肾阳虚者,医者双拇指点按其脾俞、膈俞、胃俞、中脘,补脾健胃,补血生血;点按阳陵泉、三阴交,调理脾肾,益气止血。肝肾阴虚者,取仰卧位,采揉拿手三阴法,点按三阴交、血海、复溜、太溪,壮水制火,补益肝肾,清热滋阴,凉血止血。

第四节 白细胞减少和粒细胞缺乏症

一、病因病机

(一)病因

1.内因

①禀赋不足,形气不足:男精女血结合,乃能受孕成胎。若父母不能谨守聚精养血之道,恣情纵欲或房事不节,均可损伤肾气,戕伐生机,暗耗精血;或母体受孕之后饮食不节,损伤脾胃,精血无以生化,致使胎中失养,即生之后,及至长大,则脏腑不健,体质虚弱,且易为病邪所损,而发本病。亦如清代何炫《何氏虚劳心传·虚证类》所云:"然有童子亦患此者,则由于先天禀受之不足,而禀于母气者尤多。"故

精气虚衰是形成本病的主要原因,复由后天脾胃之气失调,导致营卫不和,诸邪毒之气乘虚浸淫骨髓,损肾及脾,发为本病。

②久病劳倦,耗伤精血:后天失于调理,忧思不解或劳倦过度,损伤心脾,气血亏虚,血亏则心火独旺,相火妄动,暗灼肾阴,心肾失交;或房劳过度,虚败精液,真元耗散,精髓不得滋化气血;或大病久病,失于调理,精血耗损,皆致脏腑功能失调,阴阳气血俱虚,逐为温热之邪侵袭或因接触有毒之品(如化学药物、X线及有机毒物),入里伤髓,而发本病。且病久不愈,脉络痹阻,正虚血瘀,致病无愈期。亦如《医家四要·病机约论》所云:"曲运神机则劳心,尽心谋虑则劳肝,意外过思则劳脾,遇事而忧则劳肺,色欲过度则劳肾。"

③饮食不节,脾胃受损:脾胃为后天之本,气血生化之源。饮食不节,暴饮暴食,嗜欲偏食或饮酒过度,皆可损伤中焦脾胃;久则脾胃功能衰退,不能化生气血,致使气血亏虚,内不能调和五脏六腑,外不能洒陈营卫经脉,渐至表里俱虚,阴阳失调,因而易受外邪或毒物从口鼻、肌肤侵入,更伤气血,甚或损及精髓,乃发本病。亦如清代唐大烈《吴医汇讲》引汪缵功"虚劳论"所云:"盖精生于谷,饮食多自能生血化精……若脾胃一弱,则饮食少而血不生,阴不能以配阳,而五藏齐损。"

2.外因

①正气虚弱,外感六淫:营卫不和之体,易感六淫之邪,时邪侵入机体,邪正交争日久,正虚邪进,营卫俱虚,脏腑气血功能失调,则发本病。若迁延失治,病邪久羁,正气更伤;或病邪入里,损及营血,伤及骨髓,生血之源被遏,终致病情加重,且缠绵难愈。亦如清代陈修园《医学从众录·虚痨续论》所云:"虚痨之人,必有痰嗽,亦最易感冒。"

②用药不当,脏腑损伤:素有痼疾需久服药者,药物蓄积;长期服用有毒药物或误服毒药,直接损伤气血;形气不足之体,妄投苦寒、金石之类,败伤脾胃,损及肝肾,皆致生血之源被抑,精血耗损,而发本病。亦如明代汪绮石《理虚元鉴·虚症有六因》所云:"因医药者,本非痨症,反以药误而成。"

③邪毒直中,骨髓受损:长期工作或居住在有毒环境影响之地或长期接触有害毒物,邪毒直中,耗气伤血,损及阴阳,伤及脾肾,波及骨髓,气血精髓失其化源,乃发本病。亦如清代吴澄《不居集·上集》所云:"唯有一种先因劳倦所伤,外邪乘虚,直伤中气,但觉困惫,饮食不碍,只不知味,面带阴惨,肌肤萧索,有类乎阴亏,又有类乎气血两虚。"

(二)病机

1.发病

尽管本病原因各异,但根据临床特点,其病发于内,因由禀赋薄弱,形气不足,易为病邪所损,以致精不化气,阳不化阴,逐见气血亏虚;也由后天失调,因劳倦过度,情志抑郁,饮食不节所致者,损及脾胃或先伤其气,后及血病或先损其血,血病累气,以致气血不协,营卫失和,易为病邪侵入机体,属正虚受邪。一旦邪气侵入,邪正交争,乃至脏腑气血功能失调而发病。

2.病位

本病病位主要涉及病之气血虚实及脏腑失调所在。凡气血之虚,五脏不足,损于形质,总属阴虚,无论阴损及阳或阳虚及阴,其病位归属于肾,肾为真阴所居,藏生精髓,髓为血海。本病肾阴亏致使髓枯血虚,肝失所养或肺失滋源或心火不降,更耗肾阴,故病主脏属肾,虚损及肝,肺肾同病或心肾失交;肾阳虚则脾失温煦,气血精髓失其化源,常见脾肾俱损,气血亏虚。凡辨气血虚实者,无论气实血虚或气虚血瘀,多为血病于肝,其损在脾或血结于心,故为肝脾同病或心病系脾,乏源于脾,病本于肾。

3.病性

本病起病缓慢者,日久不愈,以正虚为主,兼见标实,常为标本虚实错杂互见,形质受损,气血不足,多以肾精亏虚为本,但有偏于阳盛阴亏,精不化血或偏于阴盛阳衰,气不化精,或为阴阳俱虚,血失滋化;也有因正虚邪升于内,以致实火、痰湿、瘀血为标,更损其本。若本病急暴者,以标实者常见温热、湿火、邪毒蕴结,则以阳邪居多,精气内耗。

4.病势

本病慢性者居多,因劳倦过度,饮食失节或药物之毒损伤脾胃,中焦运化失司,导致摄入的水谷之物难受气于脾以化生精微为血,血亏则心失所养,心脾两亏;又因心主火生血,血亏则不能制火,火盛更能耗血,以致脾虚血亏,心火偏旺;若因肝郁、血瘀或邪毒搏结或湿热内蕴,日久不愈,致使脾胃受损,气血生化乏源,邪结益深,脾虚更甚,脾虚及肾,气虚不能化精,精失所藏。也有因禀赋不足,复由后天失调,脾失健运以致脾肾俱虚,若偏于肾阴亏,则肝失滋养,而为肝脾肾俱虚,心肾失交而为心脾肾俱损;肾阴亏虚,年久不复,损及肾阳,由肾及脾,阴阳俱虚;因先损其阳者,肾阳虚则脾失温煦,而为脾肾阳虚。急性者多见温热邪毒乘虚侵入,由表入里,损及脾胃或直入营血,瘀热内结,邪毒深入骨髓,肝肾受损,甚则脾肾衰败,耗竭精气。

5.病机转化

本病慢性者,因由劳倦、饮食及毒物伤脾,则以脾虚为主或由房劳伤肾,则以肾虚为主或始为湿热,伏邪瘀毒,病久不愈,邪实伤正,则转化为虚实夹杂,逐渐以正虚为主,损及脾肾。因此本病转化重点在于脾肾失调,阴阳盛衰及正虚邪实之间的相互关系;脾虚及肾者,先伤脾土,血亏火旺或温热伏邪引动相火,以致阴精亏虚不能化血;肾虚及脾者,先见伤肾,后因饮食不节,损其脾胃,以致气血化生乏源或阴损及阳,命门火衰,脾失温煦,气阳虚衰无以化精,逐见脾肾气血阴阳俱损。凡病久不愈,皆可导致正虚血瘀或夹温热邪毒,但总以正虚为主。本病急性者,多见温热邪毒,其病机转化取决于邪正盛衰,粒细胞缺乏严重程度及调护施治是否得当,若由精气虚而温热邪毒为甚,且又因粒细胞极度缺乏,以致邪热弥漫三焦,甚则陷入心营,毒损骨髓,耗竭精气,以致阴阳离决而死亡;若精虚不衰,邪热未得深陷,且有外达之机,则热势消退,正气渐充;也有邪气渐衰,正气不复者,取决于阴阳气血盛衰而转化,有素体阴亏,又因邪耗精血,正虚不易骤复,一旦邪热已除,便转化为肝肾阴虚为主;有先损脾胃之气,虽见邪热伤阴,然祛邪之后转化为气阴亏虚,在病机转正虚虽有偏于气虚或阴虚之不同,但终至气阴不足或气阳虚衰,脾肾俱损。

二、辨病

(一)症状

1.白细胞减少症

白细胞减少症患者自觉症状不多,常以疲乏、头晕为最常见,此外还有食欲减退,四肢酸软,失眠多梦,低热,畏寒,腰酸,心慌等症。易见口咽部肿痛及黏膜溃疡,反复感冒,尚可有中耳炎、支气管炎、肺炎、肾盂肾炎等继发感染;继发于其他疾病者有原发病等临床表现。

2.粒细胞缺乏症

大多起病急骤,畏寒或寒战,高热出汗,头痛,关节痛,全身疲乏,严重者或见吞咽困难,谵妄,甚或昏迷。一旦细菌入侵,发生继发感染时再度寒战、高热、头痛及咽痛,口腔、咽峡、肛门、阴道等黏膜处均有坏死性溃疡,甚至可迅速发生败血症或脓毒血症而死亡。

(二)体征

早期可见口腔咽部溃疡,其后发生黏膜坏死变化,扁桃体红肿,常有灰白色覆盖物,也可触及颌下、颈部淋巴结肿大。

三、类病辨病

(一)低增生性白血病

临床可见贫血、发热或出血,外周血常呈全血细胞减少,可见到或不能见到原始细胞。骨髓增生减低,但原始粒细胞>30%。而白细胞减少则幼稚细胞少见,且无出血,无明显贫血现象。

(二)再生障碍性贫血

起病或急或慢,多有出血、贫血表现,白细胞减少,尤以中性粒细胞明显,血小板及网织红细胞均明显减少,骨髓呈三系细胞减少。而粒细胞缺乏症则发病急,无出血,贫血不显,白细胞分类以粒细胞极度减少,甚至完全消失,血小板及网织红细胞均正常,骨髓呈粒系受抑,成熟障碍。

(三)传染性单核细胞增多症

可见溃疡性咽峡炎、粒细胞减少,易与粒细胞减少症混淆,但传染性单核细胞增多症患者的血涂片中可发现较多的异形淋巴细胞,且血清嗜异性凝集试验阳性,不难与粒细胞缺乏症鉴别。

四、中医治疗

(一)辨证论治

1.气血两虚证

症候:面色萎黄,头晕目眩,倦怠乏力,少寐多梦,心悸怔忡,纳呆食少,腹胀便溏,舌质淡,苔薄白,脉细弱。

治法:益气养血。

方药:归脾汤加减。脾虚纳呆明显者,加怀山药、炒麦芽以补脾消食;舌质紫暗或舌有瘀斑、瘀点,并有瘀血征象者,加丹参、益母草、赤芍以凉血止血。

2.脾肾亏虚证

症候:神疲乏力,腰膝酸软,纳少便溏,面色㿠白,畏寒肢冷,大便溏薄,小便清长,舌质淡,舌体胖大或有齿痕,苔白,脉沉细或沉迟。

治法:温补脾肾。

方药:黄芪建中汤合右归丸加减。腹胀呕恶,内有寒湿者,加砂仁、半夏、陈皮温中和胃降逆;肾虚遗精者,加金樱子、桑螵蛸收涩固精;水湿内停而见浮肿尿少者,加猪苓、茯苓、泽泻利水消肿。

3.气阴两虚证

症候:面色少华,疲倦乏力,头昏目眩,五心烦热,失眠,盗汗或自汗,舌红,苔剥,脉细弱。

治法:益气养阴。

方药:生脉散加减。心悸胸闷,加丹参、枳壳、牡蛎、龙骨活血理气,重镇安神;疲乏明显,短气懒言者,加黄芪、山茱萸以补益脾肾。

4.肝肾阴虚证

症候:腰膝酸软,头晕耳鸣,五心烦热,失眠多梦,遗精,低热,口干咽燥,舌红少苔,脉细数。

治法:滋补肝肾。

方药:六味地黄丸加减。大便干燥,加柏子仁、麻仁以润肠通便;失眠多梦,加酸枣仁、龙齿以养心镇静安神;纳差食少,加山楂、砂仁、陈皮以行气调中开胃。

5.外感温热证

症候:发热不退,口渴欲饮,面赤咽痛,头晕乏力,舌质红绛,苔黄,脉滑数或细数。

治法:清热解毒,滋阴凉血。

方药:犀角地黄汤(犀角用水牛角代替)合玉女煎加减。高热不退,加生石膏、知母以清热泻火;发热恶寒并见者,加荆芥、防风、金银花祛风解表;温热伤及气阴,疲乏而自汗出者,加西洋参、五味子养阴生津敛汗。

(二)中成药

1.贞芪扶正胶囊

功效:益气养阴,扶助正气。适用于气阴两虚之白细胞减少症。用法:每次4粒,每日3次。

2.参芪颗粒

功效:益气补血,扶正固本。适用于气血两虚证。用法:每次10 g,每日3次。

3.参麦注射液

功效:补益中气。用于脾肾亏虚证。用法:静脉滴注,每次20~100 mL,用5%葡萄糖注射液250~500 mL稀释后应用或遵医嘱。

4.地榆升白片

功效:益气养阴。适用于气阴两虚证。用法:口服,每次2~4片,每日3次。

第五节 白血病

一、急性白血病

(一)病因病机

急性白血病外因为感受邪毒(胎毒、热毒);内因为正气虚弱或禀赋不足,劳倦,饥饱、房劳无度所伤,五脏功能失调或情志不畅所伤。正气虚弱,热毒内侵或毒自内发,邪蕴骨髓,骨髓受损,热毒之邪自骨髓向外蒸发,弥漫三焦,脏腑壅滞,气分热盛;或伤及营血,营血热炽,高热不退,热毒炼津为痰,痰瘀热毒,交织为患。热毒伤及血脉,迫血妄行;或瘀血内阻,经脉瘀滞,瘀热相搏,血不循经,致出血诸症。邪毒侵袭机体,潜伏经络,阻碍气血运行,气滞血瘀痰阻,结于胁下可形成肿块,表现为肝脾和淋巴结肿大、骨痛等。邪毒深伏骨髓,日久消灼精血,可致阴阳气血亏损。概言之,本病热毒、痰凝、血瘀、正虚互为因果,形成虚实夹杂之证,贯穿于疾病的始终。急性白血病的发病多为因虚致实、虚实夹杂或因正气不足而外感邪毒或因邪毒外感而伤及正气,导致邪蕴血瘀,痰凝气结,正邪交争而发病;正气亏虚为白血病发病的内因,外邪侵袭为白血病发病的外因;其病机特点为脾肾亏虚为本,邪毒内蕴为标,瘀、热、痰、湿等可出现在疾病发展中的各个阶段。

(二)辨病

1. 症状

①发热:是本病常见症状。低热多为本病发热特点,高热常为感染所致。感染发生的部位通常为口腔、呼吸道、泌尿道、肛周及皮肤。

②出血:可发生在周身任何部位的皮肤与黏膜,严重者可出现内脏大出血,甚至发生致命性颅内出血。

③贫血:绝大多数患者有不同程度的贫血。表现为面色苍白,头晕乏力,心悸气短等。

2. 体征

①肝、脾、淋巴结肿大:肝脾肿大是本病较常见的体征,约占50%;淋巴结肿大可高达90%,以急性淋巴细胞性白血病为多见,其次为急性单核,再次为急性粒细胞白血病。

②骨及关节疼痛:胸骨压痛是本病有诊断意义的体征。疼痛的部位多发生在四肢骨及关节,呈游走性,局部无红、肿、热现象。此外,少数年轻急性粒细胞白血病患者之扁骨可出现绿色瘤,其特点为质硬并与骨膜相连,肿块呈青色,皮薄处可呈绿色。

③皮肤及五官表现:皮肤可见斑丘疹、结节、肿块、皮炎等齿龈肿胀出血,口腔溃疡和咽痛,以急性单核细胞性白血病为显著。眼眶为绿色瘤多发部位,以突眼症为主要表现,重者可出现眼肌瘫痪、失明,心包膜、心肌及心内膜皆可被浸润,但有临床表现者较少见,可表现为心包积液、心律失常及心力衰竭等。支气管及肺亦可受到白血病细胞的浸润。

(三)类病辨别

1.骨髓增生异常综合征

血常规可呈全血细胞减少或一二系血细胞减少。骨髓细胞学检查表现为三系或两系血细胞病态造血,原始细胞和早幼粒细胞<30%是与急性白血病的鉴别要点。

2.类白血病反应

为非白血病引起的外周血白细胞计数增高($>50×10^9/L$)或出现较早期的幼稚细胞。常有严重感染、中毒、恶性肿瘤、大出血及急性溶血等明确病因,红细胞及血小板一般无变化。幼稚细胞以较成熟阶段为主,中性粒细胞有中毒颗粒及空泡,外周血原始细胞<15%,骨髓中原始细胞<20%。中性粒细胞碱性磷酸酶增高。去除原发病后血常规随之好转。

3.恶性组织细胞病

以发热、衰竭、肝脾肿大为突出,全血细胞减少,可出现黄疸,骨髓中可见到一定数量的恶性组织细胞和巨噬细胞吞噬各种血细胞现象,也可见到多核巨组织细胞。

4.再生障碍性贫血

呈全血细胞减少。重型再生障碍性贫血常有发热,出血明显,但无肝、脾、淋巴结肿大及胸骨压痛。外周血无幼稚细胞,骨髓增生常低下,原始细胞不增多,以非造血细胞为主,巨核细胞减少。

(四)中医治疗

1.辨证论治

(1)热毒炽盛证

症候:发热,口渴多汗,烦躁,头痛面赤,身痛,口舌生疮,咽喉肿痛,面颊肿胀疼痛或咳嗽,咯黄痰,皮肤、肛门疖肿,便秘尿赤,见吐血、衄血、便血、尿血、斑疹或神昏谵语,舌质红绛,苔黄,脉大。

治法:清热解毒,凉血止血。

方药:黄连解毒汤合清营汤加减。夹湿者可加茵陈、藿香、薏苡仁以清利湿热;骨、关节疼痛,加五灵脂、乳香、没药、蒲黄以活血化瘀止痛;出血,加仙鹤草、侧柏叶、小蓟以凉血止血。另外在上方中常规加入白花蛇舌草、蒲公英等清热解毒之品,则效果更佳。

(2)痰热瘀阻证

症候:腹部癥积,颌下、腋下、颈部有痰核,单个或成串,痰多,胸闷,头重,纳呆,发热,肢体困倦,心烦口苦,目眩,骨痛,胸部刺痛,口渴而不欲饮,舌质紫暗或有瘀点、瘀斑,舌苔黄腻,脉滑数或沉细而涩。

治法:清热化痰,活血散结。

方药:温胆汤合桃红四物汤加减。可酌情加白花蛇舌草、山慈菇、夏枯草、胆南星、蒲黄等以清热化痰散结。若腹部癥块坚硬,可选用鳖甲、昆布、海藻、三棱、莪术等化瘀软坚消癥之品。

(3)阴虚火旺证

症候:皮肤瘀斑,鼻衄,齿衄,发热或五心烦热,口苦口干,盗汗,乏力,体倦,面色晦滞,舌质红,苔黄,脉细数。

治法:滋阴降火,凉血解毒。

方药:知柏地黄丸合二至丸加减。可酌情加青蒿、地骨皮、银柴胡以退虚热。若火毒较甚,加白花蛇舌草、半枝莲、蒲公英清热解毒;虚火灼络,迫血妄行,加石膏、知母、仙鹤草、小蓟以凉血止血。

(4)气阴两虚证

症候:低热,自汗,盗汗,气短,乏力,面色不华,头晕,腰膝酸软,手足心热,皮肤瘀点、瘀斑,鼻衄,齿衄,舌淡,有齿痕,脉沉细。

治法:益气养阴,清热解毒。

方药:五阴煎加味。如兼夹瘀血,骨痛,胸痛,腹部癥块,加桃仁、红花、三棱、莪术、鳖甲、归尾等活血散结;若兼有痰核者,加入贝母、山慈菇、黄药子、海藻、生牡蛎、海蛤壳以化痰散结;若热毒甚,加白花蛇舌草、半枝莲、蒲公英以清热解毒。

(5)湿热内蕴证

症候:发热,有汗而热不解,头身困重,腹胀纳呆,大便不爽或下利不止,肛门灼热,小便黄赤而不利,关节酸痛,舌红,苔黄腻,脉滑数。

治法:清热解毒,利湿化浊。

方药:葛根芩连汤加味。如三焦热甚,高热不退,加栀子、龙胆草以清热泻火利湿;如表湿不解,肢体酸楚,加羌活、桑(槲)寄生、藿香以利湿化浊;若小便不利,淋沥涩痛,加车前草、通草清热通淋利湿。可在上方中酌情加入半枝莲、黄药子以清热化湿解毒。

2.常用中成药

(1)六神丸

功效:清热解毒,化瘀止痛。适用于白血病热毒炽盛证。用法:成人每天30~180粒,分2~3次口服,小儿酌减,15~20天为1个疗程。

(2)犀黄丸

功效:解毒消痈,化痰散结,活血化瘀。适用于白血病痰热瘀阻证。用法:口服,每次1丸,每日3次,温水化服。

(3)贞芪扶正胶囊

功效:益气养阴补肾。适用于白血病气阴两虚证。用法:口服,每次3粒,每日3次。

二、慢性粒细胞白血病

(一)病因病机

中医学认为,慢性粒细胞白血病是内伤与外感相互作用所致。《诸病源候论》曰:"积聚者,由阴阳不和,脏腑虚弱,受于风邪,搏于脏腑之气所为也。"可见本病的发生乃先天禀赋不足或后天失养引起脏腑亏虚或由于外感六淫、内伤七情等引起气血功能紊乱,脏腑功能失调,致使毒邪乘虚而入,为气血痰食邪毒相互搏结而引起本病。

1.情志失调

《济生方·积聚论治》中说:"有如忧、思、喜、怒之气,人之所不能无者,过则伤乎五脏……乃留结而为五结。"由于七情内伤,导致气机不畅,肝气郁结,气滞血瘀而发病。

2.饮食不节

《景岳全书》载有"凡脾肾不足,及虚弱失调之人,多有积聚之病",饮食无节,损伤脾胃,痰浊内生,久聚成积。

3.起居无常

《灵枢·百病始生》说:"积之始生,得寒乃生。"起居失常,寒温不调,邪毒侵袭,气血失和而得病。"气寒不通,血壅不流",气行则血行,气滞则血瘀。正气不足,毒邪入侵,客阻经络,结块成形。毒邪太盛,伤其正气,邪毒内聚,滞留不散,交合成块。可谓"正气存内,邪不可入""邪气所凑,其气必虚"。正气不足为病之根本,邪实瘀毒为病之标,病位在肝、脾、肾,乃虚实夹杂之证。

(二)辨病

1.症状

本病起病缓慢而隐匿,早期可无症状,患者自觉一般情况良好,常因体检或诊查其他疾病的血常规而发现。

①全身症候:常有乏力,头昏心悸,消瘦,多汗,纳差,腹胀,腹痛等。

②发热:低热常见,一般不超过38℃,抗感染治疗无效,抗白血病治疗后体温方可下降。

③出血:早期一般无出血,后期约1/3病例表现不同程度的出血,如鼻衄、齿

衄、便血、尿血、阴道出血、眼底出血、紫癜,甚至颅内出血,偶有病例因脾出血和脾破裂急诊而发现本病。

此外,女性可有闭经;男性偶尔出现顽固性阴茎勃起,此乃本病特征之一,为白血病细胞浸润阴茎海绵体或血栓形成所致。晚期还可有皮肤浸润和中枢神经系统白血病。

2.体征

①肝脾和淋巴结肿大:脾肿大是本病最突出的特征。脾肿大的程度常与白细胞负荷有关,病情缓解、白细胞下降时,脾脏缩小至正常;急变时可急剧增大。肝肿大一般较轻,超过肋下5 cm者少见。淋巴结肿大在晚期可见。

②骨痛:临床约75%病例有胸骨压痛,在胸骨中下1/3处压痛亦是慢性粒细胞白血病(CML)的特征之一。胫骨和肋骨压痛也较常见;少数可有关节痛和肌肉痛。

3.常见并发症

①脾栓塞或脾周围炎:脾区剧痛,发热,多汗,甚至休克,脾区拒按.明显触痛,脾脏可进行性增大,脾区可闻及摩擦音,甚至产生血性腹水。

②尿酸性肾病:表现为腰痛、血尿、少尿或无尿,约50%患者尿素氮增高,尿肌酐排出减少,二氧化碳结合力下降,血、尿中尿酸含量明显增高。

4.临床分期

①慢性期(CP):无临床症状或有低热、乏力、多汗、体重减轻和脾大等;外周血白细胞增多,以中性粒细胞为主,可见各阶段粒细胞,以晚幼和杆状粒细胞为主,原始细胞<2%,嗜酸和嗜碱性粒细胞增多,可有少量幼红细胞;骨髓增生活跃,以粒系为主,中晚幼和杆状核增多,原始细胞<10%;费城(Ph)染色体和(或)BCR-ABL融合基因阳性。

②加速期(AP):具有下列之一或以上者为加速期。a.外周血白细胞和(或)骨髓中原始细胞占有核细胞10%~19%。b.外周血嗜碱性粒细胞≥20%。c.与治疗无关的持续性血小板减少(<100×10^9/L)或治疗无效的持续性血小板增高(>1000×10^9/L)。d.治疗无效的进行性白细胞计数增加和脾肿大。e.细胞遗传学示有克隆性演变。

③急变期(BP/BC):具有下列之一或以上者为急变期。a.外周血白细胞或骨髓中原始细胞占有核细胞≥20%。b.有髓外浸润。c.骨髓活检示原始细胞大量聚集或成簇。

(三)类病辨别

1.原发性骨髓纤维化

贫血呈轻、中度并与脾肿大不一致,白细胞减少或增多,但罕见有超过50×

$10^9/L$ 者,骨髓干抽活检示造血组织为纤维组织取代。ph1 染色体阴性。

2.原发性血小板增多症

临床上以出血为主,白细胞<$50×10^9/L$,血小板显著增高,可见异型血小板,骨髓巨核系增生为主,ph1 染色体阴性。

3.真性红细胞增多症

患者皮肤黏膜呈暗红色、口唇紫暗、红细胞增高显著,中性粒细胞碱性磷酸酶增强,ph1 染色体一般均阴性,粒系无核浆发育不平衡现象。

4.慢性淋巴细胞白血病

多见于老年人,脾肿大程度不如慢性粒细胞白血病,白细胞通常在 $100×10^9/L$,血常规及骨髓分类以成熟淋巴细胞为主,偶有原淋巴细胞、幼淋巴细胞。

5.类白血病反应

多有原发病灶,临床上一般无贫血、出血及淋巴结、肝脾肿大,血常规中虽见少数幼稚细胞,但以成熟细胞为主,细胞胞质中有中毒性颗粒及空泡。骨髓增生明显活跃,伴有核左移现象,无明显的白血病变化,中性粒细胞碱性磷酸酶明显增高,ph1 染色体阴性。

(四)中医治疗

1.辨证论治

(1)肝肾阴虚型

治法:滋养肝肾。

方药:六味地黄丸加减。

组成:熟地黄、山茱萸、山药、牡丹皮、泽泻、茯苓、白花蛇舌草、山慈菇等。

(2)脾肾阳虚型

治法:温补脾肾,益气养血。

方药:黄芪建中汤合右归丸加减。

组成:黄芪、桂枝、白芍、炙甘草、补骨脂、菟丝子、肉桂、山茱萸、鹿角胶、枸杞子、熟地黄、大枣等。

(3)气阴两虚型

治法:益气养阴。

方药:生脉饮合当归补血汤加减。

组成:太子参、麦冬、五味子、黄芪、当归、鸡血藤、丹参、黄精、龟板胶、炙甘草等。

(4)正虚瘀结型

治法:益气养血散瘀。

方药:八珍汤加减。

组成:人参、白术、茯苓、甘草、当归、赤芍、熟地黄、三棱、莪术、青黛、雄黄、红花、延胡索等。

(5)热毒炽盛型

治法:清营凉血,解热镇痉。

方药:犀角地黄汤或清营汤加减。

组成:犀角(常用水牛角代替)、生地黄、玄参、丹参、竹叶心、牡丹皮、赤芍、金银花、连翘、黄芩、黄连、白花蛇舌草、龙葵、七叶一枝花;便血加白及粉、三七粉;尿血选大蓟、小蓟、白茅根;衄血加藕节、丹参、蒲黄等;壮热不退加生石膏、知母、生甘草等。

(6)瘀毒内蕴型

治法:活血化瘀,清热凉血。

方药:膈下逐瘀汤加减。

组成:五灵脂、当归、川芎、桃仁、牡丹皮、赤芍、乌药、延胡索、甘草、香附、红花、枳壳、白花蛇舌草、山慈菇等。

(7)痰热内蕴型

治法:清热化痰。

方药:清气化痰丸加减。

组成:陈皮、杏仁、枳实、黄芩、瓜蒌仁、茯苓、胆南星、制半夏、山慈菇、白花蛇舌草等。

2.外治疗法

①扶正散:益气养血,调补脾肾,促进造血。

选用补骨脂、黄芪、怀牛膝、沉香、冰片等,用蜂蜜、醋调制后敷于关元、神阙、涌泉等穴。

②针灸:主取足三里、关元、肾俞、脾俞,次取合谷、气海、三阴交、阳陵泉、血海。

3.中成药

①平消片:每次6片,每日3次,口服。

②华蟾素片:每次3～4片,每日3次,口服。

③金龙胶囊:每次3～4粒,每日3次,口服。

④槐耳颗粒:每次20 g,每日3次,口服。

⑤参莲胶囊:每次2～3粒,每日3次,口服。

⑥六神丸:每次30粒,每日3次,口服。

⑦牛黄解毒片:每次3～4片,每日2次,口服。

⑧大黄䗪虫丸:每次1丸,每日2～3次,温开水送服。

4.单方、验方

①小金丹:每次0.6 g,每日2次,早、晚以小半杯黄酒送服。

②犀黄丸:每次3 g,每日2次,以开水或黄酒温服。

③当归龙荟丸:先每次6 g,每日2次,以后再逐渐增至30 g,不良反应为腹痛、腹泻。

④青黛胶囊:每次2~4 g,每日3次,饭后吞服。

三、慢性淋巴细胞白血病(CLL)

(一)病因病机

1.七情内伤

《丹溪心法》曰:"忧怒郁闷,昕夕累积,脾气消阻……遂成隐核。"由于忧思郁怒,情志不畅,肝气郁结,气滞伤脾,脾失健运所致。

2.饮食失调

饮食不节或嗜酒过度,损伤脾胃,致使运化失常。正如《卫生宝鉴》中说:"饮食不节,或食腥脍生冷过度……致令真邪相干,肠胃虚弱。"

3.劳倦过度

平素体虚或久病之后或劳倦过度,致使气阴不足,阴血耗损,精血亏虚,外来毒邪乘虚而入,与邪毒搏结而成。肝喜条达而恶抑郁,情志不畅,肝气郁结,气机不利,气聚成形而成癥积;脾主运化,输布水谷精微,为气血生化之源,后天之本。饮食失调,脾运失司,痰湿内生,痰滞挟气,聚而不散,痰气互阻,流窜经络,脉络壅塞,痰凝气结血瘀,日积月累,终成瘰疬、积块。

(二)辨病

①起病隐匿缓慢,早期多无症状,往往因体检时发现淋巴结或脾肿大才去就诊。

②一般表现:早期常见疲倦、乏力、不适感,随病情进展出现消瘦、发热、盗汗等。晚期常出现贫血和血小板减少。由于免疫功能减退,易反复感染。

③淋巴结和肝脾肿大:60%~80%的患者常见淋巴结肿大,以颈部、锁骨上部位常见。肿大的淋巴结较硬,无粘连、压痛,可移动,疾病进展时可触合,形成团块。有50%~70%的患者出现轻至中度脾大,轻度肝大。

④自身免疫表现:4%~25%的患者并发自身免疫性溶血性贫血(AIHA),2%出现特发性血小板减少性紫癜(ITP),不足1%的患者合并纯红细胞再生障碍性贫血(PRCA)。

⑤其他:部分患者可有肾病综合征、天疱疮及血管性水肿等表现。

(三)类病辨别

1.病毒或细菌感染引起的反应性淋巴细胞增多

多呈暂时性,淋巴细胞数随着感染的控制而恢复正常。

2.淋巴瘤白血病

主要与套细胞淋巴瘤、滤泡性淋巴瘤、脾边缘区B细胞淋巴瘤鉴别。鉴别依据有淋巴结和骨髓病理活检及肿瘤细胞免疫表型等。

3.幼淋巴细胞白血病(PLL)

白细胞常很高,外周血幼稚淋巴细胞>55%,脾大明显,病程较CLL急,侵袭性高。

4.毛细胞白血病(HCL)

主要表现为全血细胞减少和脾大,肿瘤细胞有毛发状胞质突起,抗酒石酸的酸性磷酸酶染色(TRAP)反应阳性等。

(四)中医治疗

1.辨证要点

本病多为痰瘀所致,辨证的关键在于分清是寒痰,还是热痰及瘀之虚实。邪毒内郁,则见热证,多有发热,口渴喜冷饮,尿少而赤,大便秘结;寒证多见四肢不温,口不渴或喜热饮,小便清长,大便稀薄,舌苔白,脉沉迟。根据正邪的盛衰辨别是虚证或实证,疾病初期,多为邪实正未衰,表现为实证,胸腹胀满,疼痛拒按,尿赤,便秘,舌苔厚腻,脉数;而中晚期,正气大伤时表现为虚证,面色苍白,少气懒言,头晕耳鸣,自汗盗汗,便溏,舌质淡胖,脉细无力。

2.治疗原则

本病由于先天禀赋不足或后天失养,外感六淫之邪引起脏腑虚亏,毒邪乘虚而入,引起人体气滞血瘀,痰瘀互结形成本病,内虚是本,故治疗上要依据邪、正的盛衰来"扶正"和"祛邪",标本同治。早期扶正,辅以软坚散结,正如《景岳全书》所曰"养正积自除"。用扶助正气而达到祛邪的目的,此时的扶正并不单纯为补其虚弱不足,而是对失去正常活动的生理功能的调整,即脏腑、气血、阴阳的调理。

3.辨证论治

(1)痰瘀隐伏

治法:健脾益气,化瘀祛痰。

方药:四君子汤加减。太子参、白术、茯苓、甘草、陈皮、赤芍、莪术、白花蛇舌草、龙葵、半枝莲、山慈菇、黄药子。方中太子参、白术、茯苓、甘草健脾益气;白花蛇舌草、龙葵、半枝莲、山慈菇、黄药子解毒祛瘀,抗肿瘤细胞;陈皮、赤芍、莪术理气活血。

(2)痰火郁结

治法：疏肝解郁，化痰散结。

方药：柴胡舒肝散合消瘰丸加减。柴胡、香附、川芎、枳壳、赤芍、陈皮、牡蛎、贝母、夏枯草、昆布、胆南星、黄药子、人参、白术、茯苓。方中柴胡、香附、川芎、枳壳、赤芍、陈皮疏肝理气；牡蛎、贝母、夏枯草、昆布、胆南星、黄药子化痰解瘀；人参、白术、茯苓健脾化痰。

(3)积证虚损

治法：益气养阴，软坚散结。

方药：生脉散和消瘰丸加减。党参、黄芪、麦冬、白术、茯苓、生地黄、玄参、山茱萸、鳖甲、龟板、贝母、昆布、海蛤粉、牡蛎、山豆根、山慈菇。方中党参、黄芪、白术、茯苓益气健脾；生地黄、玄参、麦冬，山茱萸、鳖甲、龟板滋阴降火；贝母、昆布、海蛤粉、牡蛎、山豆根、山慈菇软坚散结。

(4)痰积湿热

治法：清热利湿，化痰软坚。

方药：茵陈五苓散加味。茵陈、白术、赤茯苓、泽泻、猪苓、夏枯草、黄药子、三棱、莪术、贝母、牡蛎、陈皮。方中茵陈、白术、赤茯苓、泽泻、猪苓、夏枯草、黄药子清热利湿；三棱、莪术、贝母、牡蛎、陈皮化痰软坚。湿热留滞肌肤，有串状疮疹者，宜清泄肝胆湿热，方用龙胆泻肝汤加减：黄芩、栀子、柴胡、白芍、生地黄、龙胆草，清肝泻火；通草、车前子、泽泻清热利湿；甘草调和诸药，护胃安中。如有皮肤紫癜者可加紫草、白茅根、茜草、大蓟、小蓟清热凉血止血。

4.其他疗法

①小金丹：每次0.6 g，每日2次，口服；清热解毒消肿，用于慢淋有淋巴结肿大者，孕妇忌服。

②西黄丸：每次3 g，每日2次，饭后口服，具有清热解毒，消肿散结的功效，适用于瘰疬、痰核、流注、肺痈、肠痈等。对疮疡脓溃外泄，孕妇或阴虚火旺者应忌用。

第六节 过敏性紫癜

一、病因病机

(一)禀赋薄弱，感受外邪

禀赋薄弱，体质不强，肾气不足，感受六淫之邪或疫病毒气，外邪循经入里，郁于血分，正气则抗邪外出，邪正相争，郁而化热，血热炽盛，热迫血行，损伤血络，血溢脉外则发紫斑。

(二)饮食不节,昆虫叮咬

饮食不节或不洁,过食肥甘、膏粱厚味、海鲜腥味或不良药物,或被昆虫叮咬,导致热毒内酿,入于胃腑,虫毒入血,毒气弥散,迫血妄行,郁于肌表则发紫斑。过食醇酒厚味,则滋生湿热,热伤脉络,损伤脾胃,脾胃虚衰,血失统摄,而引起紫斑。

(三)气虚不摄,统血无权

素体虚弱、大病久病之后或劳倦内伤,脾气虚弱,统摄无权,血无所依,不循常道,脉道不畅,溢于肌表则发紫斑。素体津液不足之人,为邪气所扰,灼伤津液,可致津亏血耗,津不载血,血不归经,则血液瘀滞。

(四)阴虚火旺,灼伤血络

肝肾阴虚,虚火内热或误用燥药,虚火炽盛,灼伤血脉,血溢肌表则成紫斑;或七情所伤,忧伤过度,导致阴血亏损,虚火上炎,灼伤血脉,发为紫斑,且斑色紫黯。若脏腑经络失于津液濡养,瘀血又停留其间阻滞气机,还可见到腹痛、腰痛等症。

本病病位主要在血分,与心、脾、肝、肾等有关。从症候的虚实来说,由火热亢盛所致者属于实证;由阴虚火旺及气虚不摄所致者,属于虚证。实证和虚证虽各有其不同的病因病机,但在疾病发展变化的过程中,又常发生实证向虚证的转化,年久不复,损及肾阳,由肾及脾,阴阳俱虚,甚则脾肾衰败,耗竭精气。

二、辨病

好发于儿童及青少年,开始可有发热、头痛、关节痛、全身不适等。

(一)皮肤

大多数以皮肤紫癜为首发症状。皮损表现为针头至黄豆大小瘀点、瘀斑,荨麻疹样皮疹或粉红色斑丘疹,压之不退色,即为紫癜。紫癜可融合成片,最后变为棕色。一般1～2周内消退,不留痕迹。严重者可发生水疱、血疱,坏死甚至溃疡。皮疹多发生在负重部位,好发于四肢伸侧,尤其是双下肢、踝关节周围和臀部。皮损对称分布,成批出现,容易复发。仅有皮肤损害者也称单纯性紫癜。

(二)消化系统

约2/3病例出现消化道症状。一般出现在皮疹发生1周以内。常见腹痛,多表现为阵发性脐周痛、绞痛,腹痛也可发生在腹部其他部位。可有压痛,少见反跳痛。同时伴有呕吐。约半数患儿大便潜血阳性,部分可有血便,甚则呕血。如果腹痛在皮肤症状之前出现,易误诊为外科急腹症,甚至误行手术治疗。少数患儿可并发肠套叠、肠梗阻、肠穿孔及出血性小肠炎。伴有腹痛、腹泻、便血,甚至胃肠道出血者也称为腹型过敏性紫癜。

(三)泌尿系统

多数于紫癜后 2~4 周出现肉眼血尿或显微镜下血尿及蛋白尿,或管型尿。泌尿系统症状可在病程的任何时期发生,也可于皮疹消退后或疾病静止期出现。病情轻重不等,重症可出现肾功能衰竭和高血压。半数以上患儿的肾脏损害可以在临床指导下自行痊愈。伴血尿、蛋白尿,肾损害者也称为肾型过敏性紫癜。

(四)关节

大多数患儿仅表现为关节及关节周围肿胀、疼痛、触痛或关节炎,可同时伴有活动受限。膝关节、踝关节等大关节最常受累,腕关节、肘关节及手指也有波及。关节病变常为一过性,多在数日内消失而不留关节畸形。伴有关节肿胀、疼痛,甚至关节积液者称为关节型过敏性紫癜。

(五)其他

中枢神经系统症状少见,表现有昏迷、蛛网膜下腔出血、视神经炎及急性炎症性脱髓鞘性多发神经病。

三、类病辨别

非典型病例,尤其是在紫癜出现之前即有腹痛、便血、关节痛及尿异常改变者,应与下列疾病进行鉴别。

(一)单纯型与血小板减少性紫癜相鉴别

后者主要为皮肤黏膜出血,表现为不规则分布,无关节及肾炎等症状(结缔组织疾病所致者除外),出血时间延长,血块收缩不佳;血小板减少是鉴别的要点,骨髓中巨核细胞有质量及数量异常。

(二)关节型与风湿热相鉴别

若关节肿痛发生在紫癜之前并伴有发热,需与风湿热相鉴别。后者在关节症状出现前后常有环状红斑或皮下结节,血沉增快,抗链球菌溶血素"O"试验多阳性。

(三)腹型需与急性阑尾炎、坏死性小肠炎相鉴别

急性阑尾炎的腹痛为麦氏点持续性疼痛,进行性加剧,局部有肌紧张、压痛及反跳痛。外周血白细胞及中性粒细胞增高。坏死性小肠炎患者全身中毒症状严重,呈持续性疼痛阵发性加剧,伴有压痛及反跳痛,甚至出现休克。外周血白细胞及中性粒细胞比例明显增高,大便有脓细胞及红细胞。

（四）肾型需与急性肾小球肾炎、狼疮性肾炎相鉴别

详细追问病史、系统的体格检查及必要的实验室检验后，与后两者的鉴别一般不难。但要特别注意肾型过敏性紫癜的皮肤紫癜消失后遗留的肾脏损害易与标题所述疾病相混淆，应仔细鉴别。

四、中医治疗

（一）辨证要点

对本病进行辨证时要分清实证、虚证。一般来说，以实证、热证、瘀证居多。早期多有发热、皮肤出现紫斑，色呈红色或紫红色，呈对称性分布。以四肢远端伸侧、臀部多见，伴有瘙痒。若同时伴有腹痛，关节疼痛，舌红脉数；加之病程短，起病急，此乃风湿热毒所致的热毒内蕴，经脉痹阻之证。若反复发作，紫癜出没迟缓，有时伴血尿、蛋白尿、水肿、腹痛、腰酸痛，面色少华等多属虚证或瘀血证。其中皮肤紫斑色淡，反复出现，并兼有乏力、气短、舌淡脉细者多为气不摄血、气血亏虚之证；若紫斑色紫黯，舌质黯红或有瘀斑，脉涩，多为瘀血之证；若脉络瘀阻，"不通则痛"，则有腹痛、关节肿痛；若紫斑持续较久，伴腹痛、呕吐、吐血、关节疼痛，舌苔腻者多为湿热内蕴之证。

（二）治疗原则

治疗应以治火、治气、治血为基本原则。过敏性紫癜因其病因主要为外感风热、湿热之邪，内因气阴两虚，血热妄行，以及瘀血内停为主要病机，且病证以实证为主。故治疗应以祛邪为主，清热（风热、湿热）解毒祛风为针对病因的基本治法；因其瘀血内停为其主要病机，活血祛瘀法应贯穿于治疗的始终；而对于先天禀赋不足或疾病日久致气阴两虚者，应注意扶助正气、调理脏腑，意在治疗疾病的同时防治疾病复发。在临证时，应详辨四诊而合理选取治疗方法。在疾病初期以及患者再次复发而以实证为主时，应以祛邪为主，可采用清热解毒、祛风除湿之法；伴瘀血内阻者，宜活血化瘀。反复发作或疾病后期，可加扶正补虚之法；气虚者，益气摄血；阴虚者，滋阴降火，同时佐以活血通络之法。

（三）辨证治疗

1. 血热风盛

治法：清热解毒，凉血止血。

方药：犀角地黄汤合消风散加减。水牛角（代替犀角）、牡丹皮、生地黄、山药、荆芥、防风、苦参、苍术、牛蒡子、蝉蜕、胡麻仁、当归、石膏、知母、通草、甘草。本方中水牛角、牡丹皮清热凉血止血；生地黄、山药滋阴养血，共奏清热解毒、凉血止血之功效。荆芥味辛性温，善去血中之风；防风发表祛风胜湿，长于祛一切风，二药相

伍,疏风以止痒。苦参性寒,清热燥湿止痒;苍术燥湿,辟秽,发汗,健脾,两者相配,既能燥湿止痒,又能散风除热。牛蒡子疏散风热,透疹,解毒;蝉蜕散风热,透疹。石膏、知母清热泻火;通草利湿热,胡麻仁、生地黄、当归滋阴养血润燥,且生地黄善清血中之热,与清气分热之石膏、知母共除内热。当归兼可活血,有"治风先行血,血行风自灭"之理。甘草清热解毒,又可调和诸药。若风热偏盛而身热、口渴者,加金银花、连翘以疏风清热解毒;湿热偏盛,胸脘痞满,身重乏力,舌苔黄厚而腻者,加地肤子、车前子、栀子等以清热利湿;血分热甚,五心烦热,舌红或绛者,加赤芍、牡丹皮、紫草以清热凉血。

2.阴虚火旺

治法:滋阴降火,宁络止血。

方药:知柏地黄丸加减。知母、黄柏、生地黄、山茱萸、牡丹皮、泽泻、山药、茯苓。本方中知母、黄柏苦寒而甘,清虚热而坚肾阴;生地黄、山茱萸滋阴养血;牡丹皮清热凉血止血;泽泻、山药、茯苓生血养血,清邪热于小便外出;诸药合用,共同发挥滋阴降火,宁络止血之功效。若阴虚甚者,加龟板、鳖甲、旱莲草、女贞子以养阴清热;血热偏盛者,加紫草、赤芍以凉血化瘀。

3.湿热内蕴

治法:清热化湿,凉血止血。

方药:导赤散加减。生地黄、竹叶、通草、甘草梢。方中生地黄凉心血;竹叶清心气;通草通心火,入小肠;甘草梢下行而止痛;诸药合用,可以导心和小肠的伏火从小便而出。若血热偏盛者,可加入赤芍、牡丹皮、墨旱莲、黄柏清热凉血止血;若有血尿者,可加大蓟、小蓟、白茅根等;若伴有蛋白尿者,可加黄芪、党参;也可选用丹参、益母草、三七活血化瘀止血。

4.气血亏虚

治法:健脾益气摄血。

方药:归脾汤加减。党参、黄芪、白术、甘草、当归、阿胶、茯神、酸枣仁、远志、木香、生姜、大枣。方中党参、黄芪、白术、甘草补气摄血;当归、阿胶养血补血;茯神、酸枣仁、远志养血安神;木香理气健脾;生姜、大枣健脾益气。若皮下瘀斑多者,加仙鹤草、三七止血散瘀消斑;月经淋漓不断者,加棕榈炭、仙鹤草、益母草、艾叶炭以益肾涩经止血;腹泻便溏肢冷者,加补骨脂、肉桂,以温经散寒止泻。

(四)中成药

①归脾丸:每次1~2丸,每日3次,口服。适用于本病的气血亏虚型。

②知柏地黄丸:每次2丸,每日3次,口服。适用于阴虚火旺型。

③银黄口服液:每次10~20 mL,每日3次,口服。清热解毒、辛凉解表,主治血热风盛伴咽痛者。

④银翘解毒丸：每次 2 丸，每日 2 次，口服。疏风散热，清热解毒。

⑤防风通圣丸：每次 6 g，每日 3 次，口服。解表通里，清热解毒。适应证为发热恶寒，瘙痒，关节肿痛，便秘。

⑥黄葵胶囊：每次 5 粒，每日 3 次，口服。清利湿热，解毒消肿，用于湿热证，症见水肿、腰痛、蛋白尿、血尿、舌苔黄腻等。

⑦血尿胶囊：每次 5 粒，每日 3 次，口服。清热利湿，凉血止血，用于血尿者。

（五）单方、验方

①三七总苷胶囊：为三七粉提炼制成，起活血化瘀的作用。每次 5 粒，每日 3 次，口服。

②雷公藤多苷片合用丹参注射液：雷公藤多苷片 1~1.5 mg/(kg·d)，每日 3 次，口服。丹参注射液 10 mL 加入 10% 葡萄糖 500 mL 中静脉滴注，每日 1 次。适用于病情反复发作，日久累及于肾者。

③三黄四物脱敏汤：由黄芩、黄连、黄柏、生地黄、赤芍、白芍、当归、川芎、紫草、防风、乌梅、枳壳、大腹皮组成。适用于过敏性紫癜之腹型者。

④甘草：60 g 煎服，每日 1 次，口服。

（六）其他疗法

1.针灸疗法

①主穴为曲池、足三里，备穴为合谷、血海。先用主穴，如效果欠佳可加备穴。如伴腹痛可针刺三阴交、内关、太冲。

②以下穴位可选择交替应用，如秩边、合谷、丰隆、足三里、委中、手三里、三阴交、照海、昆仑等。

2.耳穴压籽

按患者中医辨证分型选择穴位，每 3 日 1 次，平时注意适度按压。

①急性期选穴以缓解症状为主，稳定期选穴原则以补益脾肾为原则，选穴以脾、胃、肾为主。

②关节肿痛，遵医嘱耳穴贴压，取肘、膝、肾上腺等穴。

③腹痛者遵医嘱耳穴贴压，取胃、腹、肾上腺等穴。

④咽痛者遵医嘱耳穴贴压，取咽喉、扁桃体、肺、肾上腺等穴。

第七节　血栓性血小板减少性紫癜

一、病因病机

①外感：若感受热毒之邪，侵入肺胃，伤及营血，血热互结，耗其精血；若感受湿

热疫毒之邪,郁而不解,则损伤脾胃,内生湿浊,湿热交蒸于肝胆,胆液不循常道,渗入血液,溢于肌肤。若误用邪毒之品(如化学毒物、药物等),可暴伤气血,损伤五脏。

②先天因素:本病与先天因素有一定关系。禀赋素虚,肝肾不足可引起其他脏腑功能失调或易受外邪,诱发本病,所谓"邪之所凑,其气必虚"。

③久病或热病后均可致五脏气血亏耗,功能失调,从而导致本病。久病或热病使阴津亏耗,邪毒内蕴,热毒煎熬营血而致瘀;久患者络,血脉瘀阻,血行不畅而成瘀;久病正气亏耗,气虚无以推动血液运行,血行迟滞而成瘀。瘀血停滞,血不循经,诱发本病。

本病涉及气血虚实及脏腑功能失调,出血部位广泛,涉及脏腑众多,既可在皮肤、口鼻、齿龈,亦可在肠道等处,甚可扰及神志,病及颅脑。本病标本虚实错杂,以邪实为主。病情缓解时以正虚为主,发作时邪实为患,标实常见温热、邪毒、瘀血、阳邪为主。血瘀的发生是本病的重要病理变化。本病病势大多凶险,发展迅速。

二、辨病

(一)微血管病性溶血性贫血

1.贫血

多为正细胞正色素性中、重度贫血。

2.溶血

①黄疸,深色尿,尿胆红素阴性,偶有高血红蛋白血症、高血红蛋白尿症与含铁血黄素尿症。

②血涂片中破碎红细胞>2%,偶见有核红细胞。

③网织红细胞计数升高。

④骨髓红系高度增生,粒红比值下降。

⑤高胆红素血症,以间接胆红素为主。

⑥血浆结合珠蛋白、血红素结合蛋白减少,乳酸脱氢酶升高。

(二)血小板减少与出血倾向

①血小板计数常明显降低,血涂片中可见巨大血小板。

②皮肤和(或)其他部位出血。

③骨髓中巨核细胞数正常或增多,可伴成熟障碍。

④血小板寿命缩短。

(三)精神异常

可出现头痛,性格改变,精神错乱,神志异常,语言、感觉与运动障碍,抽搐,木僵,阳性病理反射等,且常有一过性、反复性、多样性与多变性特征。以上三项同时存在称为三联征。

(四) 肾脏损害

表现为实验室检查异常,如蛋白尿,尿中出现红、白细胞与管型,血尿素氮、肌酐升高等,严重者可见肾病综合征或肾衰竭。

(五) 发热

多为低、中度发热。

三、类病辨别

(一) 与其他血小板减少性紫癜鉴别

本病有发热、溶血、神经精神症状,典型者可出现五联征,可鉴别。

(二) 与埃文斯综合征鉴别

埃文斯综合征虽有血小板减少及出血,并有溶血,但外周血涂片中极少出现血红细胞碎片,常低于2%,而在血栓性血小板减少性紫癜(TTP)多见,一般高于2%。埃文斯综合征可并发于系统性红斑狼疮,而本病也可合并红斑狼疮,故遇本病时应进行常规有关系统性红斑狼疮方面的检查,并仔细查看外周血中有无微血管病性溶血性贫血的变化,可助鉴别。此外,埃文斯综合征Coombs试验常阳性,而TTP为阴性。

(三) 与弥漫性血管内凝血(DIC)鉴别

两者都有微血管病性溶血性贫血和紫癜、血小板数下降,两者易误诊。DIC伴有严重的凝血功能异常,纤维蛋白原减少,纤维蛋白降解产物(FDP)增高。TTP患者凝血试验变化不大,低纤维蛋白血症罕见,纤溶活性降低,FDP、凝血酶原时间正常。此外,DIC多有感染、休克、病理产物(羊水栓塞、死胎滞留、胎盘早剥)等诱因。

四、中医治疗

(一) 辨证要点

本病属于中医学的"瘀证""血证"的范围之内,其病因病机复杂,但在临床表现都有瘀血阻滞的特点。辨证时首先要辨明虚实。单独的瘀证,一般属于实证的范畴。由火热毒邪熏灼所致的瘀证,临床属实证;另外,由湿热疫毒之邪引起的瘀证也属实证。如果由于气虚无力推动血液的运行;阴津亏耗无法运载血液;阳气虚衰,阴寒内生,运血无力等原因所导致的瘀证属虚证。瘀证日久,耗伤人体正气,会兼有气、血、阴、阳不足的表现。因此,瘀证的虚证实际上是虚实夹杂的病症。在临床表现上气虚者可有气短乏力,面色少华,心悸,头晕,瘀斑、瘀点色淡,出血量少;或阴虚证伴有手足心热,盗汗,腰酸膝软,低热等阴虚症状;也有畏寒肢冷,面色苍白,便溏,腰酸,浮肿等阳虚之征。如果临床上以高热、神昏谵语、抽搐、口干口渴或者身目俱黄、小便黄、腹胀、恶心为主要表现,则属于实证。属于实证者,其出血量大而不易止。

(二)治疗原则

活血化瘀是治疗本病应遵循的基本治疗原则。通过活血化瘀可以达到调畅血行,活血通络,祛除瘀滞的目的。若单纯由瘀血引起的本病,采用活血化瘀法即可达到治疗目的。若是由于其他致病原因或病理变化导致瘀血者,应依据具体病症,采用解毒活血,清热利湿活血,滋阴活血,益气活血,养血活血,温阳活血,凉血化瘀等治法,只有依据不同的病因病机及临床表现,灵活地采用相应的治疗方法,才能取得良好的疗效。

(三)辨证论治

1. 热毒炽盛夹瘀

治法:清热解毒,活血化瘀。

方药:清瘟败毒饮加减。清瘟败毒饮是由白虎汤、黄连解毒汤、犀角地黄汤(犀角用水牛角代替)三方综合加减而成。如果出血重,可加入白茅根、大蓟、小蓟、地榆、侧柏叶等清热凉血;再配三七、蒲黄、茜草根等化瘀止血。若伴有腑热较甚,出现便秘,腹胀,脉沉实有力,可加入大黄、芒硝通腑泄热。若四肢拘急较重,可加入钩藤、僵蚕、地龙清泻肝火、镇肝息风。若热陷心包,瘀塞心窍,出现神昏谵语,可服用安宫牛黄丸、至宝丹、紫雪丹清心开窍醒神。

2. 湿热蕴结夹瘀

治法:清热利湿,活血化瘀。

方药:犀角散加减。水牛角(代替犀角)、黄连、升麻、栀子、茵陈、赤芍。方中茵陈泄热利湿;水牛角、升麻、黄连、栀子清热解毒;赤芍凉血活血化瘀。如果伴有尿血、衄血,可加入大蓟、小蓟、白茅根、侧柏叶、血余炭、仙鹤草等凉血止血。若舌有瘀斑,胁下有积块,为瘀血阻滞胁下,可加入桃仁、益母草、泽兰、丹参、三七活血化瘀。若湿热之邪内陷心包,扰乱神明、蒙蔽心窍而出现神昏谵语,可予至宝丹开窍醒神。如果伴小便不利,可加入猪苓、泽泻、茯苓、通草、车前子以通利小便。

3. 气血亏虚夹瘀

治法:益气养血,活血化瘀。

方药:圣愈汤加减。党参、白术、茯苓、甘草、当归、熟地黄、黄芪、川芎。方中黄芪、党参、白术、茯苓、甘草益气健脾;当归、熟地黄、川芎养血活血。若偏于气虚者,可用补阳还五汤。血虚偏重者,可加入制首乌、鸡血藤、枸杞子、桑葚子、阿胶补血养血。若有出血现象,加入白茅根、侧柏叶、地榆、三七粉、藕节等。

4.肝肾阴虚夹瘀

治法:滋养肝肾,活血化瘀。

方药:一贯煎合桃红四物汤加减。生地黄、麦冬、川楝子、山茱萸、当归、川芎、赤芍、核桃仁、红花。方中生地黄、麦冬、山茱萸滋阴补肾;当归、川芎、赤芍、桃仁、红花活血化瘀;川楝子疏肝。可加入丹参、郁金、苏木等加强活血化瘀的作用。若午后潮热、盗汗、手足心热或低热症状明显,可酌加青蒿、地骨皮、秦艽、鳖甲、银柴胡、龟板以清虚热。

5.脾肾阳虚夹瘀

治法:温阳益气,活血化瘀。

方药:急救回阳汤加减。人参、白术、附子、茯苓、甘草、陈皮、干姜、肉桂。方中肉桂、干姜、附子温补肾阳;人参、白术、甘草大补元气;陈皮、茯苓行气化湿。可加入川芎、延胡索、丹参增强活血化瘀的作用。若面黧乏力,脉迟,可加入淫羊藿、补骨脂、巴戟天、菟丝子温补肾气。

(四)中成药

①安宫牛黄丸、安脑丸、至宝丹:对于热毒炽盛伴高热、神昏谵语者可考虑选用以上药物,具体用法为每次1~2丸,口服,每日1次,重者可每日2次。

②清开灵注射液:对于高热患者,可用 50 g/L 葡萄糖或 9 g/L 生理盐水 300 mL加入清开灵注射液 20 mL,每日 1 次静脉滴注以达到清热解毒的功效。

③云南白药:每次 0.2 g,每日 3 次,口服,活血化瘀止血。

(五)单味中草药

羚羊角:泡水服用,用于本病之高热者。注:高鼻羚羊为国家一级保护动物,禁止捕猎。

第六章

内分泌系统与代谢疾病

第一节 尿崩症

一、病因病机

本病多与素体阴虚、妊娠孕产、邪热外侵、情志不舒、饮水不节、跌扑损伤等诸因素有关。

(一)肺胃热盛

素体阴虚或热邪外袭,以致火热内扰,伤及肺胃。肺主气,为水之上源,敷布津液,燥热伤肺,不能敷布津液而直趋于下。胃为水谷之海,主腐熟水谷,燥热伤胃,一则不能游溢精气,转输水谷精微,二则水液不能敷布上承,降而无升。

(二)阴虚燥热

素体阴虚或情志失调,饮食偏嗜,过食肥甘厚味,致燥热内生,火热灼伤阴津,阴液亏耗,水津不能敷布,故烦渴饮水自救。

(三)气阴两虚

情志失调或饮食偏嗜或跌扑损伤而致精气耗损;病程迁延,日久伤气耗精,热灼伤阴,阴液亏损,水失敷布。

(四)脾肾阳虚

先天禀赋不足,肾精不充,肾失濡养,阳虚则津液不布;或情志不遂,肝气郁结,横逆乘脾,水失健运,敷布失衡,阴液耗损,阴损及阳;若颅脑损伤,致使元神受损,肾气受损,则进一步阻遏气机,而成脾肾阳虚、水失敷布之情形。

(五)阴阳两虚

病至晚期,阴损及阳,脾肾阳气衰微,而致阴阳两虚之候。

综上所述,本病的主要病机为阴虚燥热,肾精不足。本病的性质是本虚标实,阴虚为本,燥热为标。病位主要在肾,与肺、脾关系密切。上述诸多病因,不论六淫七情,还是饮食、外伤,均导致脏腑虚弱而成尿崩症。本病初起大都偏于阴虚燥热,火热内扰,使肺胃燥热津亏,阴液亏耗,水津不能敷布,烦渴饮水以自救;肺燥金枯,金水不能相生,有开无阖,饮一溲一;或因中焦受寒,运化失常,不能气化津液,水津不能上承,降而不升,口干多饮,多尿。然病久阴损及阳,可致阴阳两虚之候。若颅脑创伤或手术后,元神受损,肾气受戕,则进一步阻遏气机,而成脾肾阳虚、水失敷布之情形,后期则酿至阴阳两虚之候,导致永久恶性尿崩症而成难治之症。

二、辨病

尿崩症发病较急,一般起病日期明确。最显著的症状就是多尿,尿量可达 5~10 L/d,甚至更多,一般不超过 18 L/d,尿比重多在 1.001~1.005,尿渗透压常为 50~200 mOsm/(kg·H_2O),尿色淡如清水。失水严重,口渴、多饮使患者不能安眠,工作和休息受到影响,久之可出现精神症状,如虚弱、头痛、失眠、困倦、情绪低落等。

由于低渗性多尿,血浆渗透压常轻度升高,从而兴奋下丘脑口渴中枢,患者因烦渴而大量饮水。如有足够的水分供应,患者一般健康可不受影响。但当病变累及口渴中枢时,口渴感丧失或患者处于意识不清状态,如不及时补充大量水分,患者出现严重失水,或高钠血症,表现为极度衰弱、发热、精神症状、谵妄,甚至死亡,多见于继发性尿崩症。继发性尿崩症除上述表现外,尚有原发病的症状体征。

三、类病辨别

(一)诊断

典型的尿崩症诊断不难,凡有持续多尿、烦渴、多饮及尿比重低者均应考虑本病,血浆、尿渗透压测定及禁水加压素试验可明确诊断。

尿崩症的诊断依据:①尿量多,一般 4~10 L/d;②低渗尿,尿渗透压＜血浆渗透压,一般低于 200mOsm/(kg·H_2O),尿比重多在 1.005 以下;③禁水试验不能使尿渗透压和尿比重增加,而注射加压素后尿量减少,尿比重增加,尿渗透压较注射前增加 9% 以上;④加压素(AVP)或去氨加压素治疗有明显效果。

满足上述前 3 条标准,即可确诊为尿崩症。

中枢性尿崩症诊断一旦成立,应进一步明确是部分性还是完全性。无论是部分性还是完全性中枢性尿崩症,都应该努力寻找病因学依据,可测定视力、视野,进行脑部包括下丘脑-垂体部位 CT 和 MRI 检查。如果确实没有确切的脑部和下丘脑-垂体部位器质性病变的依据,才可以考虑原发性中枢性尿崩症的诊断。

（二）鉴别诊断

尿崩症应与其他常见内科疾病所致的多尿相鉴别。

1. 糖尿病

血糖升高，尿糖阳性，易鉴别。需注意有个别病例既有尿崩症，又有糖尿病。

2. 精神性烦渴

主要表现烦渴、多饮、多尿、低比重尿，但 AVP 并不缺乏，前述诊断检查有助鉴别。

3. 肾性尿崩症

是家族性 X 连锁遗传病，肾小管对 AVP 不敏感，出生后即出现症状，多为男孩。注射加压素后尿量不减少，尿比重不增加，血浆 AVP 浓度正常或升高，易与中枢性尿崩症鉴别。

四、中医治疗

1. 阴虚燥热

主症：烦渴引饮，尤喜冷饮，口干舌燥，唇赤颧红，无汗或盗汗，五心烦热，夜寐不安，尿频量多，大便干结；妇女经少或经闭，月经愆期。舌质红或红绛，苔黄，脉弦细数。

治法：滋阴清热，润燥生津。

处方：知柏地黄丸合白虎加人参汤加减。

组成：生地黄、熟地黄、石膏、芦根各 30 g，山药、山茱萸各 15 g，知母 12 g，黄柏、麦冬、天花粉、甘草各 10 g。

阐述：尿崩症者此型较为多见，方中生地黄、熟地黄滋阴益肾，山茱萸养肝肾而益精，山药补脾肾而摄精微，三药相配，滋养肝、脾、肾，达到三阴并补的目的。同时知母、黄柏相须为用，可滋阴、清虚热，共奏滋阴清热之效；方中再加入石膏，用以清肺胃之热，并能止渴除烦，知母与之配伍，可加强其清热生津之功。麦冬、天花粉、芦根均可入肺胃经，起到清热生津的作用。如口渴明显加乌梅、玄参；大便干结加生大黄、火麻仁；午后潮热加地骨皮、胡黄连；心悸失眠加远志、枣仁；排尿频数加益智仁、覆盆子。

在临床应用中，如患者阴虚明显，可主要以知柏地黄丸、地黄饮子、麦冬汤、三才封髓丹化裁。如燥热明显者，主要以玉女煎、玉泉散加减，其中石膏用量宜大，过小则起不到清热止渴之效。林有岳以滋阴清燥立法，应用六味地黄丸、白虎加人参汤或玉女煎加减治疗尿崩症，多数患者经过治疗后，尿量、尿比重接近正常，经随访 1 年以上未见复发。

2.气阴两虚

主症:口渴多饮,多尿,消瘦乏力,自汗气短,皮肤干燥,手足心热,失眠多梦,头晕耳鸣。舌嫩红,苔薄白少津,脉细数。

治法:益气养阴,敛津固摄。

处方:生脉散合六味地黄丸加减。

组成:党参、麦冬、五味子、山茱萸各 15 g,生地黄、熟地黄、山药各 30 g,茯苓 20 g,牡丹皮、甘草各 10 g。

阐述:生脉散中党参益气生津;麦冬甘寒柔润,益津滋阴;五味子味酸,收敛耗散之气,合麦冬则酸甘化阴,而能敛液生津。三药一补一清一敛,共奏益气养阴,敛津固摄之效。六味地黄丸则益肾阴以固真阴。如有多汗、心悸者,加龙骨、牡蛎,以敛汗镇心;口渴烦热者,加生石膏(先下)、知母,以清热生津除烦;大便秘结者,加玄参以滋阴润肠;气虚甚者,加人参、黄芪,以补元气。龚燕冰等在临床上将本病分为阴虚热盛型、气阴两虚型、肝肾阴虚型、阴阳两虚型辨证治疗,其中气阴两虚型用生脉散加减治疗,取得了较好的疗效。

3.脾肾阳虚

主症:口渴引饮,尿色清长,小便频多,尤以夜尿为甚,腰膝酸软,神疲乏力,纳呆便溏,形寒怯冷,面色苍白。舌淡嫩,苔白,脉沉细弱。

治法:温阳益气,固肾缩尿,健脾助运。

处方:鹿茸丸加减。

组成:鹿茸 3 g,熟地黄 12 g,麦冬 20 g,山茱萸、补骨脂、肉苁蓉、五味子、党参、茯苓、桑螵蛸各 15 g,黄芪 30 g,白术、甘草各 10 g。

阐述:源于《三因极一病证方论》的鹿茸丸主要用于肾虚消渴、小便无度。方中以鹿茸、肉苁蓉温肾助阳;熟地黄、麦冬养阴生阳;黄芪、党参、茯苓、白术、甘草合用取四君子汤之意,补中健脾;山茱萸、补骨脂、五味子、桑螵蛸固肾摄液。原方中牛膝因可利尿通淋,引药下行,恐影响药效,因此去之。如有口渴引饮加葛根、升麻补脾生津;尿次频数加芡实、益智仁;肾阴不足加生地黄、龟甲;气短懒言加生晒参、核桃肉;纳呆明显加鸡内金、山楂。若经过治疗之后,多饮、多尿之症已基本缓解,尿比重有所增高,则可用补中益气汤或四君子汤善后,不必过用温阳之剂。有学者经过研究认为脾肾阳虚是尿崩症主要证型,用药主要以金匮肾气丸、鹿茸丸、玄菟丸等化裁,患者经治疗后,多饮、多尿症状逐渐减轻,尿比重逐步提高,从远期疗效来看,多数患者疗效稳定,很少复发。

4.阴阳两虚

主症:口渴引饮,尿频尿多,呈饮一溲一之态,形体憔悴,面色黧黑,耳轮干枯,咽干舌燥,畏寒汗出,阳痿早泄或月经延期,记忆力减退。舌淡,苔干,脉沉细无力。

治法:温阳滋阴,补肾固涩。

处方:金匮肾气丸加减。

组成:制附子 8 g,肉桂、乌药各 6 g,生地黄、熟地黄各 30 g,山药、山茱萸各 15 g,茯苓、牡丹皮各 12 g,甘草 10 g,益智仁 9 g。

阐述:尿崩症见阴阳两虚证时,已入此病后期。此时虽有阴虚精亏之基本病机,但已呈阳虚为主的征象,故在治疗时以金匮肾气丸为主,方中附子与肉桂相须为用,温补阳气,但恐其孤阳无以生,配生熟地黄、山药、山茱萸滋阴填精,助桂附之效,从而达到阴中求阳、阴阳并补的目的。病至此期,患者渴饮、尿频的症状更为严重,可达到饮一溲一的状态,因此取缩泉丸之义在方中加入乌药和益智仁,以奏健脾补肾、固精气、缩小便之效。若有脾虚失运,加黄芪、升麻;有燥热之象者,加玉竹、知母。本病至此,难以在短期见效,固可将本药制成丸剂,以图缓治。在临床中,有学者用金匮肾气丸加味治疗肾阴阳两虚之尿崩症,患者在服药后尿比重逐渐升高,调治月余后改汤为丸,连服半年,体力逐渐恢复,随访 7 年未见复发。

第二节　甲状腺功能亢进症

一、病因病机

甲状腺功能亢进症(简称"甲亢")属于中医所述瘿病的范畴。瘿病的发生,主要与情志失调及体质因素有关。由于素体阴虚等因素,加之忧思恼怒、精神创伤等,引起肝郁气滞,疏泄失常,气滞痰凝,壅于颈前,气郁化火,耗气伤阴所致。

(一)情志失调

由于长期忧思恼怒,致使肝郁气滞,疏泄失常,则津液失于输布而凝聚成痰,气滞痰凝,壅于颈前而形成瘿病,其消长常与情志变化有关。正如《诸病源候论·瘿候》中所说:"瘿者,由忧恚气结所生。"《济生方·瘿瘤论治》云:"夫瘿瘤者,多由喜怒不节,忧思过度,而成斯疾焉。"

(二)体质因素

妇女由于经、带、胎、产、乳等生理特点与肝经气血密切相关,如遇有情志不畅等因素,常可导致气滞痰结、肝郁化火等病理改变,故女性易患本病。素体阴虚者,在痰气郁滞时,则易于化火,火旺更伤阴,常使疾病缠绵难愈。

由上可见,瘿病形成的内因是体质因素,情志失调则是瘿病发病的主要诱因。基本病机为气滞痰凝,气郁化火,耗气伤阴。病位主要在颈前,而与肝、肾、心、胃等脏腑关系密切。本病初起多属实,以气滞痰凝、肝火旺盛为主;随着病情的发展,火旺伤阴,虚实夹杂。其火旺既可损及肝肾,上扰心神,又可横逆犯胃。病久阴损气耗,多以虚为主,表现为气阴两虚之证。病程中常由于气滞痰阻、火旺阴伤、气虚等因素,导致气血运行不畅,血脉瘀滞。

此外,在患本病过程中,若病情尚未得到控制,而复感外邪或遭受精神刺激,情绪骤变或因严重创伤,以及大手术等,可致病情急剧恶化,出现火热炽盛,气阴耗竭,甚至阴竭阳亡等危候。

二、辨病

本病女性多见,男女比例为 1∶(4~6),多起病缓慢,发病日期常不易确定,仅少数患者因精神创伤或严重感染等应激因素而急性起病。临床表现轻重不一,老年及儿童患者临床表现常不典型。典型的症状、体征主要有以下几个方面。

(一)主要症状

1.高代谢综合征

怕热多汗,平时常有低热,心悸,食欲亢进,大便次数增多,体重下降,疲乏无力,危象时可有高热、心动过速。

2.眼征

在眼部的临床表现可分为非浸润性突眼和浸润性突眼两种。

①非浸润性突眼:又称为良性突眼,占大多数,一般呈对称性。主要是由于交感神经兴奋,眼外肌群和提上睑肌张力增高所致,其改变主要为眼睑和眼外部的表现,球后组织变化不大。

②浸润性突眼:又称为内分泌性突眼或恶性突眼等,临床上较少见,主要是因为眼外肌和球后组织体积增加、淋巴细胞浸润所致。表现为眶内、眶周组织充血,眼睑水肿,畏光流泪,复视,视力减退,有异物感,眼球胀痛,眼肌麻痹,眼球活动受限。由于高度突眼,上下眼睑不能闭合,结膜及角膜经常暴露,引起充血、水肿、角膜溃疡,甚至角膜穿孔。少数患者由于眶内压增高而影响了视神经的血液供应,可引起视神经乳头水肿、视神经炎或球后视神经炎,甚至视神经萎缩,导致失明。

3.精神神经系统症状

神经过敏,兴奋,易激动,烦躁多虑,失眠,紧张,多言多动,思想不集中,有时有幻觉,甚至发生亚躁狂症。也有部分患者表现为寡言、抑郁。

4.心血管系统症状

心悸,胸闷,气促,稍活动后加剧,严重者可导致甲亢性心脏病。心动过速,常为窦性,休息和睡眠时心率仍加快。心律失常以期前收缩最为常见,阵发性或持续性心房纤颤或心房扑动、房室传导阻滞等也可发生。

5.消化系统症状

食欲亢进,易饥多食。肠蠕动增快,大便次数增多,甚至可出现慢性腹泻。

6.血液和造血系统变化

周围血中白细胞总数可偏低,而淋巴细胞及单核细胞均相对增加,血小板寿命较短,有时可出现紫癜。

7.肌肉骨骼系统表现

主要表现为肌肉软弱无力。少数患者可出现甲亢性肌病。不少病例伴有周期性瘫痪,发作时血钾降低,但尿钾不多,可能是由于钾转移到细胞内所致。甲亢尚可伴重症肌无力,主要累及眼部肌群,表现为眼睑下垂,眼球运动障碍和复视,朝轻暮重。此外,甲亢还可影响骨骼引起脱钙和骨质疏松,尿钙增多,但血钙一般正常。

8.生殖系统异常

两性生殖系统功能均减退,女性患者常见月经减少,周期延长,甚至闭经,但部分患者仍能受孕。男性患者则常出现阳痿,偶见乳房发育。

9.皮肤及肢端表现

小部分患者有胫前黏液性水肿,典型者为对称性、局限性皮肤损害,多见于小腿胫前下段,有时也可见于足背和膝部。

(二)体征

①皮肤温暖湿润,尤以手掌、脸、颈、胸前、腋下等处较为明显。

②甲状腺一般呈弥漫性肿大,双侧对称,质软,可随吞咽运动上下移动,少数呈非对称性甲状腺肿,部分患者可有甲状腺结节。由于甲状腺血流增多,其左右叶上下极可触及震颤,听诊可闻及"嘤嘤"的血管杂音,声如海鸥鸣叫,尤以上极为多见。

③眼征。非浸润性突眼:a.眼裂增宽,瞬目减少,凝视;b.上眼睑挛缩,向下看时上眼睑不能随眼球向下转动;c.看近物时眼球内侧聚合不良;d.向上看时前额皮肤不能皱起。浸润性突眼:眼球突出明显,突眼度多在18mm以上,且两侧常不对称,有时仅一侧突眼,上下眼睑不能闭合。

④心音常增强,心尖区第一心音亢进,可闻及收缩期杂音。收缩压上升,舒张压稍降,脉压差增大,有时可出现水冲脉与毛细血管搏动征。

⑤舌、手伸出时可有细震颤,腱反射活跃,反射时间缩短。

⑥小部分患者有胫前黏液性水肿,呈非凹陷性水肿。

⑦其他由于营养障碍和激素的直接毒性作用,还可导致消瘦、贫血、肌力下降、黄疸及肝脏肿大等。

(三)并发症

1.甲状腺危象

甲状腺危象是甲状腺毒症急性加重的一个严重合并症,发生原因可能与循环

内 FT_3 水平增高、心脏和神经系统的儿茶酚胺激素受体数目增加、敏感性增强有关。主要诱因包括感染、手术、放射碘治疗、创伤、严重的药物反应、心肌梗死等。临床表现原有的甲亢症状加重,包括高热(39℃以上)、心动过速(140~240次/分)、伴心房颤动或心房扑动、烦躁不安、呼吸急促、大汗淋漓、厌食、恶心呕吐、腹泻等,严重者出现虚脱、休克、嗜睡、谵妄、昏迷,部分患者有心力衰竭、肺水肿。

2.甲状腺功能亢进性心脏病

多发生在老年患者,临床症状不典型,主要表现为心房颤动和心力衰竭。长期患严重甲亢的青年患者也可以发生。

三、类病辨别

(一)诊断

1.诊断要点

典型病例诊断不困难。患者有诊断意义的临床表现,如怕热、多汗、易激动、易饥多食、消瘦、手颤、腹泻、心动过速、眼征及甲状腺肿大等。在甲状腺部位听到血管杂音和触到震颤,则更具有诊断意义。对一些轻症或临床表现不典型的病例,常需借助实验室检查,才能明确诊断。在确诊甲亢的基础上,排除其他原因所致的甲亢,结合患者眼征、弥漫性甲状腺肿、促甲状腺激素受体抗体(TRAb)阳性,即可诊断。

2.特殊类型

①淡漠型甲状腺功能亢进症:多见于老年患者。起病隐匿,高代谢综合征、眼征和甲状腺肿均不明显。主要表现为明显消瘦、心悸、乏力、头晕、昏厥、神经质或神志淡漠、腹泻、厌食。可伴有心房颤动、震颤等体征,70%患者无甲状腺肿大。临床上易被误诊。老年人出现不明原因的突然消瘦、发生心房颤动时应考虑本病。

②三碘甲状腺原氨酸(T_3)型和甲状腺素(T_4)型甲状腺毒症:仅有血清 T_3 增高的甲状腺毒症称为 T_3 型甲状腺毒症,仅占甲亢病例的5%。实验室检查发现血清 TT_3、FT_3 水平增高,但是 TT_4 和 FT_4 的水平正常,促甲状腺激素(TSH)水平减低,^{131}碘摄取率增加,在碘缺乏地区和老年人群中常见。仅有血清 T_4 增高的甲状腺毒症称为 T_4 型甲状腺毒症,主要发生在碘致甲亢和伴全身性严重疾病的甲亢患者中。

③亚临床甲状腺功能亢进症:在排除其他能够抑制 TSH 水平的疾病前提下,依赖实验室检查结果才能诊断,表现为血清 T_3、T_4 正常,TSH 水平减低。

④妊娠期甲状腺功能亢进症:妊娠期由于甲状腺素结合球蛋白(TBG)增高导致 TT_4、TT_3 增高,故妊娠期甲亢的诊断必须依赖 FT_4、FT_3、TSH 测定。妊娠期

甲亢包括：a.一过性妊娠呕吐甲状腺功能亢进症——人绒毛膜促性腺激素（HCG）与 TSH 有相似或相同的结构，过量或变异的 HCG 刺激 TSH 受体，可致妊娠期甲状腺功能亢进症；b.新生儿甲状腺功能亢进症——母体的 TRAb 可以透过胎盘刺激胎儿的甲状腺引起新生儿甲亢；c.产后 Graves 病——产后免疫抑制解除，易产生产后 Graves 病；d.产后甲状腺炎——甲状腺滤泡炎性破坏，甲状腺激素释放入血，早期可有甲亢表现。

（二）鉴别诊断

1.单纯性甲状腺肿

除甲状腺肿大外，无甲亢的症状和体征，虽然测甲状腺摄^{131}碘率有时可增高，但高峰不前移，且 T_3 抑制试验阳性，TRH 兴奋试验正常，血清 T_3、T_4 水平正常。

2.神经官能症

神经官能症的患者由于自主神经调节紊乱，也可出现心悸、气短、易激动、手颤、乏力、多汗等症状，与本病患者临床表现相似，但无突眼，甲状腺不肿大，血清 T_3、T_4 水平及甲状腺摄^{131}碘率等检查结果正常。

3.其他

部分不典型患者，常以心脏症状为主，如期前收缩、心房纤颤或充血性心力衰竭等，易被误诊为心脏疾病；以低热、多汗为主要表现者，需与结核病鉴别；老年甲亢的临床表现多不典型，常有淡漠、厌食等症，且消瘦明显，应与癌症相鉴别；甲亢伴有肌病时，应与家族性周期性麻痹和重症肌无力相鉴别。

四、中医治疗

（一）辨证论治

1.气郁痰阻

症候：颈前正中肿大，质软不痛；颈部觉胀，胸闷，喜太息或兼胸胁窜痛，病情的波动常与情志因素有关；苔薄白，脉弦。

治法：理气舒郁，化痰消瘿。

方药：柴胡舒肝散合二陈汤加减。方用柴胡、陈皮各 6 g，炒枳实、白芍、制香附、法半夏、夏枯草、白芥子、浙贝母各 10 g，牡蛎（先煎）30 g。柴胡、香附、白芍疏肝柔肝以解郁，炒枳实、浙贝母、白芥子、陈皮、法半夏化痰散结，夏枯草平肝清热散结。咽颈不适加桔梗、木蝴蝶、射干以利咽消肿。气郁甚者，加川楝子、佛手加强疏肝理气之功。

2.肝胃火旺

症候：面赤烘热，心悸失眠，烦躁不安，汗出怕热，多食善饥，口渴，颈脖肿大，喉堵塞感明显，眼球突出。舌红、苔黄，脉弦数。

治法：清泄肝胃之火。

方药：龙胆泻肝汤合白虎汤加减。方用龙胆草、牡丹皮、山栀子、黄芩、丹参、赤芍、知母、生地黄各 10 g，瓜蒌 15 g，珍珠母、生石膏各 20 g。方中龙胆草、黄芩、山栀子苦寒清热泄肝，生石膏、知母清泻胃火，配合生地黄、牡丹皮、丹参、赤芍清热凉血，瓜蒌清热散结，珍珠母平肝宁神。失眠久者加酸枣仁（炒）、柏子仁以养心安神。头晕手颤者加石决明、天麻以平肝潜阳息风。但需注意本方针对的阳亢化火的高代谢症状，火盛伤阴，且方中清火药较多，易苦寒化燥，更伤津液。当中病即止，并配合养血滋阴之品。

3.痰结血瘀

症候：颈前肿块，按之较硬或有结节，肿块经久未消，胸闷，纳差，声嘶，舌黯苔白腻，脉弦或涩。

治法：理气活血，化痰消瘿。

方药：三棱化瘿汤加减。方用三棱、莪术、青皮、陈皮、法半夏、贝母、当归、川芎各 10 g，连翘 15 g，生甘草 5 g。方中三棱、莪术破瘀消肿，青皮、陈皮、法半夏、贝母理气化痰散结，当归、川芎养血活血，稍佐连翘、生甘草清热解毒散结。结块较硬难消者，可酌加露蜂房、丹参等，以增强活血软坚作用。郁久化火者，加夏枯草、牡丹皮、玄参以清热泻火。吞咽不利者，可加代赭石、旋覆花以镇逆下气。

4.心肝阴虚

症候：瘿肿或大或小，质软，心悸不宁，心烦少寐，急躁易怒，眼干，目眩，乏力，汗多，舌质红，少苔，脉弦细数。

治法：滋养阴精，宁心柔肝。

方药：天王补心丹合一贯煎加减。方用生地黄、玄参、麦冬、天冬、枸杞子、太子参、五味子、当归、丹参各 10 g，茯苓、酸枣仁各 20 g，远志、川楝子各 6 g。生地黄、玄参、麦冬、天冬养阴清热生津，太子参、当归益气养血，丹参、酸枣仁、远志养心安神。大便稀溏，便次增加者，加白术、薏苡仁、淮山药健运脾胃。病久肝肾不足，精血耗伤者，可酌加龟板、桑寄生、牛膝、山茱萸等补益正气、滋养精血之品。

5.阴虚风动

症候：瘿肿可大可小，头晕目眩，耳鸣咽干，五心烦热，腰膝酸软，手指震颤，甚则猝然昏扑，手足拘急；常有男子遗精，女子月经量少，舌体颤动，质红少苔，脉细数。

治法：滋阴养血，柔肝息风。

方药：阿胶鸡子黄汤合大定风珠加减。方用阿胶（烊化）、白芍、天麻各 10 g，熟地黄 12 g，钩藤 20 g，生龙骨（先煎）、生牡蛎（先煎）各 15 g，夜交藤 20 g，青蒿 15 g，鸡子黄1枚。方中熟地黄滋肾填精,龙骨、牡蛎潜阳镇逆,天麻、钩藤平肝息风,鸡子黄、阿胶、白芍育阴柔肝,青蒿清肝解郁。肾虚耳鸣者,加龟板、牛膝滋肾潜阳。男子遗精早泄者,加知母、黄柏、金樱子滋阴降火固精。女子闭经者,加丹参、泽兰、益母草活血通经。

6.气阴两虚

症候:颈部瘿肿日久,神疲乏力,口干,气促,汗多,头晕失眠,纳谷不香,五心烦热;阴虚重者有急躁易怒,两颧潮红。舌偏红,苔薄白,脉沉细数。

治法:益气养阴,散结消瘿。

方药:生脉散合牡蛎散加减。方用黄芪、生麦芽15 g,麦冬、太子参、白芍、生地黄各12 g,白术、陈皮、夏枯草各10 g,酸枣仁15 g,生牡蛎30 g(先煎)。方中黄芪、太子参益气生津,生地黄、麦冬、白芍酸甘化阴,白术、陈皮运脾开胃,生麦芽、牡蛎、夏枯草消积散结。口渴喜饮者,酌加乌梅、天花粉生津止渴。脾虚便溏者,去生地黄加山药、炒扁豆、建曲以健脾止泻。

(二)中成药

1.夏枯草膏

组成:夏枯草。辅料为蜂蜜。用法用量:口服,一次9 g,一日2次。适应证:肝火亢盛甲亢。

2.甲亢灵胶囊

组成:夏枯草、墨旱莲、丹参、山药、煅龙骨、煅牡蛎等。用法用量:口服,一次4粒,一日3次。适应证:阴虚阳亢型甲亢。

3.抑亢丸

组成:羚羊角、白芍、桑葚、天竺黄、香附、延胡索(醋灸)、玄参、黄精、黄药子、女贞子、天冬、地黄、青皮等十四味。用法用量:口服一次1丸,一日2次。适应证:心肝火旺型甲亢。

4.昆明山海棠片

组成:昆明山海棠,外包糖衣。用法用量:每次2片,每日3次。适应证:因本品有免疫抑制、解热、抗炎作用,主要针对甲亢初发。但本药有较强肾毒性和抗生育作用,肾功能不全、年轻女性慎用,且普通患者服药不宜过久。

5.瘿气灵片

组成:太子参、麦冬、五味子、黄芪、玄参、牡蛎、酸枣仁、浙贝母、夏枯草、赤芍、猫爪草等。用法用量:每次5粒,每日3次。适应证:气阴两虚型甲亢。

(三)针灸疗法

1.针刺疗法

主穴:a.气瘿、三阴交、复溜;b.上天柱、风池。

配穴:a.痰热甚者,加丰隆、合谷、脾俞;阴虚火旺者,加间使、神门、太冲、太溪;气阴两虚者,加内关、足三里、关元、照海;阴阳两虚者,加命门、肾俞、关元、太溪。b.攒竹、丝竹空、阳白、鱼腰。

操作方法:①主穴和配穴之a组用于甲亢之高代谢症状。每次选用3～4穴,气瘿穴进针后,针体作倾斜45°角,刺入腺体1/2以上,再在两侧各刺1针;四肢穴根据病情虚实需要决定手法(提插补泻)。②主穴和配穴之b组用于甲亢性突眼。刺入上天柱穴和风池穴,针尖向鼻尖作70°内斜,进针,用徐出徐入手法,使针感到达眼区;攒竹、丝竹空、阳白三针齐刺,透向鱼腰。以上各穴留针15～30分钟,每日或隔日1次,50次为1个疗程。

(注:气瘿穴位置,相当于天突穴,视甲状腺肿大程度而稍有出入;上天柱穴位置,天柱穴直上5分。1分约等于3.33毫米。)

2.电针疗法

主穴取阿是穴(肿大的甲状腺外侧),配穴随症加减。如心悸失眠者,配以太阳、内关、神门。针刺后针尾接上电脉冲理疗仪的电极板,以直流电25 V对阿是穴行强刺激。各配穴予中等强度刺激。每次刺激时间为30～40分钟。每日1次,18次为1个疗程,疗程间隔7天。

3.穴位注射

针对甲亢性突眼治疗。可取双侧上天柱穴,用透明质酸酶1500 U加醋酸可的松25 mg为单次注射量,进针后逐步向前送针,略加提插,待针感向同侧眼部或头部放射,缓慢推入药液。隔日1次,10次为1个疗程。停治10天后,再作下一个疗程,一般用1～3个疗程。

4.艾灸疗法

主要是针对甲亢日久,阴损及阳,阴阳两虚者。艾灸可补阳益阴。取背部相应俞穴,如肝俞、肾俞等,以及命门、关元、气海等,施以艾条温和灸或隔附子饼灸,每次5～7壮。

5.埋线疗法

①简易埋线法:适于心肝火旺,偏实证的患者。

操作方法:取双侧肝俞、心俞穴。常规消毒后局部麻醉,用12号腰椎穿刺针穿入羊肠线1.5～2 cm,刺入穴位得气后埋入羊肠线,以无菌干棉球按压片刻,外敷创可贴,两周1次,4次后,间隔两个月再埋线4次。

②挑筋割脂埋线法:适于甲亢症状顽固,西药治疗疗效不佳或副反应明显者。

主穴:阿是穴、喉2、喉3、喉4、喉6、喉7、肝俞、鸠尾;配穴:心悸者加膻中、巨阙,消谷善饥者加中脘。(注:喉2点位于颈部正中线上,从甲状软骨结节上的凹陷正中至胸骨柄上切迹正中上1寸处的连线上1/3折点处;喉3点位于颈部正中线上,从甲状软骨结节上的凹陷正中至胸骨柄上切迹正中上1寸处的连线下1/3折点处;喉4点位于胸骨柄上切迹正中上1寸处;喉6点位于人迎穴直下,与喉2点相平;喉7点位于人迎穴直下,与喉3点相平。)

6.挑筋法

患者仰卧,上述穴位常规消毒并局部麻醉后,用专用针具(如:Ⅰ型针挑针)横刺表皮,翘高针尖,抬高针体,左右摇摆,拉断挑起表皮,再挑出一些有黏性的皮下纤维,反复多次,直至把针口半径为0.25 cm范围内的纤维挑完为止。操作完毕,创口涂上碘酊,外贴无菌小纱垫。

7.割脂埋线法

取鸠尾穴时患者仰卧,取肝俞穴时患者俯卧。穴位常规消毒后局部麻醉,铺洞巾,先用手术刀于矢状方向切开皮肤长约1 cm,再用止血钳分离刀口周围皮下组织,范围2~3 cm,割去少许皮下脂肪;然后将准备好的2号羊肠线4~5 cm,打成小结放入穴位皮下,缝合刀口,消毒后外贴无菌纱块,5天后拆线。

挑筋每次取1~2个主穴或配穴,开始每日挑1次,待常规点挑完后,可隔3~5日挑1次,10次为1个疗程,第一及第二疗程结束时,分别于鸠尾穴和肝俞穴做割脂埋线疗法1次。1个疗程未改善者,休息10天再行下一个疗程。

(四)推拿治疗

1.甲亢瘿肿治疗

①气郁痰阻型:点按肝俞、心俞,揉拿手三阳经,点按内关、合谷,分推胸胁,点按天突、天鼎、天容。

②痰瘀互结型:揉拿手三阴经,点按内关、神门,推脾运胃,点按天突、水突、天容,提拿足三阴经,点按三阴交、丰隆。

(注:可采用逆经重按手法,达到泄热益阴,调节阴阳的目的。点按天突穴时,配合频咽唾液3分钟。)

2.甲亢伴周期性麻痹治疗

上肢拿肩井筋,揉捏臂臑、手三里、合谷部位肌筋,点臂臑、曲池等穴,搓揉臂肌来回数遍。下肢拿阴廉、承山、昆仑筋,揉捏伏兔、承扶、殷门部肌筋,点腰阳关、环跳、足三里、委中、解溪、内庭等穴,搓揉股肌来回数遍。

(注:手法刚柔并济,以深透为主。每日1次,7日为1个疗程。)

3.甲亢足部推拿

①足底部反射区:头部(大脑)、脑垂体、小脑及脑干、三叉神经、颈项、眼、甲状腺、甲状旁腺、肝、心、脾、肾上腺、肾、输尿管、膀胱、胃、胰、十二指肠、盲肠(阑尾)、回盲瓣、升结肠、横结肠、降结肠、乙状结肠及直肠、小肠、肛门、生殖腺。可用拇指

指端点法、示指指间关节点法、钳法、拇指关节刮法、示指关节刮法、双指关节刮法、拳刮法、拇指推法、擦法、拍法、拳面叩击法等手法刺激。

②足内侧反射区:颈椎、尿道及阴道。可用拇指推法、示指外侧缘刮法等手法刺激。

③足外侧反射区:生殖腺。可用示指外侧缘刮法、拇指推法、叩击法等手法刺激。

④足背部反射区:上身淋巴结、下身淋巴结、胸部淋巴结(胸腺)、扁桃体。可用拇指指端点法、示指指间关节点法、示指推法等手法刺激。

(五)中药外治法

1.湿敷法

针对瘿病痰瘀互结,热毒较盛者,本方有活血化瘀,清热散结之功。药用:黄药子、生大黄各30 g,全蝎、僵蚕、土鳖虫各10 g,蚤休15 g,白矾5 g,蜈蚣5条。上药共研细末,备用。用时以醋、酒拌敷于患处,保持湿润,每3日换药1次,7次为1个疗程。

2.膏贴法

针对瘿肿硬结,顽固不消者,本方有温经通络,活血散结之功。药用川乌、乳香、没药、白芷各60 g,草乌50 g,急性子160 g,三七、麻黄、肉桂(后下)、全蝎、川芎、生马钱子、丁香、紫草各30 g。将上药置于3600 mL芝麻油中煎至药枯,滤净,加热至240℃撤火,兑入加热之章丹1200 g,搅匀,凝结后放入冷水中浸15~20日,每日换水1次。用时加温摊纸或布上,大者5~6 g,小者2~3 g,做成膏药,外贴,5~7日换药1次。

第三节　甲状腺功能减退症

一、病因病机

(一)发病因素

本病之病因是先天禀赋不足,后天失养,肾阳亏虚;或久病不愈,脾肾失养,阳气不足;或放疗以后,伤于气血,脾肾亏虚、肾精不足等,诸多因素致使全身功能不足而发为本病。

(二)病机及演变规律

中医认为肾藏元阴元阳,为水火之脏,主藏精,为人体生长、发育、生殖之源,生命活动之根,故为先天之本;脾主运化,与胃共完成水谷的消化、吸收和输布,为气血生化之源,故称为后天之本。脾之健运有赖于肾阳之温煦,而肾气充沛,又靠脾胃化生气血之初养。两者转相滋养,相互为用,共同维持机体的生命活动。本病的病机关键为脾肾阳虚,脾失运化,肾失温煦,水湿内停,精明失充,气血生化乏源,变生诸症,始终是贯穿"以虚为本"。兼顾脏腑、阴阳、气血、水湿,由于阳气虚衰,无以运化水湿,推动血行,临床也可见痰湿、瘀血等病理兼夹。

(三)病位、病性

本病病位主要在脾肾,涉及心。病性为虚。

(四)分证病机

1. 肾阳不足

患者先天肾元不足,阳气方虚,无力鼓动血脉,血行不畅瘀滞于颈部,颈部增大,发为本病。

2. 阴阳两虚

患者先天肾元不足,日久阳损及阴,致阴阳俱虚,肾之精气不能随足少阴肾经过颈部而发为本病。

3. 脾肾阳虚

患者禀赋不足或手术后,脾肾气伤或水邪久踞,导致肾阳虚衰不能温养脾阳或脾阳久虚不能充养肾阳,终则脾肾阳气俱伤而成本病。

4. 心肾阳虚

患者操劳过度,损伤心阳,君火不能下潜,肾阳不足,不能温化水液,停而为饮,水饮之邪停于颈部而发为本病。

5. 气血两虚

患者饮食不节,损伤脾胃,脾失健运,气血生化无源,造成气血俱虚,气血不足无法滋养颈部及全身而发为本病。

6. 肾精亏虚

患者体弱,肾阴亏虚,肾精不充,不能上行滋养于颈部,而发为本病。

二、辨病

(一)症状

甲状腺功能减退症(简称"甲减")的临床表现一般取决于起病年龄和病情的严重程度,具体表现为:

1. 一般表现

乏力,感觉迟钝,畏寒,少汗,行动迟缓,易疲劳,嗜睡,记忆力明显减退,注意力不集中,食少纳差,大便秘结,体重增加等。

2.全身表现

肌肤苍白,肤色蜡黄色,面部表情淡漠,颜面浮肿,眼睑松肿,鼻、唇增厚,发音不清,言语缓慢、音调低哑,毛发干枯脱落,男性胡须生长慢,皮肤粗糙、少光泽,皮肤厚而冷凉,多鳞屑和角化,指甲生长缓慢、厚脆,表面常有裂纹。阴毛和腋毛脱落。

3.精神神经系统表现

表现精神倦怠,反应迟钝,理解力和记忆力减退。视力、听力、触觉、嗅觉亦迟钝。嗜睡、抑郁、烦躁或多虑,伴有头晕、耳鸣。手足麻木,痛觉异常。腱反射的收缩期往往敏捷、活泼,而腱反射的弛张期延缓,跟腱反射减退。膝反射多正常。

4.心血管系统表现

表现为心动过缓,心音减弱,心排血量明显减少,心肌耗氧量减少,但较少发生心绞痛,可伴有心脏扩大,伴心包积液,血压偏高,特别是舒张期血压升高多见,心电图呈低电压 T 波倒置,QRS 波增宽,P-R 间期延长,久病者易发生冠心病。

5.消化系统表现

表现为食少纳差,纳食不香,厌食,腹胀,便秘,肠鸣,甚至出现麻痹性肠梗阻,不少患者出现胃酸缺乏,甚至无胃酸;肝功能中 LDH、CPK,以及 AST 有可能增高,由于胃酸缺乏或维生素 B_{12} 吸收不良可致缺铁性贫血或恶性贫血。

6.肌肉与骨骼表现

肌肉松弛无力,主要累及肩、背部肌肉,肌肉阵发性短暂性疼痛、痉挛、强直,受寒时易发作或出现齿轮样动作。腹背肌与腓肠肌有痉挛性疼痛,关节也常疼痛,骨质密度可增高。

7.呼吸系统表现

因黏液性水肿、肥胖、充血、胸腔积液以及循环系统功能减退等综合因素引起呼吸急促,胸闷气短,肺泡中二氧化碳弥散能力降低,从而产生咽痒、咳嗽、咳痰等呼吸道症状,甚至出现二氧化碳麻醉现象。

8.血液系统表现

因甲状腺激素不足致造血功能减退,红细胞生成数减少,胃酸缺乏导致铁和维生素 B_{12} 吸收不良。若系女士月经量多,则患者中多数有轻、中度的正常色素和低色素小红细胞型贫血,少数有恶性贫血。血沉亦增快,Ⅷ、Ⅸ因子缺乏造成凝血机制减弱,易发生出血现象。

9.内分泌系统表现

肾上腺皮质功能比正常低,虽无明显肾上腺皮质功能减退的临床表现,但可表现为 ACTH 分泌正常或降低,ACTH 兴奋试验延迟,血和尿皮质醇降低。性欲减退,男性患者出现阳痿,女性患者可有月经过多、闭经及不育症。

10.泌尿系统表现及水、电解质代谢变化

肾脏血流量减少,肾小球的基膜增厚,可出现少量的蛋白尿,肾脏排泄功能受损,以致组织水潴留,钠交换增加而出现低血钠,然钾的交换多正常,血清镁增高,但交换的镁排出率降低。

11.其他表现

昏迷是甲减患者出现黏液性水肿最严重的临床表现,一般见于老年,长期未正规治疗。常在寒冷的冬季发病,感染和受凉是常见的诱因。

(二)体征

面色发黄,轻度浮肿,皮肤干燥和发凉,头发稀少、无光泽,心动过缓,动作反应缓慢,跟腱反射弛张期延迟,嗓音嘶哑,甲状腺肿大等。

三、类病辨别

(一)贫血

25%～30%甲减患者常有贫血,但其血清 T_3、T_4 降低和 TSH 升高,可与一般贫血鉴别。

(二)肥胖症

此类患者因伴有不同程度水肿,容易误诊为甲减,其甲状腺功能正常则可与甲减鉴别。

(三)慢性肾炎

慢性肾功能不全、慢性肾炎患者常常会表现甲状腺激素测定异常,主要是血清 T_3 下降,这是机体降低代谢率的保护性反应,其尿蛋白阳性及肾功能不全可鉴别。

(四)特发性水肿

特发性水肿的诊断需排除甲状腺、肾、肝、胰、胃肠、心脏等器质性病变的可能方能确诊。

四、中医治疗

(一)辨证论治

1.肾阳虚证

主症:腰膝酸软,神疲乏力,畏寒肢冷,动作迟缓,反应迟钝,毛发稀疏脱落,性欲减退,男子可见阳痿、滑精、早泄,女子可见宫寒不孕、白带清稀量多、月经不调,小便清长或遗尿,大便溏,舌淡苔白,脉沉细无力等。

治法:温肾助阳,益气驱寒。

方药:桂附八味丸化裁。黄芪、熟地黄、山茱萸、山药、茯苓、泽泻各 15 g,党参 20 g,熟附子、肉桂、肉苁蓉各 9 g。

化裁:若有血瘀征象,可加丹参、桃仁活血通脉;若有少许湿象,可加少许泽泻、车前子等。

2.脾肾阳虚证

主症:见形寒肢冷,腰腹冷痛,神疲乏力,少气懒言,嗜睡健忘,肢体浮肿,表情淡漠,反应迟钝,耳鸣耳聋,五更泄泻或完谷不化,舌淡胖有齿痕,苔白滑,脉沉细无力等。

治法:温中健脾,扶阳补肾。

方药:补中益气汤或香砂六君丸合四神丸加减。黄芪、补骨脂、茯苓各 15 g,党参、当归各 10 g,白术 12 g,熟附子 9 g,吴茱萸、升麻、陈皮各 6 g,砂仁 3 g(后下),干姜 4 片,红枣 4 枚。

化裁:如腹胀食滞者,可加大腹皮、焦三仙等;纳食减少,可加木香、砂仁;黏液性水肿患者脾肾阳虚证多见,此时可用茯苓、泽泻、车前子等,但需在补肾健脾的基础上应用,不可猛然攻逐水饮,可加白芷、柴胡;妇女月经过多,可加阿胶、三七。

3.心肾阳虚证

主症:神疲乏力,畏寒肢冷,胸闷气促,心悸心慌,朦胧昏睡或是失眠,肢体浮肿,腰膝酸软,小便不利,舌质淡,舌体胖大,苔白滑,脉沉细或脉迟缓等。

治法:温补心肾,强心复脉。

方药:真武汤合炙甘草汤加减。黄芪、茯苓、白芍药、猪苓、丹参、甘草各 15 g,党参、杜仲各 12 g,熟附子、桂枝各 9 g,生地黄 10 g,生姜 30 g。

化裁:对心动过缓者,可酌加麻黄 6 g、细辛 3 g;若脉迟不复或用参附汤、生脉散,并酌加细辛用量。

4.阳虚湿盛

主症:除具有脾肾阳虚的症候外,又见周身负重,双下肢为甚,小便量少,胸腹满闷、周身沉重、酸软乏力,舌体胖大而淡嫩,苔白腻,脉沉迟无力。

治法:温阳益气,化气行水。

方药:真武汤合五苓散化裁。党参、白术各 15 g,黄芪 60 g,茯苓、茯苓皮、猪苓、车前子(包煎)各 30 g,陈皮、厚朴各 9 g,干姜、桂枝各 10 g,熟附子、白芍各 12 g,淫羊藿 15 g,炙甘草 6 g。

化裁:小便不利,全身肿甚,气喘烦闷,可加葶苈子、椒目、泽兰;如腰膝酸软,神疲乏力,可合用济生肾气丸。

5.阴阳两虚

主症:畏寒肢冷,眩晕耳鸣,视物模糊,皮肤粗糙,小便清长或遗尿,大便秘结,口干咽燥,但喜热饮,男子阳痿,女子不孕。舌淡苔少,脉沉细。

治法:温润滋阴,调补阴阳。

方药:以六味地黄丸、左归丸等化裁。熟地黄、山药、何首乌、茯苓、泽泻各 15 g,山茱萸 12 g,黄精 20 g,菟丝子、仙灵脾、肉苁蓉各 9 g,枸杞子、女贞子各 12 g。

化裁:若使用大量滋阴药物后,大便仍干结难下者,可酌加火麻仁、枳实;若阳虚明显者,可加附子、肉桂;阴虚明显者,加生地黄、生脉散等;本方阴柔滋腻之品较多,久服恐易滞碍脾胃,故宜加入陈皮、砂仁。

(二)特色专方

1. 加味肾气汤

肉桂 3 g,制附子、熟地黄、山茱萸、淮山药、牡丹皮、泽泻、当归、川芎各 10 g,云苓 15 g,每日 1 剂,水煎,早晚两次温服。此方可通过调整原发性甲状腺功能减退症肾阳亏虚证患者的免疫功能,纠正异常的甲状腺激素水平,改善内分泌代谢紊乱的病理状态,从而改善临床症状,取得较满意疗效。

2. 温肾补阳方

肉苁蓉、补骨脂、黄芪各 20 g,仙灵脾、炒白术、女贞子各 15 g,墨旱莲 12 g,熟地黄 30 g,甘草 10 g。辨证加减:倦怠乏力重者加党参 15 g;面部浮肿较盛者加茯苓 20 g,薏苡仁 30 g,车前子 15 g;下肢肿甚者加泽兰、泽泻各 30 g。上药加水泡 0.5 小时,然后煎两次取汁 200 mL,每日 1 剂,早晚温服。临床研究表明温肾补阳方联合小剂量优甲乐,在减少甲状腺激素服用量的同时,能够显著改善患者症状及体征,降低血清中 TSH 含量,值得临床推广。

3. 右归丸加减

(制)附子 9 g(先煎),肉桂 3 g(后下),熟地黄、山茱萸、枸杞子各 12 g,山药、党参、肉苁蓉、丹参各 15 g,黄芪 30 g,炙甘草 6 g。苔腻者去熟地黄;下肢浮肿者加牛膝、车前子、葶苈子;脘痞纳呆者加茯苓、白术、生姜;胸闷心悸者加瓜蒌皮、薤白、半夏;长期便秘者加当归、枳壳、升麻;记忆减退者加菟丝子、鹿角胶、(制)何首乌。每天 1 剂,水煎分 2 次温服。两组均治疗 3 个月。临床研究提示运用中医温补肾阳法联合小剂量甲状腺素治疗老年甲减,在改善临床症状及实验室指标方面的效果均优于单纯小剂量甲状腺素,可供临床借鉴。

4. 温阳益气活血方

黄芪 30 g,熟附子(先煎)、肉苁蓉、枸杞子各 12 g,白术、茯苓、山药、淫羊藿、川芎各 15 g,熟地黄 24 g,丹参 18 g,炙甘草 6 g,水煎 300 mL,分早晚饭后 30 分钟温服。治疗 2 个月为 1 个疗程。临床观察表明温阳益气活血方在改善患者临床症状、体征及甲状腺功能等方面均有良好的疗效,优于单用西药的效果,且无明显毒副作用。

5. 补肾填精方

制何首乌 50 g,黄芪 30 g,熟地黄 25 g,仙灵脾、菟丝子、仙茅、肉桂各 10 g,党参 20 g。若阳虚畏寒明显者,加附子 10 g;若性功能衰退者,可加巴戟天 10 g,阳起石 10 g;若脾虚泄泻者,加补骨脂、白术各 15 g;兼有浮肿者,可酌加泽泻、茯苓各 15 g;兼大便秘结者,则配肉苁蓉 10 g,并以生地黄易熟地黄以滋阴润下;若颈部有瘿瘤者,可加牡蛎、浙贝母、玄参各 20 g。临床上应用总有效率可达 97.6%,值得参考。

6. 九味暖肾汤

熟地黄、淮山药各 30 g,山茱萸、泽泻、肉豆蔻、鹿角片、吴茱萸各 10 g,补骨脂 10~15 g,肉桂 6~9 g。用此方治疗 56 例甲减患者,并设对照组(以甲状腺素片治疗)42 例,结果显示,西药激素替代治疗疗效与中药九味暖肾汤疗效比较无显著性差异,但中药疗程短,疗效稳定,症状完全消失者停药后随访 2 年未复发。

7. 益气温阳消瘿煎剂

黄芪 30 g,人参、巴戟天、补骨脂各 10 g,五味子、麦冬各 15 g,桂枝 8 g,干姜、三棱、莪术各 5 g,大枣 4 枚,炙甘草 5 g,每天 1 剂,分早晚服用。3 个月为 1 个疗程,连续 2 个疗程。此方对内分泌腺体功能可起促进调节作用,可改善残存甲状腺分泌功能,使甲状腺激素分泌量增加而减少外源性甲状腺素的用量。临床观察表明,益气温阳消瘿煎剂联合左甲状腺素钠片治疗原发性甲减的临床疗效确切,可为临床医师用药提供参考。

8. 参芪附桂汤

黄芪 40~60 g,党参 20~40 g,肉桂粉 3~6 g,附子 6~9 g,熟地黄 20~30 g,炙甘草 5~10 g,腹胀便秘者加肉苁蓉、当归各 20 g;嗜睡懒言者加升麻 10 g;毛发稀疏脱落者加首乌 15 g,枸杞子 20 g;面浮肢肿者加茯苓 20 g,生姜、白术各 10 g。每日 1 剂,分 2 次温服,1 月为 1 个疗程,一般 2~3 个疗程。此方可补肾暖脾,益气消瘿。能改善甲减患者的临床症状,调整激素水平。

9. 补中益气汤加味

由补中益气汤原方(黄芪、人参、白术、甘草、当归、陈皮、升麻、柴胡)加入夏枯草、连翘、王不留行、莪术、浙贝母几味药,并重用黄芪之量而组成。此方临床应用多年,在治疗甲减中收到良好的疗效,可供参考。

10. 温阳化浊膏

人参、紫河车、青皮、苍术、灵芝各 90 g,黄芪、白芥子、熟地黄各 300 g,制附子(先煎)、红景天各 60 g,肉桂 30 g,杜仲、淫羊藿、菟丝子、肉苁蓉、巴戟天、枸杞子、黄精、薏苡仁、白术、茯苓、川芎、赤芍、神曲、鹿角胶各 150 g,补骨脂、当归、陈皮各

120 g,石菖蒲、阿胶各 180 g。此方中药物除阿胶、鹿角胶外,其余药物加水煎煮 3 次,滤汁去渣,合并滤液,加热浓缩为清膏,再将阿胶、鹿角胶加适量黄酒浸泡后隔水炖烊,冲入清膏和匀,最后加蜂蜜 300 g 收膏即成,每次 15~20 g,每日 2 次,开水调服。若心阳虚证明显者,加桂枝、薤白等;脾阳虚证明显者加干姜、砂仁等;阴虚证明显者去附子、肉桂,加生地黄、山茱萸、麦冬、龟甲;水湿证明显者加猪苓、泽泻、冬瓜皮等;痰浊证明显者去附子,加半夏、莱菔子等;血瘀证明显者加丹参、桃仁、红花等。临床上应用此方时,初期可联合甲状腺激素使用,待甲状腺的分泌功能逐渐恢复稳定,可撤掉甲状腺激素,以中药收功。

(三)中成药

1.心脑血脉宁

此药以健脑宁心、益气养血通络为法则,从而改善脑疲劳,调节脑垂体功能。心脑血脉宁为纯中药制剂,主要由黄芪、丹参、茺蔚子、当归、川芎、赤芍、水蛭等组成,具有益气、养血、通络之功效,临床见效快且佳。

2.扶正消瘿合剂

主要由仙茅、仙灵脾、黄芪、柴胡、浙贝、当归、云苓、泽泻、杭芍、牛膝等药物组成。每次服用 20 mL,每日 3 次。可温补肾阳,益气调肝,温通泄浊。

3.抑减胶囊

由仙茅、仙灵脾、泽泻、巴戟天、炙黄芪各 15 g,夏枯草、茯苓各 30 g 等药物组成,每次 3 粒,每日 3 次。可补肾壮阳,活血化瘀,主要用于治疗肾阳虚型甲减。

4.金匮肾气丸

由干地黄、山药、山茱萸、泽泻、茯苓、牡丹皮、桂枝、制附子所组成。功效温补肾阳。适用于甲状腺功能减退症之各种证型。用法:每次 4~5 g,每日 2 次,开水或淡盐汤送下。

5.右归丸

由熟地黄、附子(炮附子)、肉桂、山药、山茱萸(酒炙)、菟丝子、鹿角胶、枸杞子、当归、杜仲(盐炒)组成,可温补肾阳,填精止遗,适用于肾阳虚或脾肾阳虚型甲减患者。

6.金水宝

由冬虫夏草的人工发酵菌丝体制成。能补虚损,益精气,服用方法为每天 3 次,每次 3 片。适用于脾肾阳虚证甲减,可增加临床疗效。

7.参鹿片

由鹿角片 4.5 g,仙灵脾 30 g,党参、锁阳各 12 g,枸杞子 9 g 等组成,1 日 3 次,每次 5 片,连续服用 3 个月为 1 个疗程。

8. 温阳片

由制附子、干姜、肉桂、党参制成,适用于阳虚型甲减患者,经临床观察可提高甲状腺激素水平。

9. 甲荣康片

由人参、仙灵脾、鹿角霜、肉桂、熟大黄、香附、当归、车前子、海藻、荷叶等组成,每次服用5片,每日3次,8周为1个疗程。甲荣康片不仅可以有效地改善甲减患者的症状和体征,而且具有较好的提高甲减患者的基础代谢率(BMR),升高血清T_3、T_4、FT_3、FT_4,降低TSH,降低血脂,改善血液流变学的作用,同时还具有改善皮质醇等其他内分泌激素紊乱的作用。临床研究结果显示甲荣康片对甲减患者的临床总有效率为83.3%。

(四)针灸疗法

1. 传统针刺疗法

①体针针刺法:本病以肾脏虚损为其根本,主要累及脾、心、肝三脏,血瘀、痰湿是其病标。取穴:主穴取气海、脾俞、肾俞、心俞、足三里。畏寒、肢冷、乏力加灸大椎、命门、身柱;水肿、尿少加针刺关元、阴陵泉、丰隆,灸关元、神阙;腹胀、便秘加天枢、上巨虚、大肠俞;反应迟钝、智力低下加百会、四神聪、太溪;心律不齐、心动过缓加内关、神门;肌肉关节疼痛加合谷、阳陵泉、太冲、曲池;月经不调加三阴交、血海;性功能障碍加大敦、秩边、环跳;食欲减退加公孙、内关、中脘;郁闷、心烦加曲泽、膻中、肝俞;病久阴阳两虚者,加行间、太溪。取穴均为双侧,毫针补法为主。

②针刺人迎穴:针刺人迎穴,每周3次。手法选用迎随补泻和《神应经》中论述的"三飞一进"的补法,按下列方法操作:进针至人迎穴部位后,静候5秒钟;用指甲轻弹针柄3次;以喉头为中心,往喉头方向向上、向内搓针三下(名为三飞);再把针推进0.5~1 cm,将针向喉头方向拨一下(此为一进)。治疗本病需要得气,即患者甲状腺要有明显胀感。同时,注意针此部位,不能用呼吸补泻法,否则会因喉头上下起伏,导致刺破血管而形成血肿。此法可有效缓解临床症状。

2. 艾灸疗法

①艾条灸大椎穴:准备艾灸条,将其一端用火点燃,待烟去尽,将燃烧端由远至近靠向大椎穴,直到患者感到热度适宜(一般距皮肤1.5~3 cm),固定在这一部位,来回轻轻摆动艾灸条(需充分暴露皮肤,并注意防止明火烫伤),每天1次,每次灸15~20分钟(局部皮肤发红),15~30天为1个疗程,共治疗2个疗程,中间可休息数天。艾叶组成之艾条温灸大椎穴,能起温煦气血,透达经络,改善脏器功能,对提高机体免疫力,增加氧耗,促进代谢有明显作用。在药物治疗各种甲减症时,加用艾灸大椎穴能起到满意的协同作用。

②隔药粉艾炷灸:选用肾俞、脾俞、命门3穴,将二味温补肾阳的中药研粉,将药粉铺在穴位上,厚度为1 cm左右,然后将直径约5 cm的空心胶木圈放在药粉上,以大艾炷(艾炷底直径约为4 cm)在药粉上施灸,温度以患者舒适为宜或自感有热气向肚腹内传导为度。每周灸治3次,每次灸3穴,每穴灸3~5壮,4个月为1个疗程。此法不仅对原发性甲状腺功能低下者有效,而且对垂体功能低下所致甲状腺功能减退亦有良好效果。

3.中药内服配合穴位埋线疗法

取双侧肾俞、膀胱俞常规消毒局麻后,用12号腰椎穿刺针穿入羊肠线1~1.5 cm,刺入穴位得气后埋入羊肠线,以无菌干棉球按压片刻,外敷创可贴。2周1次,6次为1个疗程。同时口服抑减胶囊,每次3粒,每日3次;加衡片(左旋甲状腺素钠)每日晨服2片。45天后减为每日1片,以后根据甲状腺功能测定结果逐渐减量,直到停药。内服中药可温阳利水益气,并配合肾俞、膀胱俞埋入羊肠线,通过对穴位的长久刺激起到巩固疗效的目的。

4.耳针疗法

耳穴取神门、交感、肾上腺、皮质醇下、内分泌、肾,均取双侧。以上穴位可分为两组,交替使用,留针30分钟,每隔10分钟运针1次。

5.五十营针刺合用穴位注射疗法

五十营针刺疗法:所有患者均采用五十营循环疗法针刺任脉中脘和关元穴,肺经太渊,大肠经合谷,胃经足三里,脾经三阴交,心经神门,心包经大陵,肾经太溪以及肝经太冲等穴位。针刺方法采用迎随补泻法,穴位顺序根据经气在十二经脉的循环流注按顺序依次进针,留针时间为3分钟。核酪注射液局部注射:治疗30分钟后取出毫针,以核酪注射液穴位注射双侧手三里和足三里。常规消毒皮肤后,选用一次性无菌注射器和长五号针头,采用提插法进针直刺手三里和足三里穴,每个穴位分别注射1 mL。10次为1个疗程,隔日1次,连续治疗6~7个疗程。五十营针刺循环疗法配合核酪注射液穴位注射治疗,可在调节机体免疫功能的同时,亦使甲状腺功能趋于正常,充分体现了中医辨证论治、标本兼顾、整体调理的特点。

6.针药并用疗法

中药基本方:黄芪30 g,党参20 g,附子(先煎)、肉桂各12 g,仙茅9 g,淫羊藿、薏苡仁各30 g,枸杞子12 g。随症加减,脾虚消化欠佳,加鸡内金9 g,焦山楂、神曲各12 g,陈皮6 g,贫血加当归9 g,红枣15 g;便秘加瓜蒌、火麻仁各30 g;浮肿加泽泻、茯苓、车前子(包)各15 g;甲状腺肿大加鳖甲15 g(先煎),龙骨20 g,牡蛎25 g;心率减慢加麻黄10 g。同时配用小剂量甲状腺片,并辅以黄芪注射液穴位注射。取穴:人迎、大椎、肾俞、脾俞、太溪、足三里、关元、曲池等穴。随症加减:肾阳虚甚加命门、气海穴；浮肿少尿加阴陵泉、三阴交穴；甲状腺肿大加气舍、水突、阿是穴；痴呆加大钟、百会、心俞穴。每次选 4 个穴，常规消毒，每穴注入 0.5 mL 药物，隔 2 日 1 次。此法可增强机体免疫力，改善甲状腺功能。

（五）饮食调护

①甲减患者机体代谢降低，产热减少，故饮食应适当增加富含热量的食物，如乳类、鱼类、蛋类及豆制品、瘦肉等。平时可多食些甜食，以补充热量。

②甲减患者胃肠蠕动功能下降，常有脾虚表现，口淡无味，消化不良，因此饮食应以易于消化吸收的食物为主，不宜食用生硬、煎炸及过分油腻的食品。

③阳虚症状明显时可用龙眼、红枣、莲子肉等煮汤服用，妇女可在冬令配合进食阿胶、核桃、黑芝麻等气血双补。

第四节　亚急性甲状腺炎

一、病因病机

本病的发生，乃因内伤七情或外感六淫邪毒，以致气血不畅，痰凝血瘀，壅结于颈前而致。

（一）外感六淫邪毒

风热等邪毒侵袭机体，客于肺胃，又内有郁火，积热循经上扰，夹痰蕴结，壅聚颈前，经脉阻隔，不通则痛，而发为本病。

（二）内伤七情

本病与情志因素关系密切，宋代《太平圣惠方》指出："夫瘿气咽喉肿塞者，由人忧恚之气在于胸膈，不能消散，搏于肺脾故也。"肝气抑郁，郁久化火，既可炼液成痰，又可耗伤阴液，以致痰气凝滞或阴虚火旺；肝郁气滞，气滞则血瘀，痰瘀互结；肝郁犯脾，脾失健运，日久伤及脾阳，脾阳不振，水湿运化失常，聚而成痰，痰瘀互结，壅聚颈前而发病。

总之，本病病位在颈前，与肝、胆、肺、脾等相关，主要病机是痰、热、气、瘀壅结。早期病性多属实，邪留日久，损伤正气，则可见虚实夹杂之证。

二、辨病

起病多急骤，初起常有发热、畏寒、全身不适等症状，继而出现特征性的甲状腺部位疼痛，常向下颌、耳部及枕后放射，少数可无疼痛。可有一过性甲状腺毒症表现。甲状腺轻度结节性肿大,质地中等,压痛明显,常位于一侧或一侧消失后又在另一侧出现。

三、类病辨别

(一)诊断

根据急性起病、发热等全身症状及甲状腺疼痛、肿大且有压痛,结合红细胞沉降率(ESR)显著增快、血清甲状腺激素浓度升高与甲状腺摄[131]碘率降低的双向分离现象可诊断本病。

(二)鉴别诊断

1.急性化脓性甲状腺炎

甲状腺局部或邻近组织红、肿、热、痛,全身出现显著炎症反应,有时可找到邻近或远处感染灶;白细胞计数明显增高,核左移;甲状腺功能及摄[131]碘率多数正常。

2.慢性淋巴细胞性甲状腺炎

非典型病例应与慢性淋巴细胞性甲状腺炎相鉴别,后者少数病例可以有甲状腺疼痛、触痛,活动期血沉可轻度增快,并可出现短暂甲状腺毒症和摄[131]碘率降低,但是无全身症状,血清甲状腺球蛋白抗体(TgAb)及甲状腺过氧化物酶抗体(TPOAb)滴度增高。

四、中医治疗

(一)治疗原则

本病病位在甲状腺,与肝、脾、心、肾及三焦密切相关。中医认为本病多由外感时邪、七情不和、正气不足所致。目前亚急性甲状腺炎的辨证分型尚未统一,结合本病的发病过程,按早、中、晚三期辨证论治较为合理。

(二)辨证论治

1.早期

(1)风热犯表型

症候:恶寒发热,热重寒轻,头痛身楚,咽喉肿痛,颈项强痛,转则不利,瘿肿灼痛,触之痛甚,可向耳、枕及下颌部放射,口干咽燥,渴喜冷饮,咳嗽痰少而黏,自汗乏力,舌质红,苔薄黄,脉浮数。

治法:疏风解表,清热解毒,利咽止痛。

处方:银翘散加减。

组成:金银花、连翘、薄荷、牛蒡子、荆芥穗、淡豆豉、芦根、竹叶、桔梗、甘草等。

加减:热重者可加生石膏;瘿肿甚者可加天花粉。

(2)肝郁化火型

症候:瘿肿灼热而痛,心烦易急,咽部梗阻感,口渴喜饮,食欲亢进,双手细颤,失眠多梦,乏力多汗,女子见经前乳胀,大便不调,舌质红,苔薄黄,脉弦而数。

治法:舒肝解郁,清肝泻火。

处方:丹栀逍遥散加减。

组成:白术、柴胡、当归、茯苓、牡丹皮、山栀、芍药、薄荷、甘草等组成。

加减:瘿肿甚者可加皂角刺、天花粉等。

2.中期(脾肾阳虚型)

症候:瘿肿,面色㿠白,畏寒肢冷,神疲懒动,纳呆便溏,肢体虚浮,性欲减退,男子可见阳痿,女子可见经量减少或闭经,舌淡胖,苔白滑,脉沉细。

治法:温补脾肾,利水消肿。

处方:阳和汤加减。

组成:熟地黄、鹿角胶、肉桂、姜炭、白芥子、麻黄等。

加减:兼气虚者可加黄芪、党参;阳虚阴寒重者可加附子。

3.后期(气郁痰凝型)

症候:瘿肿,局部作胀,头晕胸闷,痰黏或喉间有梗死感,舌红苔黄腻,脉弦滑。

治法:疏肝理气,化痰散结。

处方:海藻玉壶汤加减。

组成:海藻、昆布、贝母、连翘、半夏、青皮、川芎、当归、甘草等。

加减:气郁甚者可加柴胡、香附等。

(三)专方专药

①清热消瘿汤:由金银花、连翘、板蓝根、大青叶、夏枯草、半枝莲、赤芍、蒲公英、浙贝母、甘草等组成。具有清热散结、化痰消瘿等功效。适用于亚急性甲状腺炎早期的患者。

②龙胆解毒汤:由龙胆草、柴胡、黄芩、栀子、郁金、川楝子、合欢花、连翘、金银花、鱼腥草等组成。具有清热解毒、消瘿散结等功效。适用于亚急性甲状腺炎早期肝郁化火证的患者。

③柴胡软坚汤:由柴胡、黄芩、浙贝母、玄参、葛根、西洋参、夏枯草、半夏、桔梗、黄药子、生牡蛎、甘草等组成。具有清肝解郁、消瘿散结等功效。适用于亚急性甲状腺炎早期肝郁化火证肿块坚大者。

④海藻玉壶汤:由海藻、昆布、贝母、连翘、半夏、青皮、川芎、当归、甘草等组成。具有疏肝理气、化痰散结等功效。适用于亚急性甲状腺炎后期气郁痰凝证的患者。

（四）中成药

①六神丸：由珍珠粉、牛黄、麝香、雄黄、冰片、蟾酥等组成，成人每次 10 粒，每日 3 次。适用于甲状腺肿痛明显者。

②雷公藤多苷片：为雷公藤提取物，按体重每 1 kg 每日 1～1.5 mg，每日 3 次。适用于阳虚兼痰凝证。

③银黄口服液：由金银花、黄芩等组成，每次服 10 mL，每日 3 次。适用于风热犯表证。

④板蓝根冲剂：每次 10 g，每日 3 次，适用于风热犯表证。

⑤生脉饮：由人参、五味子、麦冬等组成，每次 10 mL，每日 3 次。适用于后期恢复。

（五）针刺治疗

取血海、气海、丰隆、合谷、阿是等穴为主穴。风热者加外关、尺泽；肝郁化火者配期门、太冲；脾肾阳虚者配脾俞、肾俞、足三里；气郁痰凝者配太冲、三阴交、三焦俞。

（六）其他疗法

1.中药外敷治疗

芙蓉膏：由芙蓉叶、大黄、泽兰叶、黄柏、黄芩、黄连、冰片组成，具有清热解毒消肿作用，适用于甲状腺肿痛明显者。

2.食疗

根据不同阶段选择不同的食疗方。

①疾病初期：发热，咽喉痛，颈前部肿大疼痛、压痛明显、咳嗽、低头时疼痛加重，并可向颌、耳后、前胸等处放射，肿物增大迅速，质地坚硬，周围淋巴结无肿大。多数患者有心悸、怕热、多汗、多食易饥、大便次数增多、精神紧张、手抖等甲亢症状，舌红苔薄，脉弦数。本阶段可使用下列食疗方。

a.绿豆银花粥：绿豆 50 g，金银花 15 g，大米 50 g。将大米、绿豆煮烂以后，放入金银花，煮 3～5 分钟后作为稀粥食用。

b.白萝卜汁：将白萝卜 500 g 洗净削皮后，切片捣碎成汁，频频饮用；或将白萝卜切丝，放入少许白糖和醋，拌匀后食用；也可将白萝卜叶洗净捣烂成汁，放入醋和酱油拌匀食用。

c.生橄榄汁：将生橄榄 50 g 洗净后去核捣碎成汁饮用；或将生橄榄直接嚼碎食用均可。

②疾病中期：疲倦乏力，怕冷、喜暖，嗜睡，精神不振，食欲不佳，腹胀，便秘，面部浮肿，舌体胖大、边缘有齿痕，舌质淡红，苔白脉沉细等。本阶段可使用下列食

疗方。

a.参芪薏仁粥：薏仁米 50 g，党参 15 g，生黄芪 15 g。用砂锅将生黄芪煮 20 分钟后滤去生黄芪，用其汁煮薏仁米和党参，材料煮烂以后即可食用。

b.黄芪炖鸡肉：鸡肉 200 g，生黄芪 30 g，生姜 3 片，黄酒、食盐、酱油各少许。将生黄芪用砂锅煮汁后去掉黄芪，用其汁将切好的鸡肉块炖烂后，放入黄酒、生姜、食盐和酱油，食用之。

c.姜枣茶：生姜 3 片，大枣 10 个，洗净后放入水中煮开，代茶饮，食生姜、大枣。

③疾病后期：疾病初、中期时的各种症状逐渐消失，颈前部留有小结节，随吞咽上下活动，无痛感。纳食、二便正常，舌红苔白，脉弦等。本阶段可使用下列食疗方。

a.海带汤：海带 100 g，生姜 2 片，食盐、酱油各少许。将海带切丝并煮烂以后，加入生姜、食盐和酱油，再稍煮片刻，喝汤吃海带。

b.炒山慈菇片：生山慈菇 250 g，除去杂质切片，用食用油炒熟后，加入食盐少许，再加入醋拌匀食用之；或将山慈菇蒸熟后，加入蜂蜜少许拌匀食用之；或将山慈菇煮熟后，加入冰糖少许拌匀食用之。

c.山楂：将生山楂 10 个洗净后食用；或将干山楂片煮水，加入冰糖或蜂蜜少许，代茶饮。

第五节　慢性淋巴细胞性甲状腺炎

一、病因病机

本病的发生，乃因先天禀赋不足，复因情志内伤及饮食水土失宜，以致气滞痰凝，血行瘀滞，壅聚于颈前而成。

（一）痰瘀凝结

先天禀赋不足，复因饮食失节或水土失宜，一则影响脾胃的功能，使脾失健运，不能运化水湿，聚而生痰；二则影响气血的正常运行，气机运行不畅，痰气瘀交阻，凝结于颈前，瘿肿乃成。

（二）肝郁脾虚

本病发生与情志的关系极为密切，如《诸病源候论》载："瘿者，由忧恚气结所生。"长期忿郁恼怒或忧思郁虑，使气机郁滞，肝气失于条达。肝气郁结，横逆乘土，土壅木郁，脾虚则酿生痰湿，气滞痰凝血瘀，结于颈前，发为本病。正如《济生方·瘿瘤论治》说："夫瘿瘤者，多由喜怒不节，忧思过度，而成斯疾焉。"

(三)肝肾阴虚或脾肾阳虚

原本肝旺或素体阴虚之人,复加情志刺激,痰气郁结易于化火,更加伤阴,久则肝肾之阴不足。若年老体弱或久病体虚,脾肾阳气不足,命门火衰或阴损及阳,气化无权,推动无力,痰湿瘀血内生,聚于颈前,病情缠绵。

气、痰、瘀壅结颈前,是本病发生的主要因素。病位在颈前,与肝、脾、肾等脏相关。病初以实为主,病久由实致虚,尤以阳虚、气虚为主,遂成本虚标实之证。以心肝阴虚及脾肾阳虚为本,气滞、痰凝、血瘀为标。

二、辨病

(一)典型临床表现

总体而言,慢性淋巴细胞性甲状腺炎(CLT)起病较隐匿,进展缓慢,早期临床表现常不典型。其临床表现主要分3类:

1. 无症状性甲状腺肿大

甲状腺通常呈弥漫性肿大,峡部及锥体叶常同时增大,一般呈对称性,但有时仅累及一侧腺体,表面不规则,成结节或分叶状,质硬而不坚,伴有韧感。一般与周围组织无粘连,吞咽时可上下移动。常因局部受压而出现吞咽不适或颈部压迫感,偶有局部疼痛或触痛。

2. 甲状腺功能亢进

可出现与甲亢类似的怕热、心悸、消瘦等表现,但自觉症状通常较单纯甲亢轻,多数患者呈一过性甲状腺功能亢进,短期功能亢进过后出现持久功能低下或功能正常;部分患者开始无甲状腺功能亢进,仅有典型的CLT病理学改变或伴功能低下,经甲状腺激素替代治疗或未经治疗,一段时间后出现典型的甲状腺功能亢进表现。

3. 甲状腺功能低下

约80%CLT患者可保持一段较长时间的甲状腺功能正常,至中晚期,由免疫反应导致甲状腺组织的持久破坏而出现甲状腺功能减退,出现怕冷、心动过缓、便秘、胫前黏液性水肿等典型甲减表现,亦是CLT最常见的临床表现。

(二)特殊临床表现

1. 桥本甲亢

指CLT与甲亢同时存在,其临床表现及组织学改变兼具两者特征。CLT一过性甲亢,指CLT早期出现的短时期甲状腺毒血症表现,与单纯甲亢症状相似,但甲状腺肿大常表现出CLT的肿大特征。甲状腺活检无甲亢病理表现。

2.儿童 CLT

约占儿童甲状腺肿大的 40%。甲状腺质地不如成人坚硬,结节性肿大较为少见,血清 TPOAb 和 TgAb 阴性者较多见,容易误诊为单纯性甲状腺肿,一些患儿因甲状腺功能减退引起生长发育迟缓后才被发现患有 CLT。

3.CLT 合并甲状腺癌

CLT 可合并甲状腺乳头状癌、滤泡状癌、间变癌及非霍奇金淋巴瘤,当出现以下情况时要提高警惕:①甲状腺肿大明显增快或甲状腺素治疗后甲状腺不缩小反增大者;②甲状腺内有单个冷结节,质硬不移;③局部淋巴结肿大或有压迫症状者;④甲状腺疼痛较明显且持续存在,经治疗无效者。

三、类病辨别

(一)诊断标准

凡具备甲状腺自身抗体(TPOAb、TgAb、TSBAb)阳性或甲状腺肿大(弥漫性、质地坚韧)的患者,无论甲状腺功能正常与否,均应疑诊本病,同时进一步行甲状腺超声检查,参考发病特点以明确诊断。诊断困难时可行甲状腺细胞学检查以确诊本病。

(二)鉴别诊断

本病应与消渴、瘰疬等病证相鉴别。

四、中医治疗

目前本病尚无根治方法。西医方面,主要有随访观察、药物保守治疗和手术 3 种治疗方式,虽疗效肯定,但适应证较为局限,不良反应颇多。中医中药在治疗 CLT 方面积累了丰富经验,在取得良好疗效同时,亦可降低不良反应发生率。因此,中西医结合治疗 CLT,局部与整体相结合,辨病与辨证互相参照,实现中西医互补,扬长避短,将是本病今后的研究热点和发展趋势。

(一)基础治疗

包括一般的健康教育,保持健康的生活方式,戒烟限酒,清淡饮食,适量运动,维持情绪稳定。本病疗程较长,且需要定期随访,应树立患者对本病的正确认识及治疗信心。对于有生育需求的女性患者,应确保其甲状腺功能正常后方能妊娠。

(二)辨证论治

1.痰气交阻

主症:颈前肿胀,触诊甲状腺弥漫性肿大,质软或韧,伴胸闷不适,烦躁易怒,纳呆腹胀,舌红,苔薄白,脉细弦。

治法:疏肝理气,化痰消肿。

方药:柴胡舒肝散加减。

组成:柴胡、白芍各 12 g,郁金、青皮、陈皮、当归、法半夏各 10 g,茯苓 20 g,甘草 6 g。

阐述:方中柴胡、郁金、青皮可疏肝理气解郁,法半夏、茯苓、陈皮健脾祛痰,当归、白芍柔肝养血,甘草调和诸药。肝郁火旺者,可加黄芩、夏枯草;阴虚血热者,加生地黄、牡丹皮;脾虚湿盛者,加白术、泽泻。

2.痰瘀互结

主症:颈前肿块,经久未消,触诊甲状腺肿大,质硬,伴胸闷,纳差,眩晕,舌质紫黯或有瘀斑,苔薄白或白腻,脉弦或涩。

治法:化痰逐瘀。

方药:桃红四物汤合二陈汤加减。

组成:桃仁、红花、片姜黄、郁金、青皮、陈皮、法半夏、山慈菇、皂角刺各 10 g,茯苓 20 g,牡丹皮、赤芍各 15 g。

阐述:方中桃仁、红花活血祛瘀,郁金、片姜黄活血行气,牡丹皮、赤芍凉血活血散瘀,青皮、陈皮、法半夏、茯苓理气解郁、燥湿化痰,山慈菇、皂角刺活血消痈散结。瘀滞胸中者,加薤白、全瓜蒌;脾虚痰凝者,加党参、白术;肿结难消者,加海藻、昆布、贝母。

3.脾肾阳虚

主症:病势缠绵,颈前肿胀质硬,伴神疲乏力,畏寒肢冷,少气懒言,面色少华,纳呆腹满或面目浮肿,腰膝酸软,小便清长,舌淡胖有齿痕,苔薄白,脉沉细。

治法:温补脾肾,兼化痰瘀。

方药:阳和汤加减。组成:制附子 10 g(先煎),麻黄 5 g,白芥子、制南星 6 g,桂枝、鹿角片、当归、牡丹皮、赤芍、茯苓、陈皮、甘草各 10 g,炙黄芪 30 g,党参、熟地黄、丹参各 15 g,茯苓 20 g。

阐述:方中麻黄、桂枝温阳散寒,鹿角片、附子补肾助阳,白芥子、制南星化痰散结消肿,党参、黄芪补气益气升阳,熟地黄、当归滋补营血,牡丹皮、丹参、赤芍活血祛瘀,茯苓、陈皮理气燥湿化痰,甘草调和诸药。阳虚寒盛者,加干姜、肉桂;阳虚水泛者,加白术、生姜;阳虚痰湿者,加防己、薏苡仁。

以上方药,水煎服,每日 1 剂。

(三)特色专方

1.桥本消瘿汤

方药组成:黄芪、太子参、柴胡、香附、夏枯草、浙贝母、白芥子、丹参、甘草。水煎服,每日 1 剂,分两次服。加减:气阴两虚者加生脉散;血虚者加当归、鸡血藤;烦躁失眠者加炒酸枣仁、合欢皮;纳差者加砂仁、鸡内金、焦山楂、焦神曲、焦麦芽。本方功效可疏肝健脾、化痰消瘿,用以治疗肝郁脾虚型 CLT。

2.扶正清瘿方

方药组成:黄芪、板蓝根各 30 g,党参 15 g,白术、八月札、婆婆针、茯苓、桃仁各 12 g,柴胡、广郁金、制香附、黄芩 9 g,红枣 20 g,生甘草 6 g。每日 1 剂,水煎 2 次取汁,兑匀早晚分服。1 个月为 1 个疗程,一般治疗 5 个疗程。此方系名老中医唐汉钧教授治疗 CLT 之效方,基于"外因风温之邪,内因正气虚弱"的发病认识,所拟扶正清瘿方,重在培护正气以清疏颈前风温痰火之邪。临证加减:若舌红苔少,脉细数,症见气阴两虚之证者,可酌加生地黄、石斛等;若火热之邪盛,证见舌红,苔薄黄,脉数者,可酌加金银花、菊花、蒲公英、冰球子、山栀子、连翘、苦参等。

3.二仙消瘿汤

方药组成:仙茅、仙灵脾、熟地黄、山茱萸、淮山、巴戟天、鹿角胶、当归、浙贝母、川芎等。水煎服,每日 1 剂,早晚 2 次温服。临证加减:纳差者加用白术、炒麦芽、炒谷芽;面目浮肿明显者加用泽泻、泽兰、茯苓等;颈前粗大者加用夏枯草、煅牡蛎、法半夏。本方通过临床观察,本方疗效确切,标本同治,对脾肾阳虚、痰瘀互结型 CLT 不仅能改善症状、自身抗体及甲状腺功能指标,并且能降低血清 TNF-α 水平而起到调节免疫作用。

4.屏风消瘿汤

方药组成:生黄芪 30 g,白术、当归、白芍、夏枯草、浙贝母、仙灵脾、巴戟天各 15 g,防风、柴胡、云苓各 12 g,白花蛇舌草 21 g,炒莪术 9 g,炙甘草 6 g。每日 1 剂,水煎服,分早晚 2 次饭后服。有学者运用屏风消瘿汤联合左旋甲状腺素片治疗 CLT,4 周为 1 个疗程,连续治疗 3 个疗程后,患者主观症状和实验室指标均得到明显改善。本方有扶正固表、疏肝解郁、理气化痰、活血散结的效果。

5.软坚消瘿汤

方药组成:柴胡、郁金、香附、青皮、白芥子、三棱、浙贝母各 9 g,山慈菇 12 g,瓜蒌皮、自然铜各 15 g,蜣螂 6 g。此方具有理气、化痰、活血之功效,临证运用时,瘿肿坚硬难消者加蜈蚣、全蝎、土鳖虫;瘿肿明显但质地较软者加荔枝核、橘核、瓦楞子;气阴不足者加生脉饮;有明显阳虚表现者加右归饮。有学者运用软坚消瘿汤治疗 CLT 患者 40 例,经过 4 个月治疗,显效率为37.5%,总有效率为 92.5%。

6.温阳消瘿汤

方药组成:党参、黄芪、当归、郁金、制附子、丹参、香附、仙茅、仙灵脾、甘草。每日 1 剂,早晚分两次服。全方以益气温阳、活血消瘿为法,治标兼以固本。有学者以此方治疗 CLT 60 例,对照组口服左旋甲状腺素片,治疗组在此基础上加用温阳消瘿汤,3个月为1个疗程,治疗2个疗程后,治疗组患者症状、甲状腺激素水平及甲状腺自身抗体均较对照组有显著改善,表明此方疗效较好。

7.消瘿化结汤

方药组成:金银花、菊花、桔梗、夏枯草、玄参等。每日1剂,分两次服。效果良好。

8.益气化痰消瘿方

方药组成:生黄芪30 g,太子参、茯苓、淫羊藿各15 g,浙贝母、当归、三棱、桃仁各10 g。每日1剂,水煎200 mL,早晚2次分服。此方可有效降低甲状腺自身抗体,并对甲状腺肿大有效。

9.复圆消瘿汤

方药组成:干姜、茯苓、山茱萸、生姜、大枣各20 g,红参、桂枝、炙甘草各10 g,白术、白芍、淫羊藿各15 g,麻黄5 g,细辛6 g,吴茱萸7 g,泽泻30 g,肉桂3 g(后下)。以上方为基础方,对于阳气闭塞、痰瘀滞行者,重用麻黄、细辛、桂枝,佐以小柴胡汤等运阳逐邪;若阳气不敛、寒湿凝重者,则重用山茱萸,加制附子、砂仁、沉香等以收纳阳气、培元固本。此方系笔者基于多年临证、结合阳气圆运动理论而总结的治验方,笔者认为CLT发病为阳气运行道路受阻从而酿生痰瘀的结果,通过以上基础方恢复阳气运行常序,可达扶正祛邪目的,因而每以此方治疗CLT,多能获满意疗效。

(四)中成药

1.夏枯草颗粒

成分:夏枯草。每次15 g,水冲服,每日2次。功效:散结消肿。主治CLT并甲状腺肿大。

2.香远合剂

由黄精、景天三七、制香附、远志、鳖甲、蜘蛛香、头顶一颗珠、玄参、夏枯草、郁金、五味子、黄芪、生牡蛎、山慈菇、白芍、何首乌、海藻组成。每次10~15 mL,每日2~3次。功效:疏肝解郁、养阴益气、软坚化痰。主治CLT并甲亢。

3.扶正愈瘿合剂

由黄芪、仙茅、人参、淫羊藿、柴胡、浙贝母、熟地黄、白芍、金银花、夏枯草组成。每次100 mL,每日2次。功效:温肾健脾、化痰散结。主治CLT并甲状腺功能减退。

4.百令胶囊

由发酵虫草菌粉组成。每次5粒,每日3次。功效:扶正固本。主治肺肾两虚型CLT。

5.火把花根片

主要成分为昆明山海棠。每次3~5片,每日3次,饭后服用,1~2月为1个疗程。功效:舒筋活络,清热解毒。主治CLT。

6.金水宝胶囊

主要成分为发酵虫草菌粉。每次6片,每日3次。功效:补益肺肾、秘精益气。主治肺肾两虚型CLT。

7.通心络胶囊

由人参、全蝎、水蛭、蜈蚣、土鳖虫、蝉蜕、冰片、赤芍组成。每次2粒,每日3次。功效:益气活血、解痉通络。主治血瘀型CLT。

8.芪夏消瘿合剂

由黄芪、夏枯草、炒白芍、玄参、桔梗、生甘草等组成,每日1袋,每袋250 mL,开水冲服。功效:益气健脾、养阴柔肝、化痰消瘿。主治脾虚痰凝型CLT。

9.瘿气灵片

由太子参、麦冬、五味子、黄芪、玄参、牡蛎、酸枣仁、浙贝母、夏枯草、赤芍、猫爪草等组成。每次5粒,每日3次。功效:益气养阴、清热散结。主治CLT伴甲状腺功能亢进。

10.逍遥丸

由柴胡、当归、白芍、炒白术、茯苓、炙甘草、薄荷、生姜组成。每次8粒,每日3次。功效:疏肝解郁、养血健脾。主治肝气郁结型CLT。

(五)按摩疗法

采用耳穴埋豆法,选取耳穴内分泌、皮质下、脾、胃、肝、肾6个穴位,对称性取双耳内侧穴。消毒耳郭,镊子夹王不留行籽贴敷在选用的耳穴上。每日自行按压3~5次,每次每穴按压30~60秒,3天更换1次,双耳交替。

(六)针灸疗法

1.体、耳针配合疗法

主穴为局部穴位:甲状腺邻近区域。针法:浅刺。配穴及对应手法:①阳虚型选合谷、曲池、阳陵泉、足三里、关元。手法:捻转补法。耳针取穴:内分泌、甲状腺、交感神经、神门、垂体、大脑皮层。②气郁化火型选合谷、曲池、阳陵泉、足三里、太冲。手法:捻转泻法。耳针取穴:内分泌、甲状腺、交感神经、神门、垂体、大脑皮层、肝、脾。隔天1次,20次为1疗程。每次留针30分钟。

2.艾灸治疗

取穴:①大椎、肾俞、命门;②膻中、中脘、关元。每次取1组穴位,两组穴位隔次交替使用。每次每穴灸5壮,每壮含纯艾绒2 g。病情轻者隔日治疗1次,病情重者每日治疗1次。

3.隔药饼灸治疗

取穴大椎、命门、膻中、中脘、关元、肾俞、足三里。药饼制法：把附子、肉桂、五灵脂、乳香4味中药按照5∶2∶1∶1的比例，共研细末，用黄酒调制，制成直径3 cm、厚0.8 cm的圆饼，中间用针刺数孔，由塑料薄膜保湿以备用。艾炷：由特制器械按压加工的大艾灸炷，每个重2 g。灸法：采用间隔灸法，在相应的腧穴上放置准备好的药饼，行大艾炷灸5壮，以局部潮红为度。每日1次。

第六节　糖尿病

一、病因病机

中医认为本病病位在肺、脾、胃、肾，尤以肾最为关键，发病原因是多方面的，常常是由于先天禀赋不足，再加上饮食不节、情志失调、劳欲过度或感受六淫而导致。

（一）禀赋虚弱

《灵枢·五变》说："五脏皆柔弱者，善病消瘅。"先天禀赋不足，五脏虚弱是引起本病的重要内因，尤其阴虚体质者更易患本病。

（二）饮食不节

长期过食肥甘厚味，醇酒美味，损伤脾胃，运化失职，积热内蕴，化燥伤津，发为消渴。

（三）情志不调

长期精神刺激或长期郁怒，导致气机郁结，日久郁而化火，消灼肺胃阴津而发为消渴。

（四）劳欲过度

素体阴虚，复因房事不节，劳欲过度，损耗肾精，导致阴虚火旺，上蒸肺、胃，最终发为消渴。

（五）外感六淫

素体禀赋不足，肾气不充，气血两亏。尤其少儿稚阴稚阳之体，五脏娇嫩，易感外邪。感受六淫，化燥伤阴，也可导致消渴。

归纳而言，本病的病机主要有以下几个特点：

1.阴虚为本，燥热为标

两者常常互为因果，燥热甚则阴越虚，阴越虚则燥热越甚。临床表现多为肺燥、胃热、肾虚,三者常常同时存在,互相影响,但会有所偏重。肺主治节,为水之上源,若肺燥阴虚,津液失于敷布,则胃失濡润,肾失滋源;胃热炽盛,则可灼伤肺津,损耗肾阴;而肾阴不足,虚火内生,也可上炎肺、胃,因此临床上多饮、多食、多尿等症状常相互并见。

2.气阴两虚,阴阳俱虚

阴阳互根,病情迁延日久,阴损及阳,可见气阴两虚或阴阳俱虚,严重者肾阳虚衰。

3.脏腑虚损,变证百出

疾病日久,正气虚弱,可出现多种变证。如肺失滋润,可并发肺结核。肾阴亏损,肝失涵养,肝肾阴亏不能上养耳目,可并发白内障、雀盲、耳聋。燥热内结,营阴被灼,瘀阻络脉,日久蕴毒成脓,可发为痈疽、疮疖。阴虚燥热内炽,炼液成痰,痰阻经络,蒙蔽清窍,可形成中风偏瘫。阴损及阳,脾肾两虚,水湿泛滥肌肤,可成水肿。严重者阴津极度耗损,虚阳浮越,可见烦躁、目眶内陷、面红、唇舌干红、恶心呕吐、息深而长等症,最后因阴竭阳亡,阴阳离决可出现昏迷、四肢厥冷、脉微细欲绝等危候。

4.血瘀阻滞,贯穿始终

阴虚燥热是消渴、血瘀形成的主要原因。阴虚内热,耗津灼液,可形成血瘀,若病情发展,阴损及阳,出现气阴两虚或阴阳俱虚,气虚行血无力,阳虚则寒凝气滞,两者都可产生血瘀。血瘀既是疾病发展过程中的病理产物,又可作为致病因素,使血脉不通,脏腑失养,加重病情,并逐渐导致各种并发症的产生。

二、辨病

(一)糖尿病(DM)的诊断

1.症状

糖尿病典型症状为多饮、多食、多尿的"三多"症,同时伴有消瘦乏力的"一少"症,统称为"三多一少"症。糖尿病临床表现不一,差异较大。相当一部分2型糖尿病患者缺乏典型的糖尿病症状,或因体检发现血糖升高;或因出现糖尿病酮症酸中毒而发现本病;或昏迷在急诊科救治时发现糖尿病;或因出现糖尿病慢性并发症就诊时发现糖尿病。

2.体征

糖尿病早期病情较轻,大多无明显体征。病情严重时出现急性并发症时有失水等表现,病久则出现与大血管、微血管、周围或内脏神经、肌肉、骨关节等有关的各种并发症相应的体征。

3.辅助检查

(1)常规检查

①血液细胞分析、尿液分析。尿糖阳性、尿酮体强阳性是诊断糖尿病的重要线索,酮体在肝脏生成,糖尿病酮症酸中毒时常显著增加,尿酮体常用于糖尿病酮症酸中毒诊断。

②静脉血浆血糖:具体如表6-1所示。

表6-1 糖尿病的诊断标准

诊断标准	静脉血浆葡萄糖水平/(mmol·L^{-1})
典型糖尿病症状(多饮、多尿、多食、体重下降)加上随机血糖检测	≥11.1
空腹血糖检测	≥7.0
葡萄糖负荷后2小时血糖检测无糖尿病症状者,需改日重复检查	≥11.1

注:空腹状态指至少8小时没有进食热量;随机血糖指不考虑上次用餐时间,一天中任意时间的血糖,不能用来诊断空腹血糖受损或糖耐量异常

③血生化:糖化血红蛋白、血脂、肝功能、肾功能、电解质等。空腹血糖≥7.0 mmol/L,餐后血糖或随机血糖≥11.1 mmol/L,糖化血红蛋白≥6.5%,血脂异常。

④十二通道心电图:心电图示部分患者可有S-T段的改变。

⑤血液黏稠度:部分患者可见血液黏稠度异常。

⑥尿微量白蛋白:是糖尿病影响肾脏的早期征象,可用于诊断早期糖尿病肾病。

(2)特殊检查

①葡萄糖耐量试验+胰岛素+C肽释放检查:B细胞分泌的胰岛素原可被相应的酶水解生成胰岛素和C肽,C肽可作为评价B细胞分泌胰岛素能力的指标,C肽测定的特异性高,能反映糖尿病患者的B细胞合成和分泌能力,同时对DM的分型、治疗和预后判断也有意义。1型糖尿病患者空腹及餐后C肽曲线低下;2型糖尿病患者C肽峰值下降,高峰延迟出现;1型糖尿病患者的胰岛素分泌低下,曲线低平;2型糖尿病患者的胰岛素分泌高峰延迟,峰值下降。

②糖尿病自身抗体:1型糖尿病发病与自身免疫有关,患者血清中可检出多种针对胰岛细胞及其细胞成分的自身抗体,可协助分型,指导治疗。

③血管彩色多普勒(颈部、四肢血管):评价糖尿病患者血管病变的诊断和程度。

④眼底检查:早期发现眼部各组织的病变,眼部微血管病变的程度可以反映全身微血管病变的发展程度。

⑤神经传导速度:提高对糖尿病周围神经病变的早期确诊率。

⑥动态血压测定:了解糖尿病患者血压波动的特点及昼夜规律性的变化,对发现血压升高有帮助。

⑦动态心电图:了解患者在静息及运动状态时心率的变化,了解是否有心律失常及S-T段的改变。

(二)糖尿病分型

1.1型糖尿病(T1DM)

该病为胰岛B细胞破坏导致胰岛素绝对缺乏。主要特点:起病急,有中度至重度的临床症状,体型消瘦,易发生酮症酸中毒;典型病例见于小儿及青少年,但任何年龄均可发病;血浆胰岛素水平低;空腹及餐后C肽曲线低下;必须依赖胰岛素治疗;自身抗体多为阳性。根据现有的研究结果,可认为T1DM是一种免疫调节性疾病。

2.2型糖尿病(T2DM)

该病主要表现以胰岛素抵抗为主伴胰岛素相对不足,大约95%的糖尿病为2型糖尿病。主要特点:60%为肥胖型,多见于成年人,尤其是40岁以上发病率急剧上升,多数起病缓慢,隐匿,病情较轻;血浆胰岛素相对性降低;胰岛素的效应相对不好;C肽峰值下降,高峰延迟出现;多数无需依赖胰岛素,但在诱因下可发生酮症;常有家族史,但遗传因素复杂;2型糖尿病半数以上发病时无明显症状,常因健康普查发现。由发现时慢性并发症的检出情况看,可能已有5~10年糖尿病病史。总之,目前认为2型糖尿病是一种由多基因异质性加环境因素引发多种病变的疾病。

3.其他特殊类型糖尿病

①胰岛B细胞功能遗传性缺陷:第12号染色体,肝细胞核因子-1α(HNF-1α)基因突变(MODY3),第7号染色体,葡萄糖激酶(GCK)基因突变(MODY2),第20号染色体,肝细胞核因子-4α(HNF-4α)基因突变(MODY1),线粒体DNA及其他。

②胰腺疾病:胰腺炎、胰腺创伤、胰腺切除术后、胰腺肿瘤、胰腺囊性纤维化、纤维钙化性胰腺病等。

③内分泌疾病:肢端肥大症、皮质醇增多症、胰高血糖素瘤、嗜铬细胞瘤、甲状腺功能亢进症、生长抑素瘤、醛固酮腺瘤及其他。

④药物或化学所致的糖尿病:Vacor(一种杀鼠剂)、喷他脒、烟酸、糖皮质激素、甲状腺激素、二氮嗪、β-肾上腺素受体激动剂、噻嗪类利尿剂、苯妥英钠、α-干扰素及其他。

⑤感染:先天性风疹、巨细胞病毒感染及其他。

⑥不常见的免疫介导型糖尿病:僵人(Stiff-man)综合征、胰岛素自身免疫综合征、胰岛素受体抗体及其他。

⑦其他与糖尿病相关的遗传综合征:21-三体(唐氏)综合征,XXY(Klinefelter)综合征,性腺发育不全(Turner综合征),弗里德赖希(Friedreich)共济失调,亨廷顿病(Huntington disease),卟啉病,普拉德-威利(Prader-Willi)综合征及其他。

4.妊娠期糖尿病

妊娠期糖尿病指正常妇女在妊娠过程中初次出现糖耐量异常或糖尿病者,不包括妊娠前已知的糖尿病患者(糖尿病合并妊娠)。妊娠期糖尿病患者中可能存在其他类型糖尿病,只是在妊娠中显现而已,所以要求产后6周以后,重新按常规诊断标准确认。妊娠期糖尿病的筛查和诊断标准:妊娠24~28周孕妇需进行75 g葡萄糖筛查试验,空腹血糖≥5.1 mmol/L;餐后1小时血糖≥10.0 mmol/L,餐后2小时血糖≥8.5 mmol/L,3次血糖测定值只要有任意1个符合,即可诊断。

三、类病辨别

糖尿病诊断一旦成立,需行分型检查,再者排除继发糖尿病,常见的继发性糖尿病有以下几种:

(一)生长激素瘤

由于生长激素分泌过多引起的一种综合征,在儿童发病可以表现为巨人症,在成人发病则表现为肢端肥大症。

(二)皮质醇增多症

由于肾上腺增生或肿瘤分泌过多的皮质醇所引起的综合征,表现为向心性肥胖、高血压、骨质疏松、糖尿病等。

(三)嗜铬细胞瘤

由于肾上腺髓质或交感神经嗜铬细胞发生的肿瘤,分泌过多的肾上腺素和去甲肾上腺素导致高血压、高血糖。

(四)甲状腺功能亢进症

甲状腺激素可促进肠道单糖的吸收,促使肝糖原分解增加并有一定的促进糖异生作用,甲亢时加速全身代谢和消耗热量,葡萄糖利用和氧化增加,加重胰岛素负担而诱发糖尿病,甚至诱发糖尿病急性并发症的发生。典型甲状腺功能亢进如多食易饥、怕热汗出、消瘦明显、心悸手抖等症状,甲状腺功能检查有助于诊断。

(五)胰升糖素瘤

胰升糖素瘤(GG)是一种非分泌胰岛素的胰岛瘤,肝细胞为胰升糖素瘤的主要靶细胞，主要促进肝糖原分解及糖异生，并抑制肝糖原生成，促进肝细胞对氨基酸的摄取，促进酮体生成并抑制胆固醇和甘油三酯的合成。出现由胰岛 A 细胞瘤分泌过多胰升糖素瘤所引起的临床综合征，临床特点表现为坏死溶解性游走性红斑，疼痛性舌炎、唇炎和口腔黏膜炎症，体重下降，低蛋白血症，正细胞正色素性贫血，实验室检查血浆 GG 显著增高，临床较为罕见。

(六)醛固酮增多症

肿瘤分泌过量的醛固酮，增加尿钾排出，引起低钾血症，推测低钾血症可抑制胰岛素释放而造成糖耐量减低或血糖升高。醛固酮增多症可因缺钾性肾病出现多尿、夜尿增多、口干多饮，加之缺钾引起的糖代谢紊乱，容易误诊为糖尿病，故需审慎加以鉴别。

(七)自身免疫性多腺体性内分泌病

自身免疫性多腺体性内分泌病又称多腺性自身免疫综合征，是由于两种以上内分泌腺发生自身免疫性损害而致功能异常，临床上大致分为 1 型和 2 型两大类，2 型患者中大约 50% 有 1 型糖尿病，常伴有慢性肾上腺皮质功能减退症、Graves 病、甲状腺功能低下或甲状旁腺功能减退组合，从而产生相应的临床综合征。据临床表现及实验室检查，不难鉴别，给予相应靶激素替代治疗可使症状明显改善。

(八)性激素异常

多数研究者认为女性雄激素增高容易引起胰岛素抵抗，其作用途径是抑制胰岛素的糖原合成，典型的女性胰岛素抵抗可见多囊卵巢综合征，反之男性雄激素降低容易引起腹型肥胖及胰岛素抵抗。临床上女性可见肥胖、月经紊乱、不孕、多毛、长胡须等，实验室检查及妇科彩超可有助诊断。

(九)POEMS 综合征

POEMS 综合征是指多发性周围神经病变(P)、脏器肿大(O)、内分泌改变(包括糖耐量异常、性功能低下、甲状腺功能低下、高泌乳素血症和肾上腺皮质功能低下)(E)、单克隆丙种球蛋白病(M)和皮肤损害(S)，是一种少见的伴有骨硬化性骨髓瘤和多系统损害的浆细胞疾病。临床诊断标准：①慢性进行性多发性周围神经病变；②肝脾淋巴结肿大；③内分泌改变；④异常球蛋白血症；⑤皮肤改变；⑥视盘水肿；⑦低热、肢体水肿、杵状指。凡有上述诊断标准中三项临床特征即可诊断。

(十)胰源性糖尿病

胰腺全切术后，慢性酒精中毒或胰腺炎等引起的胰腺病变可伴有 DM。临床表现和实验室检查类似 T1DM，但血中胰高糖素和胰岛素均明显降低，在使用胰岛素或其他口服降糖药物时，由于拮抗胰岛素的胰高糖素亦同时缺乏，极易发生低血糖症,但这些患者不易发生严重的酮症酸中毒。无急性并发症时,患者多有吸收不良、营养不良和慢性腹泻和消化不良等表现。

四、中医治疗

(一)基础治疗

1.糖尿病健康教育

使患者对糖尿病有充分的认识,提高患者的自我保健能力和自我护理,让其树立正确的抗病态度和信心。积极检测血糖。

2.饮食治疗

严格控制饮食,控制每天摄入的总热量、合理搭配营养成分,定量定时进餐,以控制血糖、血脂和体重。

3.运动治疗

糖尿病患者应进行有规律的合适运动。

(二)辨证论治

1.燥热伤津

主症:多食易饥,口渴多饮,形体消瘦,大便干结,苔黄,脉滑实有力。

治法:清热生津。

方药:白虎加人参汤加减。石膏 30 g,知母、生地黄、麦冬、人参各 15 g,黄连、栀子、粳米各 10 g,甘草 5 g。方中石膏、知母清肺胃二经气分实热而除烦止渴,两药合用,清胃火,滋阴液,共为主药。生地黄、麦冬养阴润肺,又有清热之功。黄连苦寒,直泄胃腑之火,栀子苦寒,通泄三焦之火,两药共治其胃火炽盛;人参、粳米、甘草甘温,既护卫脾胃之气,又滋养胃阴。消谷善饥重用生熟地黄、黄精;大便干加白芍、玄参、芒硝等润燥通便;口渴重加芦根、花粉。

2.气阴两虚

主症:口渴多饮,口干舌燥,少气无力,纳差腹胀,汗多,尿频量多,舌质淡红,苔白,脉弱或结代。

治法:益气养阴。

方药:生脉散合六味地黄丸加减。人参 20 g,麦冬、五味子各 15 g,熟地黄 20 g,山茱萸、山药各 15 g,牡丹皮、茯苓、泽泻各 10 g。人参甘温,大补元气,可补五脏之气,尤擅补肺气;麦冬甘寒质润,养阴以润肺,清热以生津;五味子酸温,酸能收敛,既能益气固表止汗,又能滋阴生津敛汗,性温而润,滋补肾水,且甘以益气,酸能生津,有良好的益气生津止渴功效。三药合用,益气养阴,生津止渴。六味地黄丸滋补肾阴。阴虚火旺明显者,加知母、黄柏;脾气亏虚明显者加黄芪、白术等。

3.阴阳两虚

主症:小便频数,浑浊如凝膏,甚则饮一溲一,面容憔悴,耳轮干枯,腰膝酸软,畏寒肢冷,男子阳痿或女子月经不调,舌淡苔白而干,脉沉细无力。

治法:滋阴温阳补肾。

方药:金匮肾气丸合六味地黄丸加减。附子(炮)、覆盆子、山茱萸、山药、茯苓各15 g,桑螵蛸、金樱子、泽泻、牡丹皮各10 g,肉桂(后下)5 g,鹿茸(研磨嚼服)1 g。方中附子温补一身之阳气,尤擅于温补脾肾之阳;肉桂温补肝肾,补火助阳,且能引火归原,益阳消阴;鹿茸补肾阳,益精血,助全身阳气之气化。三药合用,补壮肾中之阳。桑螵蛸、覆盆子、金樱子,三药均既壮补元阳,又可收敛阴精,防止精微物质下泄。六味地黄丸滋补肾阴,配合以上补阳药以阴中求阳,取其"擅补阳者,必于阴中求阳,则阳得阴助而生化无穷"之意,使阴阳互生。若肾气不足,摄纳无权而出现肾不纳气之虚喘时,可酌加蛤蚧、核桃仁等;阳痿加锁阳、阳起石;耳聋失聪加灵磁石、桑寄生等。

4.瘀血阻滞

主症:口渴多饮,消瘦,面色黧黑,肢体麻木,刺痛不移,唇舌紫黯或有瘀斑,舌下青筋显露为主症,伴手足发紫发冷,苔薄白或薄黄,脉沉细或脉涩不利。

治法:活血化瘀。

方药:桃红四物汤加减。桃仁、红花、川芎、熟地黄、桂枝、柴胡各10 g,当归、白芍各15 g,甘草5 g。方中桃仁具活血祛瘀生新之功;红花活血祛瘀,消肿止痛;川芎辛散温通,主以活血,兼以行气,为血中之气药;三药合用,共起活血化瘀功效。柴胡芳香疏散,条达肝气,疏肝解郁;桂枝辛散温通,入心经走血分,流畅血脉而行滞。两药合用,以其辛香疏通之性,促进血液运行,使其瘀血化尽。当归甘辛温,辛温以活血化瘀,既补血又活血;熟地黄甘温,养血滋阴;白芍酸甘,甘以补血养肝体,酸以敛阴生津;甘草一则配合白芍以酸甘化阴,二则缓和药性。

以上方药,水煎服,每日1剂。

(三)中成药

1.消渴丸

由北芪、生地黄、天花粉、格列本脲等组成。每次5～10丸,每日2～3次,饭前30分钟服用。滋肾养阴,益气生津。主治2型糖尿病。

2.降糖舒片

由人参、生地黄、熟地黄、黄芪、黄精、刺五加、荔枝核、丹参等22种中药组成。每次6片,每日3～4次。益气养阴,生津止渴。主治2型糖尿病无严重并发症者。

3.降糖甲片

含生黄芪、黄精、太子参、生地黄、天花粉。每次6片,每日3次。益气养阴,生津止渴。主治2型糖尿病。

4.甘露消渴胶囊

由熟地黄、生地黄、党参、菟丝子、黄芪、麦冬、天冬、玄参、山茱萸、当归、茯苓、泽泻等组成。制成胶囊。每次4～5粒，每日3次。滋阴补肾，益气生津。主治2型糖尿病。

5.参芪降糖片

主要成分是人参皂苷、五味子、山药、生地黄、麦冬等。每次3片，一日3次。益气养阴，滋脾补肾。主治2型糖尿病。

6.珍芪降糖胶囊

由黄芪、黄精、珍珠等多种名贵中药精心提炼而成。每日服3次，每次4粒，饭后10分钟服用。滋阴补肾，生津止渴。治疗成人各类型糖尿病、老年型糖尿病、幼年稳定型糖尿病。预防糖尿病并发症。

7.糖脉康颗粒

由黄芪、生地黄、赤芍、丹参等组成。每次1袋，每日3次。益气养阴，活血化瘀，主治非胰岛素依赖型糖尿病，对防治糖尿病并发症也有一定作用。

8.消渴灵片

由地黄、五味子、麦冬、牡丹皮、黄芪、黄连、茯苓、红参、天花粉、石膏、枸杞子组成。一次8片，一日3次。滋补肾阴，生津止渴，益气降糖。用于成年非胰岛素依赖性轻型、中型糖尿病。

9.消渴平片

含五味子、沙苑子、枸杞子、五倍子、天冬、知母、丹参、黄芪、黄连、人参、天花粉、葛根。每日3次，每次3片。益气养阴，健脾补肾，生津止渴。治疗气阴两虚型糖尿病。

(四)拔罐疗法

1.方法一

①取穴：a.膀胱经：三焦俞、肾俞；b.任脉：石门；c.经外奇穴：华佗夹脊；d.脾经：三阴交。

②治疗方法：a.留罐法：以上穴位于拔罐后各留罐10～20分钟；b.排罐法：于腰椎两旁行密排罐法并留罐；c.针罐法：先用毫针针刺上穴得气后再行留罐。

2.方法二

①拔罐部位：选穴：肺俞、脾俞、三焦俞、肾俞、足三里、三阴交、太溪穴。

②方法：取上穴，采用单纯火罐法吸拔穴位，留10分钟，每日1次。或采用背部腧穴走罐，先在肺俞至肾俞段涂抹润滑剂，然后走罐至皮肤潮红或皮肤出现瘀点

为止,隔日1次。

(五)按摩疗法

1.自我按摩

通过自我按摩可达到调整阴阳、调和气血、疏通经络、益肾补虚、清泄三焦燥热、滋阴健脾等功效。糖尿病患者的自我按摩以胸腹部、腰背部、上下肢等部位的经络、穴位为主。一般采用先顺时针按摩30~40次,再逆时针按摩30~40次的方法进行。左右手交换进行或同时按摩。

①按摩肾区:清晨起床后及临睡前,取坐位,两足下垂,宽衣松带,腰部挺直,以两手掌置于腰部肾俞穴,上下加压摩擦肾区各40次,再采用顺旋转、逆旋转摩擦各40次。以局部感到有温热感为佳。

②按摩腹部:清晨起床后及临睡前,取卧位或坐位,双手叠掌,将掌心置于下腹部,以脐为中心,手掌绕脐顺时针按摩40圈,再逆时针按摩40圈。按摩的范围由小到大,由内向外可上至肋弓,下至耻骨联合。按摩的力量,由轻到重,以患者能耐受、自我感觉舒适为宜。

③按摩上肢:按摩部位以大肠经、心经为主,手法以直线做上下或来回擦法为主,可在手三里、外关、内关、合谷等穴位上各按压、揉动3分钟。

④按摩下肢:按摩部位以脾经、肾经为主,手法以直线做上下或来回擦法为主,可在足三里、阳陵泉、阴陵泉、三阴交等穴位上各按压、揉动3分钟。

⑤按摩劳宫穴:该穴定位于第二、三掌骨之间,握拳,中指尖下。按摩手法采用按压、揉擦等方法,左右手交叉进行,每穴各操作10分钟,每天2~3次,不受时间、地点限制。也可借助小木棒、笔套等钝性的物体进行按摩。

⑥按摩涌泉穴:该穴定位于足底(去趾)前1/3处,足趾跖屈时凹陷处。按摩手法采用按压、揉擦等方法,左右手交叉进行,每穴各操作10分钟,每天早晚各1次。

2.糖尿病分为三期辨证按摩施治

Ⅰ期:糖尿病隐匿期。无典型糖尿病症状,但血糖偏高,尿糖高或正常,以阴虚为主,有阴虚肝旺、阴虚阳亢、气阴两虚三种情况,治宜益气养阴、平肝潜阳。常用穴:脾俞、肾俞、足三里、太溪、合谷、劳宫。备用穴:中脘、中极、水泉。方法:根据部位不同,选用点法、按法、揉法、摩法,弱刺激,每日2次,每次按摩15分钟。

Ⅱ期:糖尿病期。"三多一少"症状明显,血糖、尿糖、糖化血红蛋白等均高,以阴虚燥热为特点,治宜滋阴润燥。常用穴:劳宫、脾热、水道、关元、三阴交、合谷、太冲、肾俞、胃俞、中脘、少商。备用穴:期门、涌泉、极泉、百会、大都。方法:可选点、按、摩等法,强刺激,用泻法,每日3次,每次15~20分钟。

Ⅲ期:糖尿病并发症期。但严重程度可不尽相同,各并发症均按标准分为早、中、晚三期。早期(虚劳期)虽有并发症但较轻,在中医中属气阴两虚,经脉不畅,治宜益气养阴,疏通经络。常用穴:肾俞、胃俞、三阴交、血海。备用穴:内关、足三里。方法:补法,弱刺激,每次 20 分钟,每日 3 次,多用摩法、揉法。中期(劳损期)并发症加重,功能失代偿,病机多为血脉瘀阻,痰瘀互结,阴损及阳等,治宜活血化瘀,调和阴阳。常用穴:曲池、三阳络、足三里、肾俞。备用穴:三阴交、外关、太溪。方法:补法,弱刺激,每次 30 分钟,每日 2 次,多选揉法、摩法。晚期(劳衰期)并发症严重,脏器功能严重衰竭或致残,病机为气血阴阳俱虚,痰瘀郁瘀互结,治宜调补气血阴阳,化瘀祛痰利湿,参照中期(劳损期)的穴位方法,另加水沟、兑端以温肾助阳,配关冲、太白补气生津。

(六)自然因子疗法

1.矿泉水疗法

矿泉水能减轻患者的自觉症状(如口渴、神经性疼痛),降低血糖值。本法与饮食疗法有协同作用,适合饮疗的矿泉有重碳酸钠泉、碳酸泉、氯化钠泉、硫酸镁泉等,每次 150～200 mL,每日 3～4 次,4～6 周为 1 个疗程。饮用矿泉水时应禁饮茶,并可与矿泉浴并用。

2.矿泉浴

目的在于调整自主神经系统功能,促进碳水化合物的代谢,从而改善全身状况。浴温因人而异,以舒适感为宜。研究表明,当患者感到最佳浴温时降糖效果较好,适合浴用的矿泉有重碳酸钠泉、碳酸泉、氧化钠泉、硫化氧泉、硫酸钠泉等,每日 1 次,每次 15～20 分钟为宜,12～15 次为 1 个疗程。

(七)针灸疗法

1.针灸在治疗糖尿病中的应用和一些常用穴位介绍

在传统的中医理论中,糖尿病属于"消渴"范畴,中医认为其主要病机为阴虚燥热,多为三焦同病。治疗也主要是围绕滋阴降火,活血化瘀等方面。依据经脉脏腑相关理论,消渴为三焦同病,而主要又在肝脾肾三脏。中医有"胃火旺盛,则消谷善饥""肾水不足,则虚火上炎;肾气不足,则不能化水涩精,故小便甘而频数""肝木不调,克伐脾土"等理论。选穴多如足太阴脾经的太白穴、三阴交穴;足阳阴胃经的足三里穴、内庭穴;手少阳三焦经的阳池穴、外关穴、天井穴;足厥阴肝经的太冲穴;足少阴肾经的太溪穴、复溜穴;另外背俞穴,如脾俞穴、胃俞穴、肝俞穴、肾俞穴等。

2.具体方法

①根据中医分期辨证标准将糖尿病分为 3 期进行针灸治疗。

Ⅰ期(糖尿病隐匿期)病机特点以阴虚为主,常见阴虚肝旺、阴虚阳亢、气阴两虚三种症候。治则以益阴为主。取穴:胰俞、膈俞、肺俞、脾俞、肾俞、足三里、三阴交、地机、尺泽。方中三阴交、地机、尺泽穴均用补法,得气后留针30分钟以上;其他各腧穴均用平补平泻法,得气为度,留针15～30分钟。

Ⅱ期(糖尿病期)阴虚化热为主。常见胃肠结热、湿热困脾、肝郁化热、燥热伤阴、气阴两虚等五种症候。治则以益阴泄热为主。取穴:胰俞、膈俞、肺俞、脾俞、肾俞、足三里、三阴交、地机、尺泽、外关、曲池、太溪、血海。各腧穴均用平补平泻之法,得气为度,留针15～30分钟。

Ⅲ期(糖尿病并发症期)由于个体差异,并发症的发生不完全相同,可单一出现,也可两种以上并见。常见的并发症有肢体疼痛或麻木、雀目或白内障、半身不遂、泄泻、阳痿、劳咳等。病机特点:气血阴阳俱虚,痰湿瘀郁互结。治则:益气温阳。取穴:胰俞、膈俞、气海、中脘、足三里、照海、列缺、三阴交、关元、命门。诸穴均用平补平泻之法,得气后留针30分钟以上。关元、命门用灸法。

②以阴虚热盛、气阴两虚、阴阳两虚型辨证取穴治疗糖尿病。

阴虚热盛型:采用阳经穴方,即膈俞、脾俞和足三里,均针刺双侧,得气后施泻法。

气阴两虚型:采用阴经穴方,即双侧尺泽、地机和三阴交及中脘、气海,针刺施平补平泻法,留针20分钟,隔10分钟行针1次。

阴阳两虚型:采用阴经穴方,针刺尺泽、地机、三阴交,用补法,中脘、气海隔姜灸各3壮。各组均每日治疗1次,10次为1个疗程,间隔3天进行下一疗程,最多治疗4个疗程。

③主穴加减针刺治疗糖尿病:取穴以脾俞、膈俞、足三里为主,辨证酌加穴位。如多饮、烦渴、口干加肺俞、意舍、承浆;多食、易饥、便结加胃俞、丰隆;多尿、腰痛、耳鸣、心烦、潮热、盗汗加肾俞、关元、复溜;神倦乏力、少气懒言、腹泻头胀、肢体困重加胃俞、三阴交、阴陵泉等。手法平补平泻加指压,以针刺得气为度,待患者对针刺有较强反应时,留针15分钟,出针后重复运针1次再指压。每日针刺1次,12次为1个疗程。每疗程间隔3天,共治疗3个疗程。

④按上、中、下三消辨证取穴治疗:a.烦渴多饮、口干舌燥、小便频多、舌边尖红、苔薄黄、脉数,属上消,治宜清热泻火,生津止渴,取手太阴、手阳明经穴及背俞穴为主,中刺激,选肺俞、少商、鱼际、合谷、膈俞为主,配胃俞、水泉、列缺、内庭等穴;b.消谷善饥、形体消瘦、大便秘结、舌苔黄燥、脉象滑实有力,属中消,治宜清胃泻火,取穴以足阳明胃经为主,中刺激,选脾俞、胃俞、足三里、内庭、合谷,配三阴交、中脘、曲池、隐白等穴;c.小便频数,尿如脂膏或尿甜、口干舌红,脉象沉细而数,为下消,治宜滋阴固肾,取足少阴经穴为主,弱刺激,以太溪、肾俞、三阴交、关元为主穴,配肝俞、足三里、气海、然谷等穴。

⑤艾炷隔姜灸治疗:第一组取穴足三里、中脘。第二组取穴命门、身柱、脾俞。

第三组取穴气海、命门;第四组取穴脊中、肾俞;第五组取穴华盖、梁门;第六组取穴大椎、肝俞;第七组取穴行间、中极、腹哀;第八组取穴肺俞、膈俞、肾俞。方法:以上八组穴每次用一组,轮换使用。鲜姜片厚 3～4 mm,直径 2 cm;艾炷直径 1.5 cm,高 2 cm,重 0.5 g。每穴灸 10～30 壮,隔日 1 次,50 天为 1 个疗程。治疗 13 例患者,经 2 个疗程治疗后血糖由(9.76±1.5)mmol/L 降为(7.27±0.88)mmol/L,平均下降(2.49±0.8)mmol/L,症状消失或改善。

⑥温和灸:第一组取穴气海、关元、列缺、照海、水道;第二组取穴命门、肾俞、会阴、脊中、委阳。方法:两组穴交换使用,每次每穴灸 15～30 分钟。隔日 1 次,10 次为 1 个疗程。

⑦耳穴治疗:选取耳部胰、内分泌、肺、渴点、饥点、胃、肾、膀胱等耳穴,每次选 3～4 个穴点,常规消毒后针刺,中等或轻刺激,留针 20～30 分钟,取针后耳穴贴压王不留行籽,隔日 1 次。

第七节 肥胖症

一、病因病机

肥胖症按其临床表现,隶属于中医学"肥胖"的范畴。肥胖是由于多种原因导致体内膏脂堆积过多,体重异常增加,并伴有头晕乏力、神疲懒言、少动气短等症状的一类病证。

(一)病因

1.先天禀赋缺陷

肾为先天之本,主水之脏,助脾化生精微;脾为后天之本,主运化水液、水谷精微,充养于肾,二者在生理上相互促进,协同作用。病理上亦是互为因果。肾阳不足,火不暖土,脾阳亦不足,则运化转输水谷精微功能下降;后天失养,损及肾本,肾精亏损,肾气虚弱,水液蒸腾气化不利,水湿泛滥,从而为膏、为湿、为痰,分布于肌肤、腠理、脏腑,发为肥胖。加之贪食不节,嗜食肥甘厚味,加重脾肾功能失调,湿聚脂积,气血瘀阻,最终痰湿瘀阻留滞周身肌肤之间,腹膜之中,脏腑之内,肥胖病生。

2.饮食不节

脾主身之肌肉,脾胃升降、转输、运化水谷精微而营养周身,使机体郁勃丰满。《素问·通评虚实论》曰:"甘肥贵人,则膏粱之疾也。"中医认为"肥者令人内热,甘者令人中满",若长期饮食过量,嗜食肥甘或醇酒厚味,脾胃消化吸收的水谷精微超过了正常人体所需,剩余的水谷精微转输化为膏脂,分布于皮肤、腠理、脏腑等发为肥胖，正所谓气血有余，化为膏脂。同时，由于水谷精微的过量摄入，超过脾胃运化功能，容易湿热内生，痰热湿浊停聚；水谷运化失司，膏脂堆积，食积湿滞，壅阻气机，使得痰湿内生，日久则痰瘀互结，逐渐导致肥胖。另外，腹部居于中焦，若脾主运化功能失调，所化生的水谷精微无法运输全身以营养机体，反而会化生脂肪，囤积于中焦腹部，从而加重肥胖的形成。

3.七情所伤

五脏皆能藏神，七情内伤，脏腑功能失调，升降失序，导致代谢紊乱发生肥胖。七情感而不发，郁结在心，常导致肝郁气滞，清代医家魏之琇"七情之病必由肝起"之说，提出情志失调以肝脏最为明显。肝脏疏泄失司，气机紊乱，气血运化失常，肝气郁滞横逆犯脾，从而影响脾胃运化气机升降转输；肝肾同源，肝阴不足，下及肾阴，致肾阴不足，水液代谢障碍，水谷精微不能正常化生为气血津液，而为膏、为湿、为痰、为浊而发生肥胖。还由于肝胆互为表里，肝脏疏泄功能异常，胆汁分泌失职，不能净浊化脂，浊脂代谢失常在体内蓄积，而成肥胖。此外，情志失调，肝失疏泄，则气机郁滞，脾失健运，气郁化火，则胃纳更强，形成肥胖。

4.劳逸失度

长期不良的生活方式也会导致肥胖。《素问·宣明正气论》言："久卧伤气，久坐伤肉。"缺乏体力活动，机体气机不得鼓动激发，气化功能减弱，则气虚脾虚，脾气虚弱，运化失司，痰浊内生，水湿内停，形成肥胖；另外，久坐久卧必使气血运行缓慢，气机郁滞，运化无力，膏脂内聚，蕴积肌腠，发为肥胖。

5.年老体衰

《素问·阴阳应象大论》曰："年四十，而阴气自半也，起居衰矣。"中年以后，肾气渐衰，肾阳不足则不能化气行水，脾土失其温煦而健运失司，又过食肥甘，运化不及，以致水液内停，湿浊内聚，痰瘀渐生，发生肥胖。

6.久病正虚

《素问·痹论》曰："病久入深，荣卫之行涩，经络时疏。"久病致正气亏耗，气血阴阳虚衰，阳虚而阴寒内生，阴虚则血行涩滞，痰浊、脂瘀变生肥胖，属于继发性肥胖。

(二)病机

病机总属阳气虚衰，痰湿偏盛。脾气虚弱则运化转输无力，水谷精微失于输布，化为膏脂和水湿，留滞体内而致肥胖；肾阳虚衰，则血液鼓动无力，水液失于蒸腾气化，致血行迟缓，水湿内停，而成肥胖。

病位主要在脾与肌肉，与肾虚关系密切，亦与心肺的功能失调及肝失疏泄有关。

本病多属本虚标实之候。本虚多为脾肾气虚或兼心肺气虚;标实为痰湿膏脂内停或兼水湿、血瘀、气滞等,临床常有偏于本虚及标实之不同。

本病病变过程中常发生病机转化。一是虚实之间的转化,如食欲亢进,过食肥甘,湿浊积聚体内,化为膏脂,湿浊化热,胃热滞脾,形成肥胖,但长期饮食不节,可损伤脾胃,致脾虚不运,甚至脾病及肾,导致脾肾两虚,从而由实证转为虚证;而脾虚日久,运化失常,湿浊内生或土壅木郁,肝失疏泄,气滞血瘀或脾病及肾,肾阳虚衰,不能化气行水,可致水湿内停,泛溢于肌肤,阻滞于经络,使肥胖加重,从而由虚证转为实证或虚实夹杂之证。二是各种病理产物之间也可发生相互转化,主要表现为痰湿内停日久,阻滞气血运行,可致气滞或血瘀。而气滞、痰湿、瘀血日久,常可化热,而成郁热、痰热、湿热、瘀热。三是肥胖病变日久,常变生他病。《黄帝内经》中已经认识到肥胖与消瘅(即消渴病)等病证有关,极度肥胖者,常易合并消渴、头痛、眩晕、胸痹、中风、胆胀、痹证等。

二、辨病

(一)症状

肥胖症患者畏热多汗,易感疲乏,呼吸短促,下肢浮肿。肥胖可引起骨关节炎、平足、皮肤皱褶处皮炎,静脉曲张,腹壁疝和膈疝。男性患者脂肪分布以颈及躯干部、腹部为主,四肢较少;女性患者则以腹部、腹以下臀部、胸部及四肢为主;轻度肥胖症患者常无症状,中重度肥胖症患者可有皮克威克综合征(又称肥胖低通气综合征),其特征为肺泡换气不足、瞌睡和缺氧、二氧化碳潴留(二氧化碳分压持续升高在 48mmHg 以上)。由于缺氧、肺高压、继发性红细胞增多,最后可出现心肺功能衰竭。不同病因引起的肥胖症,其临床表现不同。肥胖症患者可因体型而有自卑感、焦虑、抑郁等身心相关问题。另外,肥胖症患者往往伴有糖尿病、高血压、痛风。

(二)体征

轻型肥胖症患者多无不良反应,中重度肥胖症患者可出现症候:两下肢沉重感,活动时气促,体力劳动易疲倦,弯腰前屈困难,腰、腿痛,怕热多汗,皮肤皱褶处糜烂,嗜睡酣眠,多食善饥,喜食糖果、糕点等甜食,如不及时进食即出现心悸、冷汗、手颤,以及便秘、性功能减退,女性患者可伴有月经不调等症状,部分患者由于内分泌功能失调而浮肿,也可因为脂肪过多或活动减少,下肢血液、淋巴液回流受阻而引起浮肿。

三、类病辨别

肥胖症可作为某些疾病如甲状腺功能减退症、皮质醇增多症、胰岛素瘤、2 型糖尿病、性功能减退症、遗传性肥胖、药物性肥胖的临床表现之一(此为继发性肥胖),原发性(单纯性)肥胖症应与继发性肥胖症相鉴别。后者有其原发病的临床表现,例如,甲状腺功能减退症患者有其特殊的外貌;皮质醇增多症患者其肥胖呈向心性,并同时有高血压、满月脸、痤疮、皮肤紫纹;多囊卵巢综合征患者有多毛及男性化表现。相关内分泌激素测定和功能试验有助于鉴别诊断。

四、中医治疗

(一)辨证要点

肥胖病多为本虚标实。本虚以气虚多见,常为脾虚、肾虚,临床常见神疲乏力,少气懒言,动则气喘等症;标实以气滞、膏脂、痰浊、水停、血瘀为主,患者表现为头重胸闷,胁腹胀满,舌黯红,苔滑腻或厚腻,脉濡数。

(二)治疗原则

扶正祛邪是治疗本病的根本方法。扶正以培其本,常用益气健脾、温补脾肾等方法;祛邪以治其标,常用行气、化湿、豁痰、疏痰、利水、通腑诸法。总之应权衡标本,随证治之。

(三)辨证论治

1.脾虚痰滞证

症候:黄色瘤呈淡黄色或黯黄色,倦怠乏力,脘腹痞闷,头身沉重,眼睑虚浮或下肢浮肿,舌淡或胖,苔白腻或白滑,脉濡缓。

病机分析:素体脾虚,健运失司,水湿不化,聚为痰湿,布于肌肤皮下,则为痰核;"中央黄色,入通于脾",脾色外露,故其色淡黄或黯黄;脾虚失运,痰浊困滞,水湿溢泛,故见倦怠乏力,脘腹痞闷,头身沉重,眼睑虚浮或下肢浮肿;舌淡或胖,苔白滑或白腻,脉濡缓均为脾虚痰滞之象。

治法:健脾益气,祛痰除湿。

常用方:香砂六君子汤加减。陈皮、清半夏、茯苓、炙甘草、砂仁、木香、党参、白术。

阐述:方中半夏、陈皮燥湿化痰,理气和胃;四君子汤为治气分病变总方,其中党参当补五脏元气,白术健脾,茯苓化湿,甘草缓中,共奏健脾益气之功,使脾气健运,气机调达,痰浊自化;更用木香辛温芳香,为宣通三焦气分要药,砂仁亦为温行三焦六腑之品,二药合用和胃醒脾。

加减:兼饮食积滞者,加炒麦芽、神曲、焦山楂、莱菔子消食导滞;胸闷胸痛者,加瓜蒌化痰宽胸;眩晕者加天麻、白术、胆南星化痰息风;肢肿者,加黄芪、扁豆、薏苡仁、莲子健脾利湿。

临证参考：本证若有浮肿者，亦可选用防己黄芪汤合苓桂术甘汤加减（黄芪、苍术、白术、防己、茯苓、泽泻、车前草、桂枝、甘草）。气虚重加党参，湿浊重加薏苡仁，腹胀加厚朴、枳壳，纳呆加佛手、生山楂。若头晕头胀，肢体困重，手足麻木，咯吐黏痰，苔腻，脉滑，此为痰浊中阻，可选用温胆汤加减。

2.湿热内蕴证

症候：黄色瘤色鲜，呈橙黄色，口腻而干，渴不欲饮或饮下不适，脘胀痞闷，便干或大便溏黏而恶臭，舌红，苔黄腻，脉濡数或滑数。

病机分析：过食肥甘厚味，酿湿生痰或痰湿郁久化热，湿热熏蒸，故痰核色鲜呈橙黄色；湿热伤津，则口腻而干，渴不欲饮；湿热困阻中焦，故饮下不适，脘胀痞闷；湿热下注，则便干或大便溏黏而恶臭；舌红，苔黄腻，脉濡数或滑数均为湿热之象。

治法：清热利湿。

常用方：连朴饮加减。药用黄连、栀子、厚朴、法半夏、石菖蒲、泽泻、薏苡仁。

阐述：方中黄连、栀子苦寒清热燥湿；半夏、厚朴、石菖蒲行气化湿除满；泽泻、薏苡仁利水渗湿。诸药合用，清热除湿以消除致病之因，燥湿化浊以恢复脾胃功能，俾热清湿去，升降复常，运化得司，诸症自除。

加减：如时值暑令，暑湿伤人，上方加鲜荷叶解暑化湿。

临证参考：肥胖者头晕头胀，消谷善饥，口渴善饮，腹胀中满，大便秘结，苔薄黄或薄白，舌质红，脉弦滑或数，此为胃热湿阻，可选防风通圣散治疗。

3.肝胆湿热证

症候：黄色瘤色鲜，呈橙黄色，以眼睑、肌腱多见，口苦、纳呆、呕恶，脘腹胀闷，胁肋胀痛，舌红，苔黄腻，脉弦数。

病机分析：本证由脾胃湿热及于肝胆，故痰核呈橙黄色；脾胃为湿热所困，故纳呆、呕恶、脘腹胀闷；肝胆湿热则口苦，胁肋胀痛，脉弦数；舌红，苔黄腻，亦为湿热之象。

治法：疏肝利胆，清热化湿。

常用方：龙胆泻肝汤加减。药用龙胆草、泽泻、车前子、黄芩、栀子、柴胡、生地黄、当归、甘草。

阐述：方中龙胆草清肝胆实火而除下焦湿热，为君药；黄芩、栀子清热泻火，通草、泽泻、车前子清利湿热，使湿热随小便而出，五药为臣；柴胡舒肝散肝理气，肝为藏血之脏，须防湿热损伤肝血，故佐养血的生地黄、当归顾护其虚；诸药苦寒，难咽碍胃，故使以甘草和中调药。

加减：本证可加茵陈、草决明、葛根；如肝阳上亢，出现眩晕者，加钩藤、天麻、茺蔚子。

临证参考：若肥胖患者胸胁苦满，烦躁易怒，胃脘痞满，口苦舌燥，腹胀纳呆，月经不调,舌苔腻,脉弦,此为肝气郁结较著,可用大柴胡汤加减治疗。

4.肝肾阴虚证

症候:黄色瘤多呈皮疹状,色黯淡不鲜,视物昏花,眩晕耳鸣,口干苦,腰膝酸软,头胀痛,急躁易怒,肢体麻木,舌红少苔或无苔,脉细数。

病机分析:多属病程日久,湿热耗伤肝肾之阴,或年老体虚,精血虚衰而成,故其色多黯淡不鲜;肝肾阴虚,精不上承,髓海空虚,故视物昏花,眩晕耳鸣;腰为肾府,肾精不足,故腰膝酸软;肝主筋,筋脉失养则肢体麻木;肾水不足,不能制约肝木,肝阳亢逆于上,则头胀痛,急躁易怒,口干苦;舌红少苔或无苔,脉细数均为肾阴亏虚之象。

治法:滋补肝肾。

常用方:一贯煎合二至丸加减。药用生地黄、沙参、麦冬、当归身、枸杞子、何首乌、女贞子、旱莲草、川楝子。

阐述:方中重用生地黄养阴生津,滋水涵木,为主药;枸杞子、女贞子、何首乌、旱莲草助生地黄滋养肝肾,沙参、麦冬滋补肺阴,既可滋水之上源,又能扶金抑木,当归养血活血以调肝,共用为辅;在一派滋阴养血柔肝之中佐少量川楝子疏肝理气,补而不滞。如是则肝肾之阴充足,诸症可除。

加减:阴虚生热者,加牡丹皮、知母、泽泻;阴损及阳,阴阳两虚者,加仙灵脾、菟丝子。

临证参考:若体胖肢冷,喜暖畏寒,神疲乏力,肢体浮肿,腹胀纳呆,尿少便溏,舌淡苔薄,脉沉细或弱,此为脾肾阳虚,治当温肾健脾,可用济生肾气丸合防己黄芪汤加减。

5.气滞血瘀证

症候:黄色瘤色黯淡或呈棕黄色,伴胸痹心痛或癥积腹痛,舌质紫黯,有瘀斑,脉弦涩。

病机分析:多属疾病日久,痰浊内盛,侵淫脉道,阻塞经脉,气机痹阻,血行瘀滞而成。瘀血痰结阻于皮肤,则黄瘤呈黯淡或呈黄棕色;瘀血阻于胸中,胸阳痹阻,则发胸痹心痛;瘀血聚于腹中,交结不化,则为癥积、腹痛;舌质紫黯,有瘀斑,脉弦涩,均为气滞血瘀之象。

治法:活血化瘀,理气行滞。

常用方:血府逐瘀汤加减。药用当归、生地黄、桃仁、红花、川芎、赤芍、北柴胡、枳壳、桔梗、生甘草、川牛膝。

阐述:方中桃仁、红花、川芎、赤芍活血化瘀为君药;臣以柴胡、桔梗、枳壳理气解郁,使气行则血行,配当归养血,生地黄养阴清热,可使瘀去而不伤正,理气而不耗阴,寓祛瘀不忘扶正之意,牛膝通利血脉,引血下行;甘草调和诸药,缓急止痛为使药。

加减:腹痛者,加乳香、没药;有肿块者,加三棱、莪术;瘀甚者,可加软坚散结逐瘀之品,如水蛭、三七等。

临证参考:本证亦可以桃红四物汤加减。若伴气虚,而为气虚血瘀之证,又当益气活血,可加人参、黄芪等益气之品。

(四)单方、验方

①三花减肥茶:由玫瑰花、玳玳花、茉莉花、川芎、荷叶组成。每日1包,开水冲泡代茶饮,3个月为1个疗程。

②春风减肥茶:杜仲、三七、云雾茶、普洱茶等,每日1~2包。冲泡代茶饮。

③轻身降脂乐:荷叶、山楂、泽泻代茶饮。疗程3个月。适用于肥胖有湿浊、湿热者。

④大黄,每日6~12 g,水煎服。用于大便干燥偏实者。

⑤草决明,炒熟研末,每日2~3次,每次3~5 g。适用于肥胖合并高脂血症者。

⑥荷叶煎茶饮或与粳米同煮粥食用。适用于肥胖有湿热者。

⑦荷苏山楂乌龙茶:由荷叶、苏叶、山楂、乌龙茶组成,每次1包,每日1~2次,泡水代茶。

⑧防风通圣丸:每次6~10 g,每日2~3次。

⑨消胖丸:由番泻叶、松萝茶、泽泻、淡竹叶、槐花、夏枯草、葶苈子、茯苓组成。每次1丸,每日2次,温水送服,见汗为宜,便秘者加量,有除湿化痰,利尿通便作用。

(五)其他疗法

1.针灸

①体针:取梁丘、公孙、每日1次,交替使用,用泻法,产生强烈针感后接电针仪20分钟。起针后在当时所针穴位上用麦粒型皮内针沿皮下刺入1 cm左右,留针3天,10天为1个疗程,连用3个疗程。腹部肥胖者可采用天枢、大横、气海、关元等穴位,每日1次,交替使用。

②耳针:取胃、脾、心、肺、内分泌、神门、饥点、直肠下段、肾等,每次取2~3穴,埋针,或以王不留行籽、白芥子贴敷穴位上,4~5天更换1次,两耳交替进行,5~7次为1个疗程。

2.按摩

患者仰卧,按摩前胸、腹部、双腿、臀部,每次10~15分钟,然后按压曲池、足三里、太溪、关元等穴位,疗程1个月,休息1周后开始第2个疗程。

参考文献

[1] 孙伟正,孙凤,孙岸弢.中医血液病学[M].北京:人民卫生出版社,2017.

[2] 程志,姚宇红,石琳,等.现代中西医血液病学[M].郑州:郑州大学出版社,2020.

[3] 李仝,宋凤丽,康宁.中医血液病学[M].北京:科学出版社,2018.

[4] 肖泓,韦衮政.中医肺病学[M].北京:科学出版社,2018.

[5] 金远林,傅诗书,周鹏.实用中医特色疗法大全[M].北京:中国科学技术出版社,2018.

[6] 李斯文.中医肿瘤病学[M].北京:科学出版社,2017.

[7] 陈志强,杨关林.中西医结合内科学[M].北京:中国中医药出版社,2016.

[8] 姚希贤.衷中笃西消化病治疗学[M].北京:中国中医药出版社,2016.

[9] 曲敬来,高雪.呼吸系统疾病中医特色疗法[M].北京:人民卫生出版社,2018.

[10] 林亚明,陈维,胡璘媛.中医脑病学[M].北京:科学出版社,2018.

[11] 金妙文,方祝元.中医辨治心脑血管疾病[M].上海:上海科学技术出版社,2017.

[12] 范恒.中医学[M].3版.北京:科学出版社,2015.

[13] 杨旸.实用中医诊疗手册[M].3版.郑州:河南科学技术出版社,2017.

[14] 李琦,吉勤,张春艳.中医肾病学[M].北京:科学出版社,2017.

[15] 罗仁,曹文富.中医内科学[M].2版.北京:科学出版社,2016.

[16] 温伟波,张超.中医肝胆病学[M].昆明:云南大学出版社,2016.

[17] 王松龄,张社峰,李彦杰.中风相关病证中西医结合特色治疗[M].北京:人民卫生出版社,2015.

[18] 阎小萍,张炬,翁习生.常见风湿病及相关骨科疾病中西医结合诊治[M].北京:人民卫生出版社,2015.

[19] 陆付耳.中医临床诊疗指南[M].3版.北京:科学出版社,2013.

[20] 屠佑堂.中医诊疗心脑肺、精神科疾病[M].武汉:湖北科学技术出版社,2015.